Tai Chi

Anmerkungen

Aus Gründen der besseren Lesbarkeit haben wir uns entschlossen, durchgängig die männliche (neutrale) Anredeform zu nutzen, die selbstverständlich die weibliche mit einschließt.

KARSTEN KALWEIT

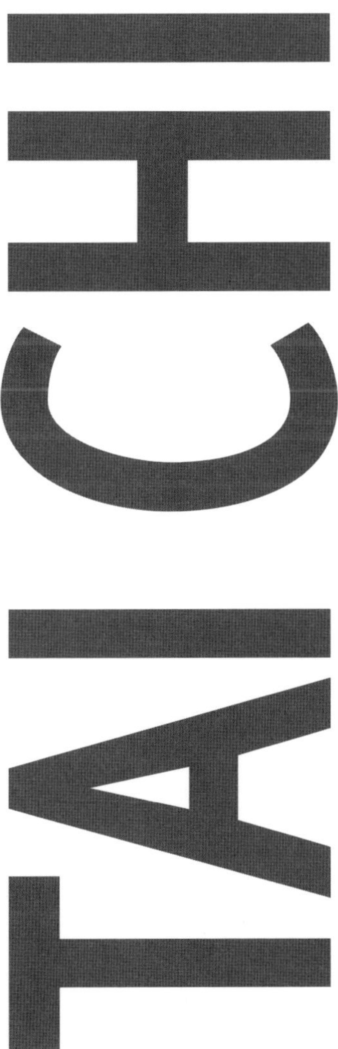

FORMEN FÜR FORTGESCHRITTENE

42ER-MISCHFORM UND WU-STIL-FORM

Meyer & Meyer Verlag

„LERNEN IST EIN SCHATZ, DER SEINEM BESITZER IMMER FOLGT."

CHINESISCHES SPRICHWORT

Tai Chi

Bibliografische Information der Deutschen Bibliothek
Die Deutsche Bibliothek verzeichnet diese Publikation in der DeutschenNationalbibliografie; detaillierte bibliografische Details sind im Internet über <http://dnb.ddb.de> abrufbar.

Auckland, Beirut, Dubai, Hägendorf, Hongkong, Indianapolis, Kairo, Kapstadt, Manila, Maidenhead, Neu-Delhi, Singapur, Sydney, Teheran, Wien

 Member of the World Sport Publishers' Association (WSPA)

Gesamtherstellung: Print Consult GmbH, München

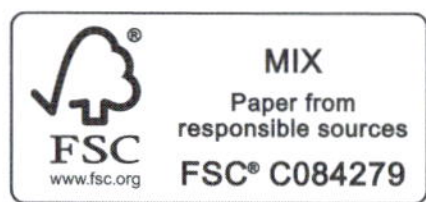

ISBN 978-3-8403-7691-7
E-Mail: verlag@m-m-sports.com
www.dersportverlag.de

INHALT

太極拳

VORWORT

Wer sich längere Zeit mit Tai Chi beschäftigt hat, der weiß, es ist ein weites Feld. Dem Einsteiger in die Materie präsentiert sich eine schier unüberschaubare Fülle an Informationen: Stile, Techniken, Philosophie, Kampf, Gesundheit und vieles mehr steckt in diesem über Jahrhunderte verfeinerten chinesischen Kampfsystem. Ich habe versucht, den komplexen Charakter des Tai Chi in möglichst allen wichtigen Aspekten als eine durchschaubare Einheit im ersten Band dieser Serie vorzustellen. Essenzielle Einheiten sind für mich dabei Chi Gong, Pushing Hands und natürlich die Formen. Leider können bei so einem Projekt nicht alle Aspekte, die interessant sind, behandelt werden. Aus diesem Grund freut es mich sehr, dass mir vom Meyer & Meyer Verlag die Möglichkeit gegeben wird, dies nun in zwei weiteren Bänden nachzuholen.

Im vorliegenden zweiten Band der Serie möchte ich mich näher mit dem Umfeld des Tai Chi auseinandersetzen. Betreibt man diese Kampfkunst über eine längere Zeit, so werden einem schnell kulturelle und philosophische Fragen begegnen. Wahrscheinlich ist keine andere Kampfkunst in solch ein komplexes Netz aus Informationen eingebettet wie das Tai Chi. Selbst historische Schriften sind in einem ungewöhnlich hohen Maß vorhanden. In diesen umfangreichen Wissensschatz gilt es einzudringen und zu versuchen, ihn funktionell in das regelmäßige Training einzubinden und so vorzustellen, dass der Interessierte selbst in die Richtung weiterforschen kann, die ihn besonders interessiert.

Als ausgleichendes Gegenkonzept zu den inneren Aspekten soll in diesem Band auch verstärkt auf die Anwendungen der Techniken und das kämpferische Umfeld eingegangen werden. Zusätzlich zu einem allgemeinen Teil, der die körperlichen Aspekte in der Kampfkunst diskutiert, wird eine komplette Form mit Anwendungen versehen. Dies gleicht der japanischen Praxis des Kata Bunkai.

Die Formen, die vorgestellt werden, sind so ausgewählt, dass sie zusammen mit den zwei Formen des ersten Bandes eine möglichst große Bandbreite der Stilrichtungen des Tai Chi widerspiegeln. Deshalb stelle ich in diesem Band zum einen die Wu-Stil-Form als Beispiel für den mittleren

Rahmen vor (vgl. Yang-Stil-Form für den großen Rahmen und Sun-Stil-Form für den kleinen Rahmen im ersten Band), zum anderen die 42er-Form als ein Beispiel für die Kombination verschiedener Stilelemente bzw. Charakteristika in einer einzigen Form. Beide Formen, zusammen mit den Formen, die im ersten Band vorgestellt wurden, decken damit ein breites Spektrum an Techniken und Bewegungsmustern der verschiedenen klassischen Familienstile ab.

Weitere Waffenformen, das Training mit Waffen und sonstigen Hilfsmitteln stehen dann im Fokus des dritten Bandes. Die konzeptuellen Grundsätze des ersten Bandes bleiben in den beiden Folgebänden allerdings die gleichen. In diesem Sinne verfolge ich trotz Exkursionen in die Theorie das Ziel, die Bücher als direkte praktische Trainingshilfe für die Sporttasche zu schreiben. Daher wird auf eine allzu wissenschaftliche Arbeitsweise zugunsten der leichten Anwendbarkeit verzichtet. Es gilt auch, was schon im ersten Band zur Übersetzung der chinesischen Fachausdrücke und deren Schreibung gesagt wurde: Verständlichkeit ist hierbei das wichtigste Kriterium. An dieser Stelle möchte ich mich auch für das positive Feedback bedanken, das verschiedene Leser im Hinblick auf diese Thematik beigesteuert haben.

Obwohl die beiden Folgebände so konzipiert sind, dass sie auch isoliert von Interessenten jeglichen Wissensniveaus gebraucht werden können, empfiehlt sich die Lektüre des ersten Bandes als eine gute Grundlage.

Ich freue mich, auf den folgenden Seiten mein Wissen und meine Gedanken über Tai Chi zu teilen und hoffe, den Leser auf neue Ansätze und Ideen zu bringen.

1 EINFÜHRUNG

Am Anfang jeder regelmäßigen sportlichen Betätigung, ja eigentlich jeden Hobbys, steht die Frage der Motivation bzw. des Grundes, warum man sich mit der Materie auseinandersetzt. Im Bereich des Kampfsports oszilliert die Fragestellung meist zwischen den zwei Polen Selbstverteidigung und Kampfkunst.

Wer wegen der Selbstverteidigung trainiert, ist besonders an der tatsächlichen Anwendung der gelernten Techniken und Prinzipien in einer Notsituation interessiert. Für denjenigen, den die Kampfkunst fasziniert, stehen anstelle der Anwendbarkeit der Techniken andere Themen wie Kreativität, Ausdruck und Bewegungsgefühl im Vordergrund. Beschäftigt man sich intensiv mit Tai Chi, dann kommen zu den beiden oben genannten Aspekten oft noch gesundheitliche Überlegungen dazu. Ich möchte den Anfang dieses zweiten Bandes über Tai Chi nutzen, um diese Themenkomplexe ein wenig einzukreisen und zu diskutieren. Nicht nur Einsteigern in die Materie sollte damit gedient sein, sondern auch routinierte Tai-Chi-Treibende können hier unter Umständen neue Anreize und Ideen für sich entdecken.

1.1 KAMPFKUNST UND SELBSTVERTEIDIGUNG

Obwohl für die meisten Tai-Chi-Treibenden das Thema Selbstverteidigung nicht an erster Stelle steht, möchte ich trotzdem damit beginnen, da der eigentliche Kampf, sprich die Selbstverteidigung, den Ursprung aller Kampfkünste darstellt, unabhängig davon, ob sich dies im Laufe der Zeit geändert hat.

Die wohl interessanteste Frage in diesem Zusammenhang stellt sich in Bezug auf die Anwendbarkeit der Techniken: Funktionieren diese gegen einen Angreifer oder nicht? Dieser einfachen Frage steht im Hinblick auf Tai Chi eine recht komplexe Antwort gegenüber, denn zunächst gilt es hier, zu hinterfragen, wo denn eigentlich die Techniken stecken: Zum einen sind die Techniken in der jeweiligen Form versteckt, zum anderen werden sie aber auch in den Pushing-Hands-Partnerübungen trainiert. Beide Elemente sind untrennbar miteinander gekoppelt; keins der beiden Teile für sich allein genommen genügt, um den Anforderungen eines Selbstverteidigungssystems gerecht zu werden. Diese inhärente Dichotomie verdeutlicht sehr schön den Ying- und Yang-Charakter von Tai Chi und deutet schon die komplexen philosophischen und kulturellen Grundlagen an.

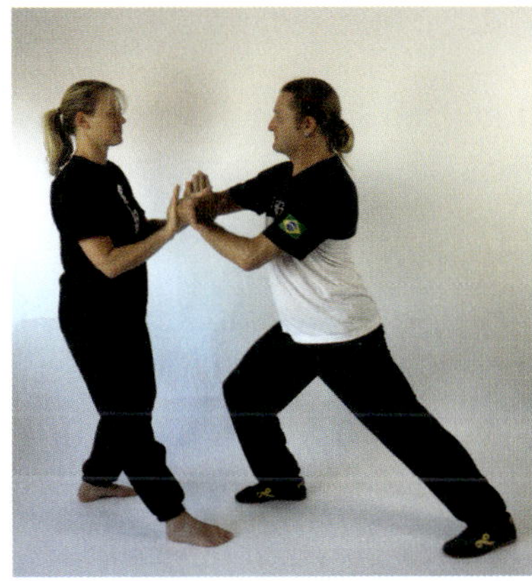

Abb. 1.1: Pushing Hands, Übung 1

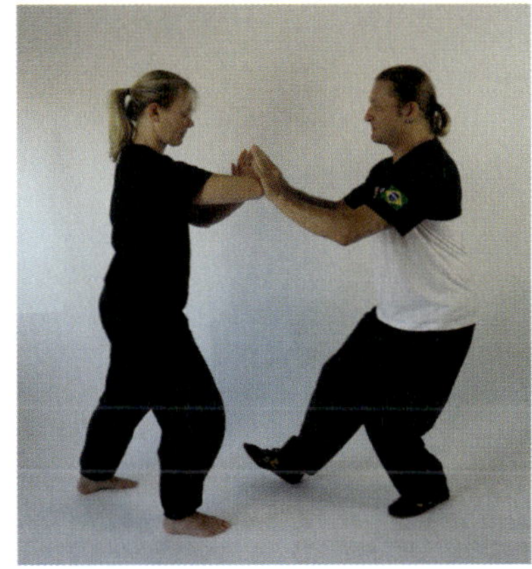

Abb. 1.2: Pushing Hands, Übung 2

Was geschieht aber nun konkret? Bei den Partnerübungen wird trainiert, wie Aktionen bzw. Reaktionen des Angreifers unter den jeweiligen Bedingungen zu beantworten und auszunutzen sind. Die in der Form enthaltenen Bewegungsmuster sind dann die tatsächliche Manifestation dieser Antwort. Problematisch ist allerdings, dass diese beiden Teile des Systems keineswegs einfach zu erfassen oder zu erlernen sind. Die Techniken, die in der Form enthalten sind, können auf unterschiedliche Weise interpretiert werden. Manche Techniken und Prinzipien sind absichtlich versteckt, um nur denjenigen zugänglich zu sein, die über lange Zeit regelmäßig trainieren, sozusagen den Eingeweihten. Auch in den Partnerübungen ist eine solide Basis im Tai Chi notwendig, um sie im Kampf wirklich anwenden zu können. Diese Überlegungen deuten schon an, dass Tai Chi kein System ist, welches einen schnellen und unkomplizierten Zugang zur Selbstverteidigung ermöglicht. Dies zeigt sich unter anderem auch in der Tatsache, dass der Kampfcharakter leicht vergessen wird und Tai Chi oft aus anderen Gründen, wie z. B. zur Entspannung, betrieben wird. Hat man allerdings die Geduld, sich mit der martialischen Ausprägung des Tai Chi zu beschäftigen, wird man überrascht feststellen, dass viele realistisch anwendbare und extrem durchdachte Möglichkeiten der Kampfanwendung in dieser Vorgehensweise enthalten sind. So wird z. B. durch die taktile Schulung im Pushing Hands die Reaktionszeit auf einen Angriff extrem verkürzt. Außerdem ist es nicht nötig, zu sehen, wo der Angriff herkommt, da dieser ja erfühlt wird. Durch die Kombination der verschiedenen Spiele lernt man, auf die verschiedensten Angriffe korrekt zu reagieren, ohne sich vorher eine komplizierte Strategie überlegen zu müssen. Die in den Formen versteckten Anwendungen decken darüber hinaus ein weitgefächertes Spektrum an Technikarten ab: Würfe und Hebeltechniken sind ebenso enthalten wie Tritte, Schläge und Stöße.

Abgesehen von der Thematik, die sich mit den Techniken und Übungsformen, deren Stelle bzw. Auffindbarkeit im System beschäftigt, wird man im Tai Chi mit einem weiteren Punkt konfrontiert, der in anderen Kampfsystemen so nicht existiert: Alle Techniken, einerlei, ob in der Form oder den Partnerübungen, werden normalerweise extrem langsam trainiert. Demgegenüber steht die Tatsache, dass Angriffe explosiv, schnell und gewaltsam erfolgen. Wie also erklärt sich dieses seltsame Vorgehen? Es ist natürlich klar, dass bei manchen Techniken eine gewisse Geschwindigkeit notwendig ist, um diese erfolgreich anwenden zu können. Schläge und Tritte beispielsweise funktionieren nur schnell.

Was in dieser Hinsicht oft vergessen bzw. verwechselt wird, ist, dass Training und Kampf sich unterscheiden. Das zeitlupenhafte Ausführen der Bewegungen im Tai Chi ermöglicht eine außerordentlich feine Lernkontrolle und garantiert eine fehlerfreie Bewegungsausführung nach genügender Trainingszeit. Außerdem fördert diese Art des Trainings die Entspannung und lässt die Atmung als trainierbare Größe mit in die Übungen einfließen; korrekte Atmung und Entspannung wiederum sind Fähigkeiten, die sich in einer Kampfsituation sehr positiv auswirken.

Abgesehen von der Übungssituation ist Geschwindigkeit im Kampf oft auch eine Fähigkeit, die eher mit dem Erkennen des richtigen Zeitpunkts zu tun hat, als mit der Schnelligkeit der Technikausführung, denn nicht alle kampfentscheidenden Techniken müssen schnell ausgeführt werden. Wird sie zum richtigen Zeitpunkt eingesetzt, zum Beispiel, wenn der Angreifer ein labiles Gleichgewicht hat, dann kann auch eine Technik wie langsames Schieben zum Erfolg führen. Eng verknüpft mit dieser Thematik ist die Anwendung von innerer Energie auf die Technik, sprich deren Projektion auf den Gegner. Dieses Konzept möchte ich an dieser Stelle noch nicht ansprechen, sondern später zusammen mit der Theorie des Chi in den chinesischen Kampfkünsten abhandeln.

Es bleibt ein wichtiger Aspekt zum Thema Selbstverteidigung und Kampf, der allgemein in allen Wettkampfsportarten einen hohen Stellenwert einnimmt: die mentale Einstellung. In Sportarten wie Tennis oder Golf wird oft gesagt, dass die mentale Komponente meist wichtiger sei, als die eigentliche Technikausführung. Unter dieser Prämisse wird leicht verständlich, dass sie in einer Selbstverteidigungssituation, bei der es ja um die eigene körperliche Unversehrtheit geht, mindestens ebenso wichtig ist. Diese mentale Komponente lässt sich meiner Meinung nach in drei Unterkategorien einteilen: *Angst*, *Körperspannung* und *Taktik*.

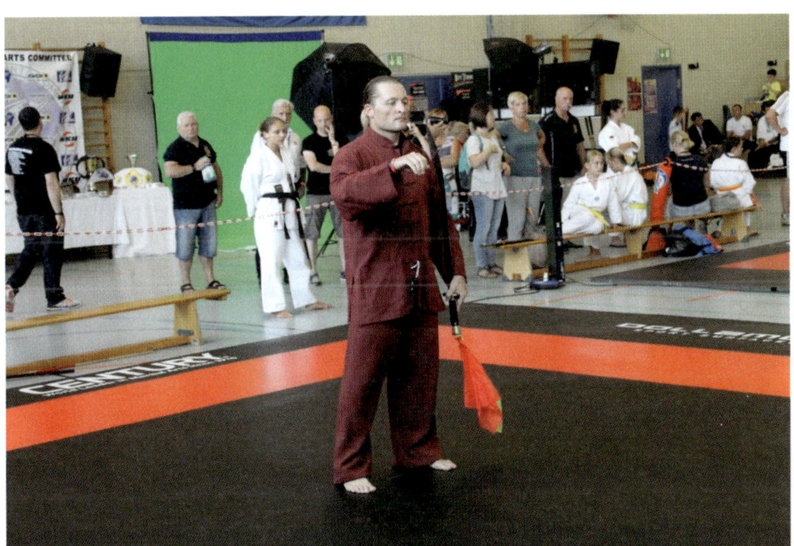

Abb. 1.3: Yang-Stil-Säbelform bei den World Martial Arts Games 2016

Wie der Einzelne in einer bedrohlichen Situation mit Angst und Panik umgeht, ist natürlich zu einem großen Teil subjektiv. Es gibt aber Hilfsmittel, die dazu dienen, diese Gefühle zu nutzen oder zumindest so zu verändern, dass man nicht von ihnen gelähmt wird. Tai Chi nutzt hier zum einen die Atmung und zum anderen die Vertrautheit mit der langjährig trainierten Technik, um dem Kämpfer Sicherheit zu geben. Durch die im Tai Chi geübte Ein-Drittel- zu Zwei-Drittel-Atmung, die im Trainierenden automatisiert ist, kann durch unbewusste Entspannungsprozesse im Körper die Aufregung reduziert werden; man denke in diesem Zusammenhang an die Idee der progressiven Muskelentspannung von Jacobson, die ganz ähnlich funktioniert. Sollte die Atmung sich durch die Stresssituation stark beschleunigen, so sollte der Tai-Chi-Trainierte dies durch seine lange im Training wiederholten Atemübungen schnell bemerken und beheben können.

Ein damit sehr eng zusammenhängendes Thema ist die Problematik der verstärken Anspannung in Stresssituationen. Im Kampf hat dieses Stresssymptom die ungute Auswirkung, dass alle Aktionen stark verlangsamt sind und die Feinkoordination der Muskeln beeinträchtigt ist. In der chinesischen Lehre der Körperenergie (Chi) hat dies außerdem den Stau von Chi zur Folge, darüber wird später ausführlich berichtet. Tai-Chi-Training befasst sich mit diesem Problem dadurch, dass besonders im Formentraining darauf geachtet wird, in welchem Maß die Körperspannung vorhanden ist. Normalerweise ist die Vorgabe so, dass versucht wird, gerade so viel Spannung zu erzeugen, dass die jeweilige Figur korrekt ausgeführt werden kann, aber nicht mehr. Das Stichwort in diesem Zusammenhang ist „sanfte Berührung" *(soft touch)*, ein Terminus, der den meisten Tai-Chi-Treibenden geläufig ist.

Ein letztes, natürlich ebenfalls eng mit den oben genannten Punkten verknüpftes Problem, ist die Tatsache, dass Stress die taktischen Fähigkeiten, d. h. die Planbarkeit von Aktionen, stark beeinträchtigt. Die Tai-Chi-Antwort darauf ist, die Abfolge der Techniken in den Formen in ein entsprechendes logisches Muster einzubauen. Dies wird unterstützt durch die taktilen Fähigkeiten, die im Pushing-Hands-Training geübt werden. Durch die in den Formen vorgegebenen Technikabfolgen wird dem Tai-Chi-Kämpfer ein klares Repertoire an Antworten auf Angriffe zur Verfügung gestellt, sodass er diese automatisch auch unter Stress abrufen kann. Voraussetzung dafür ist natürlich ein langjähriges regelmäßiges Training der Formen, das auch das Üben der Anwendungen miteinschließt. Die Pushing-Hands-Partnerübungen unterstützen dies, indem sie automatisch, durch das taktile Training programmiert, die korrekte erste Abwehr auf den Angriff vorgeben, z. B. bei übermäßigem Druck nachgeben, bei gefühlter Schwächen schieben etc.

Das Fazit, welches ich zum Thema Selbstverteidigung im Tai Chi ziehe, ist: Tai Chi als System bietet durchaus die Möglichkeit zur Selbstverteidigung an. Inwieweit dies natürlich angestrebt wird, bleibt jedem selbst überlassen. Stellt Selbstverteidigung allerdings die Hauptmotivation für das Tai-Chi-Training dar, dann muss entsprechend trainiert werden; dies umfasst z. B. schnelles Üben von Schlägen und Tritten (unter Umständen an Pratzen oder am Sandsack), Situationen trainieren, Stresssituationen bewältigen und vieles mehr. Meiner Ansicht nach wird dies in den meisten Gruppen nicht durchgeführt. Ich selbst räume der Selbstverteidigung in meinem Training ebenfalls einen eher geringen Stellenwert ein. Das hat mit der historischen Entwicklung des Tai Chi vom Kampfsystem hin zur Bewegungsschulung ebenso zu tun, wie mit der Vorstellung, die sich in den Köpfen der Trainierenden über Tai Chi festgesetzt hat. Trotzdem finde ich, bleibt die tatsächliche Möglichkeit, die das Tai Chi zur Selbstverteidigung bietet, ein faszinierendes Thema, das ich auch immer wieder gerne ins reguläre Training einbringe, um die Routine aufzulockern.

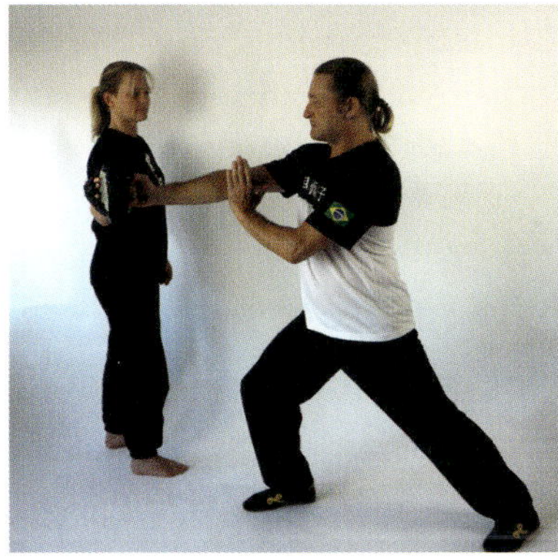

Abb. 1.4: Pratzentraining 1

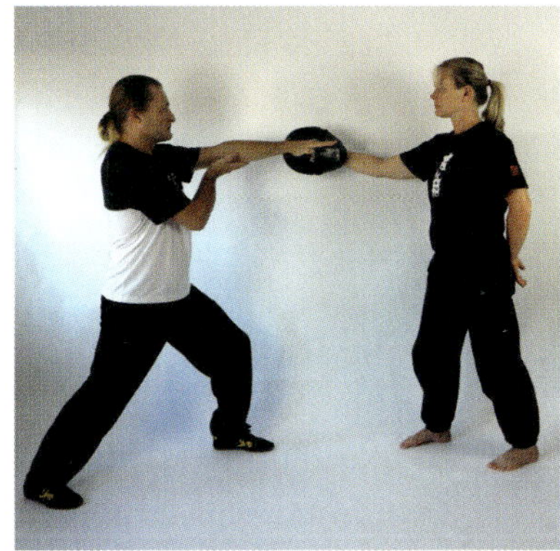

Abb. 1.5: Pratzentraining 2

In seinem Bestseller *Flow* (1990) beschreibt Mihaly Csikszentmihalyi das gleichnamige Phänomen als ein völliges Aufgehen in einer bestimmten Tätigkeit. Dieses extreme Einswerden mit dem, was man tut, erzeuge, so Csikszentmihalyi, ein bleibendes Glücksgefühl. In Bezug auf Kampfkünste wie Tai Chi schreibt er, dass in diesem Sinne das Ausführen der Kampfkunst eine glücklich machende Kunstform sei, in der sich die Dualität von Körper und Geist in einer gleichsam ekstatischen Verschmelzung zu einer einzigen zielgerichteten Einheit vereine (vgl. Csikszentmihalyi, 1990, S. 106).

Dieser kurze Exkurs soll als Einführung in den anderen Pol des Kampfaspekts des Tai Chi dienen.

Was damit gesagt werden soll: Man kann natürlich auch den Fokus auf Kampf als Kunstform, also Kampfkunst anstelle von Selbstverteidigung legen, so wie es in *Flow* beschrieben wird.

Der ausschlaggebende Aspekt ist die Idee eines persönlichen Wachstums und einer Verbesserung des Daseins im Sinne der Selbstverwirklichung. Gerade in einem so komplexen System wie Tai Chi kann man sehr gut seine Fortschritte sehen. Bewegungssequenzen, die einem am Anfang unmöglich schienen, werden nach einiger Zeit ohne Probleme ausgeführt. Auch die bei Csikszentmihalyi angesprochene Fokussierung des Geistes ist sehr attraktiv, da gerade im modernen Leben eine Verzettelung im Beruf oder im Privatleben oft unvermeidlich scheint. In diesem Sinne steht sozusagen nicht das Werk, sondern der Künstler im Mittelpunkt, da er es ist, der die Vorteile der Aktivität nutzt und nicht der Zuschauer.

Doch nicht nur die ernsthafte Fokussierung auf das Tun ist von Bedeutung, sondern der Spaß an der Bewegung an sich, ist ebenso wichtig für diejenigen, die Kampfkunst betreiben. Gerade die hohe Komplexität im Tai Chi stellt eine Herausforderung für Bewegungsenthusiasten dar. Obwohl die Bewegungen natürlich die gleichen sind, die auch in der Selbstverteidigung verwendet werden, liegt nun der Schwerpunkt auf dem Spaß, den diese Bewegungen bieten. Die gleichförmig ruhigen und grazilen Bewegungen erzeugen aber nicht nur Freude bei der Person, die sich bewegt, sondern auch beim Zuschauer. Tai Chi bietet in dieser Hinsicht auch einen hohen Anspruch an die Ästhetik, wie wir sie oft in den Tanzsportarten finden. Oft werden die Formen im Tai Chi von Musik begleitet, um dies zu verstärken. Hier scheiden sich allerdings oft die Geister, ob die Musikuntermalung eher passend ist oder nicht. Musik-CDs für Tai Chi gibt es zumindest massenweise!

Ein letzter interessanter Bereich in der Betrachtung von Tai Chi als Kampfkunst betrifft die Kreativität. Auf den ersten Blick scheint diese durch die strengen Vorgaben der Form gar nicht zu existieren. Besonders Anfänger beschweren sich häufig über die detaillierten Bewegungsanweisungen. Praktiziert man allerdings über längere Zeit Tai Chi, so stellt man fest, dass die Kreativität im Ausdruck der eigentlichen Ausführung liegt. Dies zeigt sich schon einfach daran, dass Zuschauer die Darbietung der gleichen Form durch verschiedene Meister sehr einfach unterscheiden können und diese dann mit anderen Worten beschreiben, so ist z. B. die Form des einen Meisters eher bedächtig und strahlt Ruhe aus, während ein anderer Stärke und Selbstvertrauen projiziert.

Abschließend lässt sich sagen, dass unter den Tai-Chi-Treibenden zwar meist der Trend besteht, den Kampfkunstcharakter über den Selbstverteidigungsaspekt zu stellen, diese zwei Pole aber gerade in einem so komplexen System wie im Tai Chi trotzdem ein harmonisches Ganzes bilden können.

1.2 GESUNDHEITLICHE ASPEKTE

Abgesehen vom martialischen Element, egal, ob Kampfkunst oder Selbstverteidigung, wird Tai Chi oft als gesundheitsfördernde Übung betrieben. Im Folgenden möchte ich kurz auf die wichtigsten Aspekte eingehen, Tai Chi aus gesundheitlichen Gründen zu praktizieren. Schwierig in diesem

Zusammenhang ist, dass es eine Fülle an Literatur gibt, aber nur recht wenig konkrete, empirisch belegbare Forschungsergebnisse. Eine detaillierte, wissenschaftlich-medizinische Diskussion würde jedoch den Rahmen dieses Buches sprengen. Angeregt von und unterstützt durch Diskussionen mit meiner Tai-Chi-Gruppe und Feedback von Lesern des ersten Bandes, werde ich also deshalb subjektiv aus meiner langjährigen Erfahrung einige Punkte ansprechen, von denen ich meine, dass sie eine entsprechend positive Wirkung auf die Gesundheit haben. Ansätze mancher Tai-Chi- und Chi-Gong-Schulen, die Tai Chi als Allheilmittel anpreisen, halte ich allerdings für fragwürdig.

An erster Stelle steht für mich die Funktion von Tai-Chi-Training als System zur Mobilisierung. In diesem Sinn wirkt sich Tai Chi ähnlich wie Funktions- oder Heilgymnastik positiv auf den menschlichen Bewegungsapparat aus: Gelenke werden mobilisiert und mit Lubrikation versorgt, die Muskeln gestärkt und gedehnt und der Kreislauf wird angeregt. Auch durch Fehlhaltung bedingte Probleme, besonders durch sitzende Tätigkeiten hervorgerufen, können durch Tai-Chi-Training oft behoben werden.

Im Hinblick auf die oben genannten Motivationsgründe für Kampfkunsttraining denke ich, dass Tai Chi im Gegensatz zu normaler Funktionsgymnastik attraktiver für viele ist, da eben noch weitere Aspekte, wie z. B. die tänzerisch-ästhetische Komponente, hinzukommen. Die gängigen Heilgymnastiksysteme sind in dieser Hinsicht ja eher dogmatisch langweilig organisiert. Außerdem ist es ein großes Plus, dass die Tai-Chi-Form eine harmonisch geschlossene Einheit ist, die alle wichtigen Bewegungen enthält. Führt man z. B. täglich eine Form aus, so hat man sozusagen schon seine Funktionsgymnastik bzw. seine Trainingseinheit hinter sich. Die zeitlupenhafte Ausführung der Übungen garantiert darüber hinaus ein Minimum an Sportverletzungen. Durch die verschiedenen Stile ist ebenfalls im Hinblick auf Verletzungen und Krankheiten eine große Palette an adäquaten Übungsformen geboten. Wer z. B. Gelenkprobleme hat und die tiefen Stellungen im Yang-Stil als unangenehm empfindet, der kann im Sun-Stil durch die hohen und engen Stellungen in der Regel schmerzfrei über längere Zeit üben.

Ein oft übersehenes gesundheitsförderndes Phänomen im Tai Chi ist die Atmung. Obwohl lebenswichtig, erfährt sie im sportmedizinischen Umfeld nur wenig Beachtung. Der Atmung kommt schließlich die äußerst wichtige Aufgabe zu, den Organismus mit Sauerstoff zu versorgen. Besonders interessant ist hier, dass im Tai Chi und Chi Gong an einer Verbesserung der Atmung im Ruhezustand gearbeitet wird. In den meisten anderen Sportarten arbeitet man mit der Atmung nur in den Belastungsphasen. Durch die korrekte Atmung (bzw. das Ausprobieren von verschiedenen Atemmethoden) im Tai Chi bzw. Chi Gong wird die Durchlüftung und der Sauerstoffaustausch in der Lunge erheblich verbessert. Für viele Trainierende stellt sich hier schon nach Kurzem ein entsprechendes Wohlgefühl ein. In Zusammenspiel mit der Bewegung wird natürlich auch die Ausdauer in milder Form trainiert. Das langsame Ausführungstempo der Übungen bietet wiederum einen verlässlichen Schutz vor Überbelastung, man spürt genau, wann man aufhören muss.

Atmung, kombiniert mit der besonderen Art der Bewegungen bzw. der Bewegungsausführung, führt zu einem weiteren ungewöhnlichen Effekt: Es entsteht eine Art bewegter Meditation, die oft bei einer Vielzahl von psychologischen Problemen Erleichterung verschafft. In dieser Hinsicht gibt es auch relativ viele Studien, die entsprechende Ergebnisse präsentieren. Der geneigte Leser findet hier leicht eine Fülle an Literatur und Artikeln. Auf einfachster Ebene, denke ich, wirkt die tiefe, regulierte Atmung zusammen mit der gleichförmig ruhigen Bewegung sehr entspannend. Dies zusammen, mit der totalen Fokussierung auf die Bewegungen der Form (oft automatisch durch hohe Komplexität, die völlige Konzentration erfordert), macht es einfach, die Probleme des Alltags für den Zeitraum des Trainings zu vergessen; und nachdem man sich erst einmal von seinen Problemen gelöst hat, ist es oft einfacher, diese aus einem neuen Blickwinkel zu betrachten.

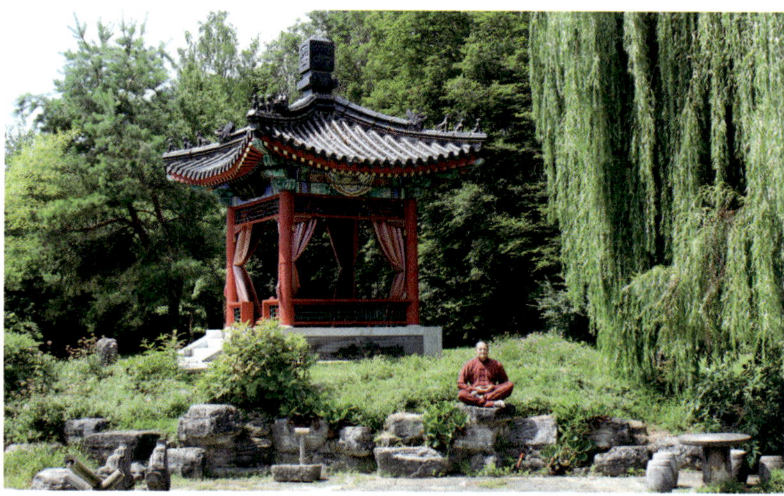

Abb. 1.6: Meditation ist ein wichtiger Bestandteil von Tai Chi.

Aus den vorangegangenen Zeilen sollte unter anderem mein eigener Weg im Tai Chi angedeutet werden. Für mich steht der Kampfkunstaspekt klar im Vordergrund. Ich finde es faszinierend, die verschiedenen Bewegungen im Hinblick auf ihre möglichen Anwendungen und im Zusammenspiel mit dem geschichtlichen und philosophischen Unterbau zu untersuchen und zu üben. Dabei sehe ich die Selbstverteidigung als interessanten, aber nicht unabdinglichen Nebenaspekt. Genauso profitiere ich jedoch gerne von den gesundheitsfördernden Aspekten des Tai Chi und Chi Gong, aber ohne diese mein Training bestimmen zu lassen. In diesem Zusammenhang gefällt mir besonders die meditativ-entspannende Komponente, die mir sehr hilft, im modernen Leben ausgeglichener zu sein.

太極拳

2 INNERE ASPEKTE DES TAI CHI

In einem Tai-Chi-Lehrbuch, das sich auch an fortgeschrittene Tai-Chi-Treibende richtet, bleibt es nicht aus, dass über die inneren Aspekte des Tai Chi gesprochen werden muss. Diese Aspekte sind nun vorerst theoretischer Natur, sie sollen dann aber möglichst schnell auf praktische Bereiche angewandt werden. Hauptaufgabe des vorliegenden Kapitels soll es auch nicht sein, die theoretischen Aspekte umfassend zu beschreiben und zu diskutieren, damit könnte man sicherlich einige Bücher füllen. Vielmehr soll durch das Ansprechen bestimmter wichtiger Ideen und deren Bezug zum Tai-Chi-Training dem Leser ein Anreiz und eine Richtung gezeigt werden, sodass dieser dann bei Bedarf selbst forschen und ausprobieren kann. Tai Chi als innere Kampfkunst (vgl. Band 1, Einführung) hat in dieser Hinsicht zweifellos ein großes Potenzial. Ich gebe die, in sich keinesfalls geschlossenen, sich oft widersprechenden Theorien, vereinfacht wieder und modifiziere sie dabei so, dass der praktische Bezug leicht erkennbar wird. Wahrscheinlich lassen sich bei entsprechender Betrachtung auch weitere, möglicherweise gegenteilige Bezüge ableiten, dabei ist man dann aber schon mittendrin angekommen, denn gerade beim Erforschen der inneren Aspekte des Tai Chi ist der Weg das Ziel.

2.1 PHILOSOPHISCHE GRUNDLAGEN

Die Betrachtung der philosophischen Grundlagen kann natürlich ohne Zweifel den, insbesondere westlichen, Tai-Chi-Treibenden mit der schieren Fülle an Material erschlagen. Unglücklicherweise ist die Situation hier, wie auch so oft im Bereich der westlichen Philosophie, häufig unklar und teilweise auf die Interpretation des Lesers gestützt. Wie also soll man sich zwischen Buddhismus, Konfuzianismus, Taoismus und vielen weiteren Strömungen zum Kern des Tai Chi vorarbeiten? Ich meine durch die praktischen Bezüge. Für mich ergeben sich drei große, zusammenhängende

Blöcke: die Idee der *Yin-Yang-Dichotomie*, die Theorie der *acht Trigramme* und die der *fünf Elemente*. All diese Konzepte existieren natürlich auch außerhalb des Tai Chi und finden in anderen Gebieten, wie z. B. in der traditionellen chinesischen Medizin, ihre Anwendung.

2.1.1 YIN YANG

Tai Chi kann aufgrund seiner Zeichen als „Das große Allumfassende" gelesen werden. Nach chinesischer Auffassung gibt es zwei grundsätzliche Seinszustände: Sein und Nicht-Sein. Nicht-Sein (Wuchi bzw. Wuji) stellt dabei immer den Anfang dar. Aus diesem entwickelt sich das Sein in zwei unterschiedlichen Ausprägungen, *Yin* und *Yang*. Diese zwei Seiten der Medaille sind nicht nur untrennbar, sondern tragen in ihrem Kern immer schon das andere Extrem in sich. Diese komplette Einheit, die in dem bekannten Yin-Yang-Symbol verbildlicht ist, befindet sich immer im Fluss. Der Anfang ist immer auch das Ende, deshalb die kreisförmige Struktur.

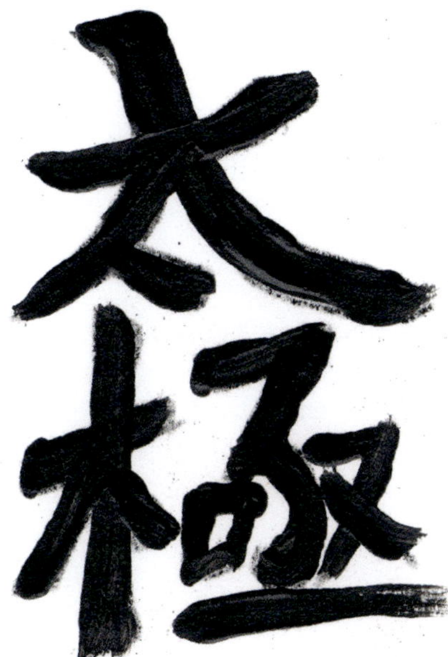

Abb. 2.1: Die chinesischen Zeichen für Tai Chi

Tai Chi fußt in quasi all seinen Ausprägungen auf diesem Konzept. Dies beginnt im Allgemeinen, wo *Yin* Begriffe wie Sanftheit, Ruhe, Passivität, Innerlichkeit und Tiefe verkörpert. Es steht auch für Qualitäten wie dunkel, kalt und weiblich. *Yang* dagegen umfasst Härte, Bewegung, Loslassen, Aktivität und Äußeres. Es äußert sich als helle, warme und männliche Seite der Dinge.

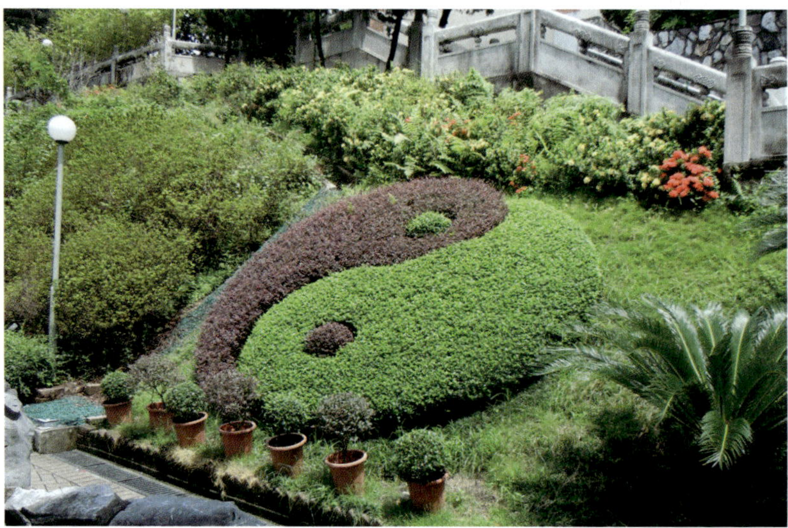

Abb. 2.2: Tai-Chi-Symbol als Teil einer Parkanlage in Hongkong

In der Beschreibung der Techniken werden Yin und Yang oft für gegenteilige Begriffspaare benutzt, wie Yin als Rückseite und Yang als Vorderseite. In diesem Sinne wird z. B. die Handfläche, wenn sie zum Körper zeigt, als Yin-Handfläche bezeichnet, wenn sie vom Körper weg zeigt, heißt sie Yang-Handfläche. Da das belastete Bein als Yin gesehen wird und das unbelastete als Yang, bekommt die oben skizierte Denkweise voll in der Dynamik der Schritte zum Ausdruck, da ja das belastete Bein den Zustand des Unbelastet-Seins automatisch in sich trägt. Sonst wären Schritte an sich unmöglich. In einem offeneren taktischen Sinn bedeutet dies, dass die Verteidigung im Kern den Angriff in sich trägt und umgekehrt. Ich finde es spannend, mit dieser Grundlage in die jeweilige Form einzutauchen und sich für sich selbst klarzumachen, in welcher Weise die einzelnen Bewegungen dem philosophischen Konzept entsprechen und welche weiteren Bewegungen und Aktionen sich daraus ableiten lassen. In der Deutung bzw. der Interpretation der Form lassen sich nun Figuren als offensive Aktionen und gleichzeitig als passive Mechanismen verstehen; die fünfte Figur der 42er-Form „Der weiße Kranich breitet seine Schwingen aus" kann somit eine Blocktechnik gegen einen Schlag sein, kann aber auch als Angriff im Sinne einer Hebeltechnik oder zum Brechen des gegnerischen Arms verstanden werden.

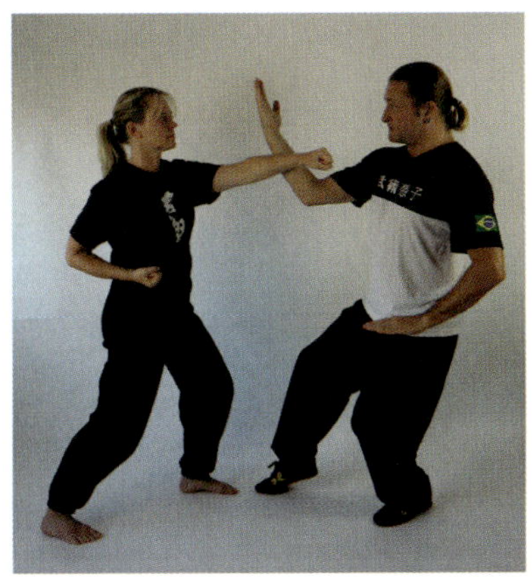

Abb. 2.3: Figur „Der weiße Kranich breitet seine Schwingen aus" als Blocktechnik

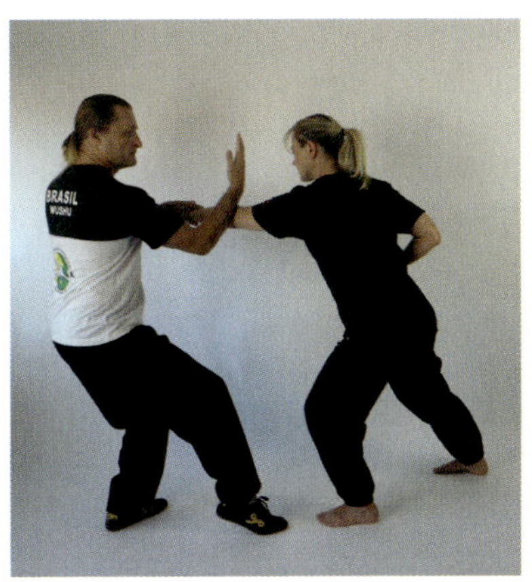

Abb. 2.4: Figur „Der weiße Kranich breitet seine Schwingen aus" als Hebeltechnik

2.1.2 DAS SYSTEM DER ACHT TRIGRAMME UND DAS I-GING (YIJING)

Eng verknüpft mit der Yin-Yang-Thematik und doch auch eigenständig, beeinflusst das *I-Ging*, einer der ältesten der klassischen chinesischen Texte, das Tai Chi maßgeblich. Ursprünglich handelte es sich um eine Sammlung von Aussagen, die sich auf Orakelpraktiken zurückführen lassen. Zunächst bestanden die Orakel aus acht Trigrammen von gebrochenen und durchgehenden Linien.

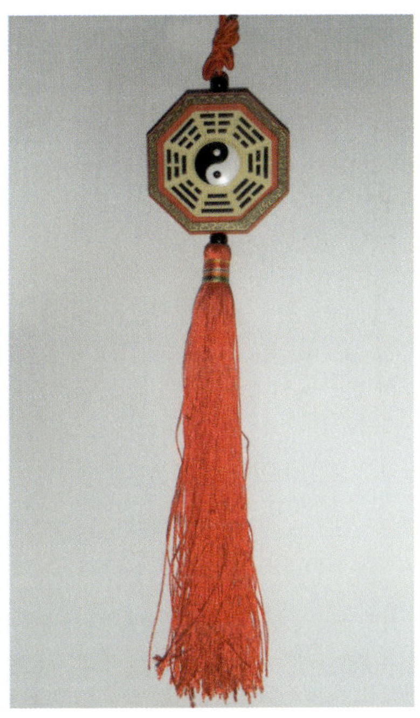

Abb. 2.5: Die acht Trigramme als glücksbringender Hausschmuck

Dieses System wurde dann im I-Ging mit einer weiteren Unterteilung in eine obere und untere Hälfte auf 64 Hexagramme erweitert. Dadurch entstand ein dynamisches Element, das die statischen Zustandsbeschreibungen der ursprünglichen acht Trigramme nun in deren Veränderung begriff (I-Ging = Buch des Wandels). Die einstmalige Benutzung als Orakelbuch wandelte sich in ein Werk, das philosophisch versucht, das Leben zu beschreiben. Die dem Werk zugrunde liegende Zahlenlogik lässt eine weitere Bedeutungsebene zu. Wurden die Ideen hinter den acht Trigrammen in einer eigenen Kampfkunst schon direkt verwirklicht (Bagua Zhang = Acht-Trigramme-Boxen), so liegt die Bedeutung des Textes für das Tai Chi in dem Konzept des ständigen Wandels. Das kommt einerseits in der Tatsache zum Ausdruck, dass die korrekte Ausführung der Form bedingt, die Figuren schon kurz vor ihrem eigentlichen Ende (so wie sie beispielsweise in der Lernphase präsentiert werden) in die nächste Figur umzuwandeln, um eine nahtlose, flüssige Ausführung entstehen zu lassen. In einem anderen Zusammenhang kommt das Prinzip des Wandels so zum Ausdruck, dass z. B. beim Pushing Hands der Wandel zwischen Ziehen und Schieben die Natur dieser Übung, und in weiterer Schlussfolgerung, eigentlich Prinzip jeden Kampfs ist. Da beim Pushing Hands grundsätzlich acht Richtungen (ähnlich wie beim Kompass) unterschieden werden, spricht man in diesem Zusammenhang oft von den acht Türen. Der Angriff ist in diesem Fall natürlich, wie obig erklärt, immer auch Teil der Abwehr.

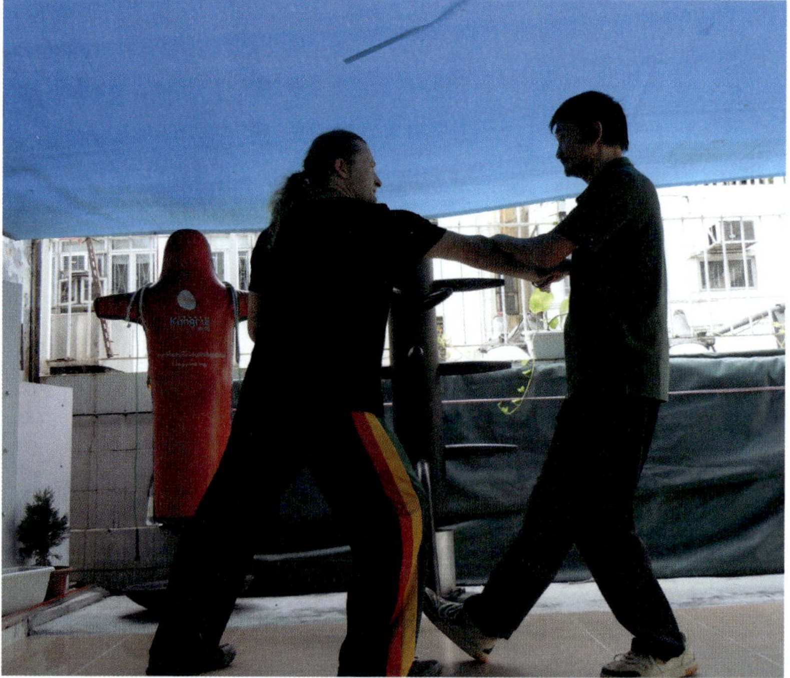

Abb. 2.6: Pushing-Hands-Training in Hongkong 2014

2.1.3 DIE FÜNF ELEMENTE UND DIE TIERFIGUREN

Die Lehre der *fünf Elemente* und ihrer Wechselwirkungen ist die Grundlage der Traditionellen Chinesischen Medizin. Die fünf Elemente sind Metall, Wasser, Holz, Feuer und Erde. Elemente heißt in diesem Kontext nicht chemische Elemente oder die konkrete Manifestation der Bezeichnungen, sondern allgegenwärtige Prinzipien. So verläuft z. B. ein Tag in fünf Wandlungsphasen, die jeweils durch ein Element repräsentiert werden: früher Morgen ist Holz, Mittagszeit ist Feuer etc. Auch körperliche Vorgänge können in diesen Kategorien erklärt werden, so korrespondiert beispielsweise die Leber mit Holz, das Herz mit Feuer, die Milz mit Erde, die Lunge mit Metall und die Niere mit Wasser. Funktionsstörungen dieser Körperteile lassen sich anhand der zugehörigen Elemente diagnostizieren und behandeln.

Die Elemente sind darüber hinaus in Wirkungszusammenhänge eingeordnet, die sich positiv oder negativ beeinflussen. Man spricht hier von erschaffenden und zerstörenden Zyklen. So schafft z. B. Erde Metall und Metall Wasser, während in destruktiver Hinsicht Erde Holz und Holz Metall zerstört.

Diese Ideen werden in einer Vielzahl von zum Teil recht komplizierten Theorien im Tai Chi umgesetzt. Noch problematischer als in den zuvor besprochenen philosophischen Ansätzen ist hier, dass die Umsetzung in den verschiedenen Tai-Chi-Systemen (Familienstile, Lehrerpersönlichkeiten und Verbänden) weitaus individueller vor sich geht, als man dies vermuten würde. Dass eine Umsetzung stattfindet, zeigt sich schon an den Namen mancher Figuren, z. B. „Fünf-Elemente-Handfläche".

Ein direkter Bezug, der sich in vielen Stilen bzw. Schulen findet, ist, dass die Elemente den zwei Zyklen (es drängt sich hier der Bezug zum Yin Yang auf), dem schaffenden und dem zerstörenden, als Prinzipien und Techniken zugeordnet werden. So kann z. B. schiebende Energie durch Nachgeben überwunden werden bzw. gegenteilig schiebende Energie bei einer Pattsituation durch Richtungswechsel aufgelöst werden.

In einem allgemeineren Zusammenhang werden die fünf Elemente auch oft als Basis für vier grundsätzliche Richtungen mit einem Ausgangspunkt gleichgesetzt. In der Traditionellen Chinesischen Medizin beispielsweise spricht man in Bezug auf das Zentrum Erde von Yang maior Feuer (Kompassrichtung Norden), Yang minor Holz (Westen), Yin maior Wasser

(Süden) und Yin minor Metall (Osten). Im Tai Chi bezeichnet man analog Erde als die ruhende Basis, während Feuer vorne, Holz links, Wasser rückwärts und Metall rechts bedeutet. Abweichende Zuordnungen sind hier allerdings ebenfalls zu finden (vgl. z. B. bei Yang (1999), S. 109ff.). Man kann sich anhand dieses Systems nun eine komplexe, die einzelnen Bereiche miteinander verbindende, philosophische Bezugsebene vorstellen.

Weicht man z. B. einem Angriff nach hinten aus, so entspricht dies dem Element Wasser in der Lehre der fünf Elemente. Kombiniert man dies mit einem Kontaktaufnehmen und Neutralisieren zur Seite, ist man in Bezug auf die Lehre der acht Trigramme im Urzeichen des Haftenden („das Haftende ist in der Mitte leer"), was uns acht weitere Bezüge im Bereich des I-Ging liefert; als Beispiel dafür die ersten beiden Interpretationen: 1. Das Haftende ist Feuer (Hexagramm Nr. 30), 2. Feuer und Berg ist der Wanderer (Hexagramm Nr. 56). Die Aussagen in den jeweiligen Textstellen im I-Ging können dann als Grundlagen für eine sozusagen philosophisch motivierte Verbesserung der Abwehr beitragen (immer im Hinterkopf haltend, dass nach Yin Yang die Abwehr stets auch im Kern den Angriff beinhaltet). Dem esoterisch-philosophisch orientierten Tai-Chi-Kämpfer wird hier eine Welt an Interpretationsmöglichkeiten an die Hand gegeben.

Eng verknüpft mit den fünf Elementen stehen verschiedene Tiere, die in ihren jeweiligen Qualitäten an die Elemente anknüpfen, z. B. der Tiger ist wild und passt deshalb zum Element Feuer. Die Anzahl der Tierfiguren, deren Qualität (in manchen Stilen steht der Drache für Stärke, in manchen für Weisheit, in anderen für beides) und ihr Bezug zu den fünf Elementen ist allerdings nicht einheitlich festgelegt, sondern unterscheidet sich wiederum in den jeweiligen Ausprägungen der einzelnen Gruppen. In diesem Sinne bedeuten die Tiernamen in den Tai-Chi-Figuren nicht nur direkt die Art der Bewegung, z. B. Flügelschlag beim Kranich, sondern auch das entsprechende Prinzip und die Qualität der Technik, z. B. zwar nachgebend, aber stark.

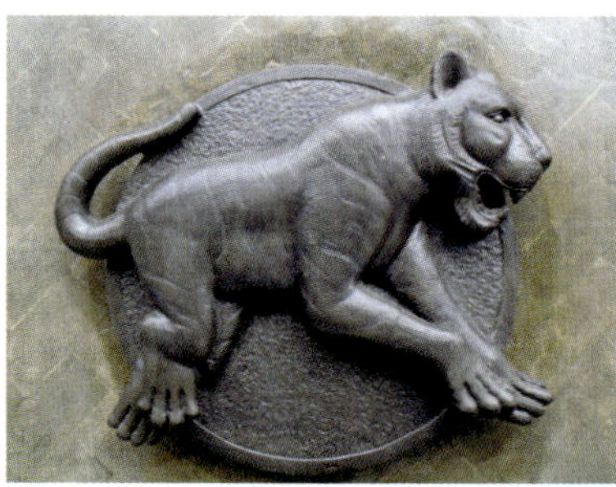

Abb. 2.7: Tiger als Basrelief an der TCM Universität in Chengdu/China

Zum Abschluss dieser recht komplizierten Thematik möchte ich an dieser Stelle eine persönliche Wertung einfließen lassen. Die philosophischen Konzepte sind ein sehr interessanter Aspekt im Tai Chi. Sie unterstützen in diesem Sinne das Bewegungsmuster und regen zum Nachdenken an. Allerdings finde ich, sollte diese Ebene erst bei routinierten Tai-Chi-Treibenden eingeführt werden, die zumindest eine Form komplett beherrschen. Ansonsten belastet dieses zusätzliche Wissen eher, anstatt hilfreich zu sein. Im Gespräch bzw. in der Diskussion mit Tai-Chi-Treibenden anderer Schulen bzw. Stile sollte man sich bewusst sein, dass in der konkreten Zuordnung der Elemente Unterschiede bestehen, ich rate hier von zu viel Beharren auf dem gelernten Dogma ab. Letztendlich ist die Erforschung der chinesischen Philosophie und ihr Bezug auf das Tai Chi meiner Meinung nach sowieso ein in erster Linie persönliches Unterfangen.

2.2 KONZEPTION DES CHI

Chi („Qi" in Pinyin-Umschrift) ist ein in China, und auch in manchen anderen Teilen von Südostasien, weit verbreitetes Konzept. Allerdings gibt es selbst im Reich der Mitte keine allgemeingültige, einfache Definition. Der Ursprung dieser mysteriösen Lebensenergie wird aus dem Spannungsverhältnis von Yin und Yang erklärt. Ähnlich wie elektrischer Strom zwischen dem Plus- und dem Minuspol fließt, so fließt Chi zwischen den gegensätzlichen Elementen des Seins.

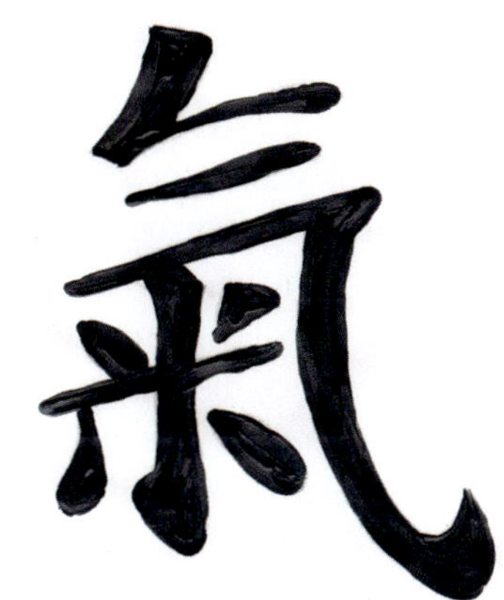

Abb. 2.8: Das chinesische Zeichen für Chi

Diese Energie existiert nicht nur im menschlichen Körper, sondern sie ist allgemein existent. Im Westen wurde dieses Konzept in den letzten Jahren z. B. als *Feng Shui* bekannt. Dies ist die Lehre der Raumaufteilung im Sinne einer günstigen Anordnung der Elemente für einen optimalen Fluss des Chi. So finden sich in China auch oft für westliches Denken seltsame architektonische Merkmale an Gebäuden, welche für eine optimale Chi-Regelung zuständig sind.

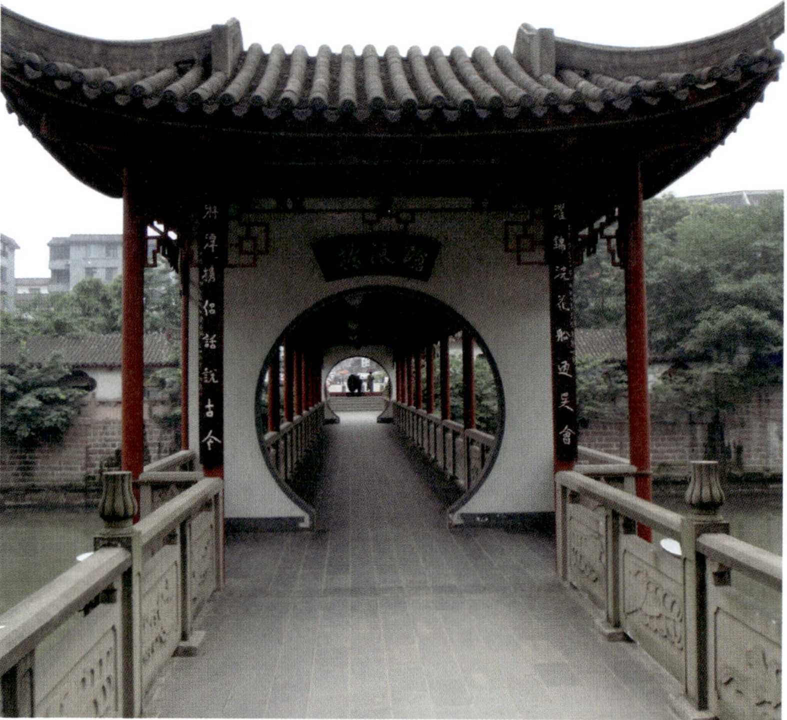

Abb. 2.9: Typisches, rundes chinesisches Mondtor

Chi im Umfeld von Chi Gong und Tai Chi bezieht sich natürlich immer auf den Menschen. Auch hier fließt Chi im Körper. Die Vorstellung, wie dies allerdings genau vor sich geht, variiert je nachdem, aus welchem Standpunkt man argumentiert. Es gibt hier unterschiedliche Ansätze: Neben dem bekannten medizinischen Ansatz gibt es noch die Kampfkunstperspektive, die allerdings in sich selbst auch wiederum unterschiedliche Ansichten hat (je nach Stilrichtung) sowie einen religiösen und einen meditativen Ansatz. All diese Gruppierungen haben ein eigenes Konzept von Chi, das natürlich Überschneidungen aufweist, sich aber auch in manchen Punkten unterscheidet.

Ich versuche, im Folgenden die Theorie möglichst so zusammenzufassen, dass sie so allgemeingültig wie möglich ist, ohne den Bezug zum Thema Tai Chi zu verlieren.

Es hilft, sich Chi als eine Art flüssige oder quasi elektrische Substanz im Körper vorzustellen, die sie aber natürlich mitnichten ist. Bis heute existieren keine klaren Forschungsergebnisse, die die Existenz von Chi nachweisen. Es wird oft spekuliert, Chi sei eine Art bioelektrischer Strom (vgl. Yang, 1999, S. 54ff.), aber auch diese Theorien sind nicht empirisch nachgewiesen. Dass aber mit der Lehre des Chi durchaus Ergebnisse erzielt werden können, hat zumindest die Traditionelle Chinesische Medizin der Weltöffentlichkeit vor Augen geführt. So z. B., als 1972 der US-Amerikaner James Reston, der im Gefolge von Präsident Nixon nach China gekommen war, dort operiert wurde und die Analgesie ausschließlich mit Akupunkturnadeln vorgenommen wurde.

Chi also fließt, ausgelöst durch das Spannungsfeld energetischer Einflüsse, durch den menschlichen Körper. Wie Wasser in Flüssen fließt, fließt auch Chi in festen Leitbahnen (neijing).

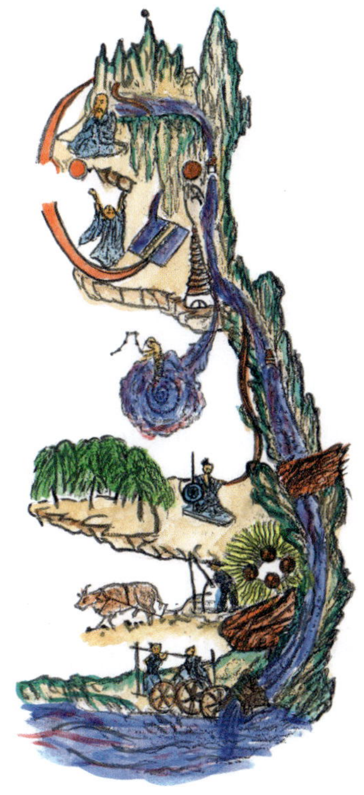

Abb. 2.10: Reproduktion von Neijingtu nach historischem Vorbild

In 12 Hauptleitbahnen, die sich weiter in kleinere Leitbahnen verzweigen, fließt das Chi von der Quelle (Dan Tian) in Richtung der Extremitäten und zurück. Da das chinesische Zeichen für Chi aus den Zeichen für Luft und Reis zusammengesetzt ist, wird oft postuliert, dass Chi durch Nahrung und Atmung gebildet oder zumindest beeinflusst wird.

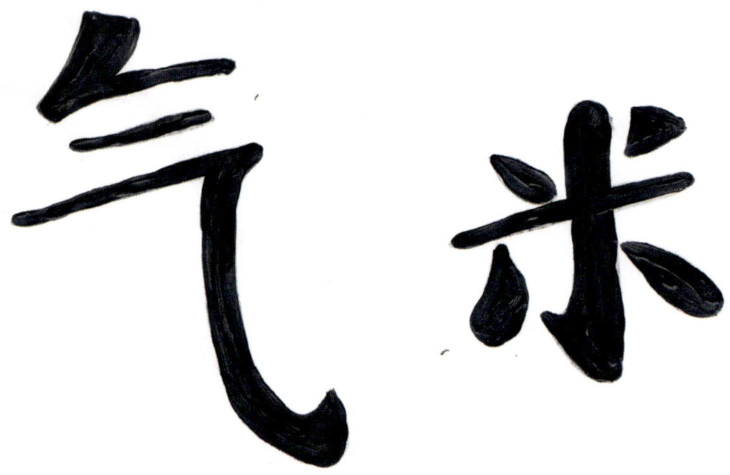

Abb. 2.11: Das chinesische Zeichen für Luft *Abb. 2.12: Das chinesische Zeichen für Reis*

Die Gesamtheit der Wirkungsweise des Chi wiederum wird in Funktionskreise aufgeteilt, die den fünf Elementen der chinesischen Philosophie entsprechen. Diese Wirkungskreise sind ganzheitlich zu verstehen, d. h. nicht im Sinne vom direkten Bezug einzelner Organe mit dem entsprechenden benachbarten Umfeld, wie dies in der westlichen Medizin üblich ist.

Ziel im Chi Gong nun ist es, diese Zirkulation des Chi zu fördern und so zu lenken, dass die gewünschten Ziele erreicht werden: Heilung der Krankheit im medizinischen Chi Gong, Besiegen des Gegners im martialischen Chi Gong bzw. den jeweiligen Ausprägungen im Kampfsystem, Verehrung Gottes (bzw. dessen Entsprechung) im religiösen Chi Gong und eng damit verbunden die Auflösung bzw. Zurücknahme des Selbst im meditativen Chi Gong.

Aus dem oben Genannten geht hervor, dass in vielen Theorien davon ausgegangen wird, dass Chi auch auf andere Menschen übertragbar ist. Eines der Ziele im Tai Chi ist es deshalb, den Gegner durch Chi-Übertragung (in der Technik) zu besiegen.

Dies ist allerdings für viele Tai-Chi-Treibende oft zu esoterisch (auch viele meiner chinesischen Lehrer zweifeln an dieser direkten Chi-Wirkung). Gibt es in diesem Zusammenhang also greifbarere Konzepte?

Durch die Atemübungen und die Konzentration entspannt sich der Körper bei regelmäßigem Üben sehr rasch (fast alle Chi-Theorien gehen davon aus, dass Chi nur im entspannten Körper korrekt fließen kann). Entspannung in einer Kampfsituation ist oft der Schlüssel zum Erfolg: Nicht nur die Geschwindigkeit der Techniken wird erhöht, sondern auch die taktische Umsetzung wird durch ein unverkrampftes Vorgehen erleichtert. Die Fähigkeit, in Stresssituationen möglichst entspannt zu bleiben, ist an sich schon ein kostbares Ergebnis des Chi-Trainings im Tai Chi.

Durch das esoterische Bildernetzwerk entstehen unter Umständen auch unbewusste Vorgänge, die Kampfaktionen positiv beeinflussen. In dieser Hinsicht gibt es auch in der westlichen Sportforschung Untersuchungen, die besagen, dass sich ein entsprechendes mentales Bild bei der Technikausführung positiv auf das Ergebnis auswirkt. Stellt man sich beispielsweise vor, durch sein Chi wie ein Baum fest mit dem Boden verwurzelt zu sein, so unterstützt dies die tatsächliche Stabilität der Kampfstellung.

Eingebunden in das Ideenumfeld Chi ist in den inneren Kampfkünsten die Aufgabe des Kämpfers durch Stärkung des Chi und die Benutzung desselben, um den Gegner zu besiegen. Implizit heißt das, die eingesetzte Muskelkraft bei der jeweiligen Technik möglichst gering zu halten und durch innere Kraft zu siegen. Ein oft gebrauchtes Sprichwort ist: „Mit einem Gramm hundert Kilogramm besiegen." Da die Bewegungen auch ohne Kraft funktionieren sollen, ergibt sich automatisch eine entsprechende Fokussierung auf Genauigkeit in der Technik und spontane Flexibilität der Technik (und Taktik) durch taktiles Feedback, das nur durch geringen eigenen Krafteinsatz überhaupt möglich ist.

Abschließend kann man sagen, dass im Bereich des Chi-Trainings das eigene Gefühl und die persönliche Sicht der Dinge ausschlaggebend sind. Man sollte gerade hier einen offenen Geist haben, ohne blind alles zu akzeptieren, was in dieser Hinsicht verbreitet wird. Der Umgang mit innerer Energie im Tai Chi ist ein höchst interessantes Thema, das in seiner Umsetzung bzw. der eigenen Erforschung und dem eigenen Experimentieren damit viel zu einem persönlichen Wachstum beiträgt. Außerdem macht es auch viel Spaß, sich in diese innere Welt zu wagen.

2.3 MEDITATION

Innerlichkeit ist das zentrale Anliegen der *Meditation*. Diese Praxis der Achtsamkeits- bzw. Konzentrationsübungen hat ihre Wurzeln sowohl in der westlichen als auch in der fernöstlichen Religion. Es ist deshalb schwierig, allgemeingültige Aussagen zu diesem Thema zu machen. Jedoch haben alle Meditationssysteme letztendlich eine innere Entwicklung des Geistes zum Ziel, meist um einen Zustand zu erreichen, der eine Nähe zum Göttlichen erlaubt.

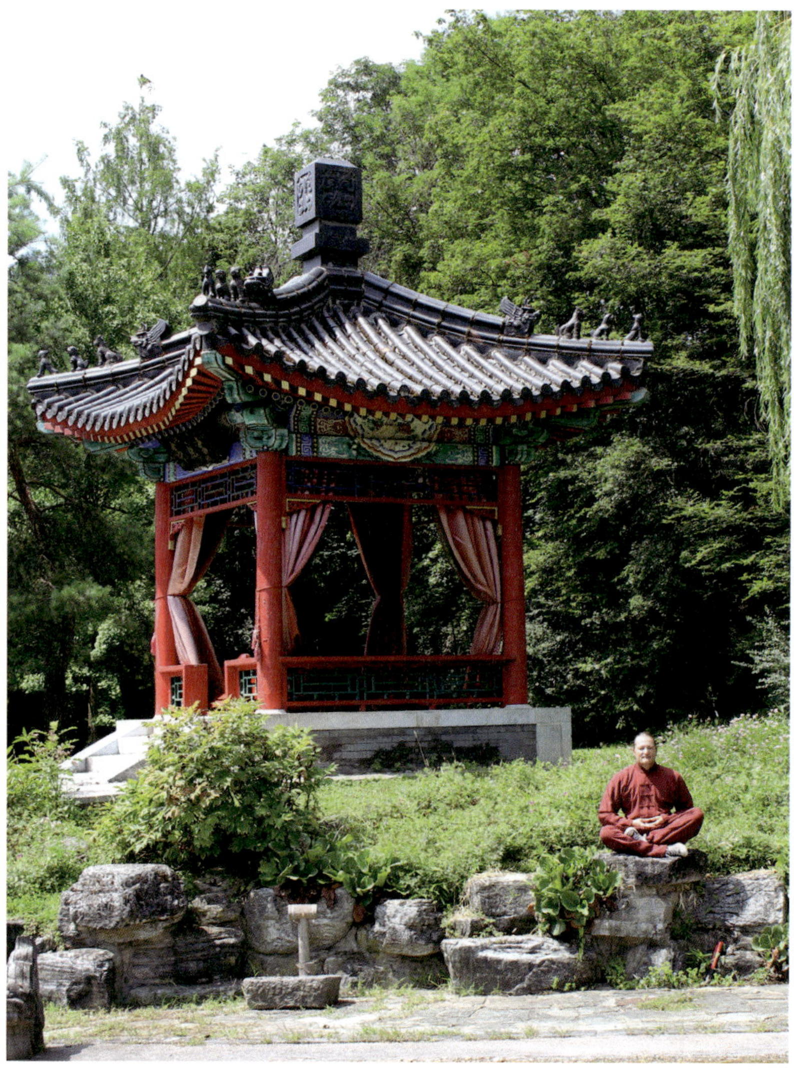

Abb. 2.13: Sitzende Meditation im Freien

Die oben angesprochene Kultivierung des Chi in all seinen verschiedenen Formen ist also vom Vorgehen her der Meditation sehr nahe. Es unterscheiden sich allerdings die Ziele. Während in den meisten Meditationsarten ein sehr großer Schwerpunkt auf allumfassende Liebe und Harmonie gelegt wird, handelt es sich bei Tai Chi grundsätzlich um ein Kampfsystem mit inhärent gegensätzlicher Grundsituation. Oft wird versucht, diesen Widerspruch dadurch aufzulösen, indem die defensive Natur des (entsprechenden) Kampfsystems betont wird. Historisch gesehen, z. B. im Falle der buddhistischen Shaolin-Mönche, scheint dies aber recht zweifelhaft.

Die endgültige Stufe der meisten Ansätze, fernöstlich gesprochen, das Nirvana, scheint also im Tai Chi nicht an erster Stelle zu stehen. Natürlich ist auch an dieser Stelle nochmals darauf hinzuweisen, dass die verschiedenen Schulen, Gruppierungen und Stile im Tai Chi auch in dieser Hinsicht eigene, sich voneinander unterscheidende Ideen haben. Die Tai-Chi-Strömungen in der Volksrepublik China stehen religiösen Praktiken und Zielsetzungen weitaus kritischer gegenüber als Gruppierungen außerhalb dieser kommunistischen Enklave.

Sind auch die Ziele und der philosophische und religiöse Unterbau anders, so gibt es doch, abgesehen von der Chi-Kultivierung, meditative Elemente im Tai Chi.

An erster Stelle steht wie so oft die Form. Diese Serie komplexer und schwieriger Bewegungen erfordert quasi automatisch eine scharfe Fokussierung des Geistes, um überhaupt ausgeführt zu werden. Selbst wenn man die Form schon sicher beherrscht und automatisiert hat, kann doch immer unter einem anderen Schwerpunkt an ihr gearbeitet werden. Die Aufmerksamkeit kann auf verschiedene Aspekte gelegt werden; so kann an der Tiefe der Stellungen gearbeitet werden, man kann sich besonders auf die Abwehr der imaginären Gegner konzentrieren oder, wie auch in vielen Meditationssystemen üblich, auf die Atmung. Abgesehen davon braucht man sich ja nur an eine neue Form heranzuwagen und man hat dann automatisch wieder den ursprünglichen Effekt der totalen Konzentration im Lernszenario.

Die Form ausführen, heißt natürlich immer auch, in Bewegung zu sein. Ein weiterer Unterschied zu vielen klassischen Meditationsarten ist, dass diese meist im Sitzen ausgeführt werden. Abgesehen von Form und Chi Gong, das ja meist auch in Bewegung praktiziert wird, gibt es im Tai Chi und besonders in den inneren Kampfkünsten zusätzlich stehende meditative Posen. Diese Art der Übung kann als *Pfosten-Stehen* übersetzt werden (chin.: Zhuang Gong oder Zhan Zhuang). Bei dieser Trainingsform wird eine bestimmte Pose eingenommen und diese dann über längere Zeit unverändert gehalten. Dies mag manche an klassisches Fechttraining erinnern, bei dem es ebenfalls üblich war, den Schüler lange Zeit still in der En-Garde-Position verharren zu lassen. Abgesehen vom körperlichen Trainingseffekt, kommt aber im Zhuang Gong noch eine meditative Komponente dazu. Egal aus welchem Stil die entsprechenden Figuren kommen, alle betreffen eine introspektive Konzentration. Der Blick richtet sich also immer nach innen: Körpergefühl, Atmung und Konzentration sind hier die Schwerpunkte.

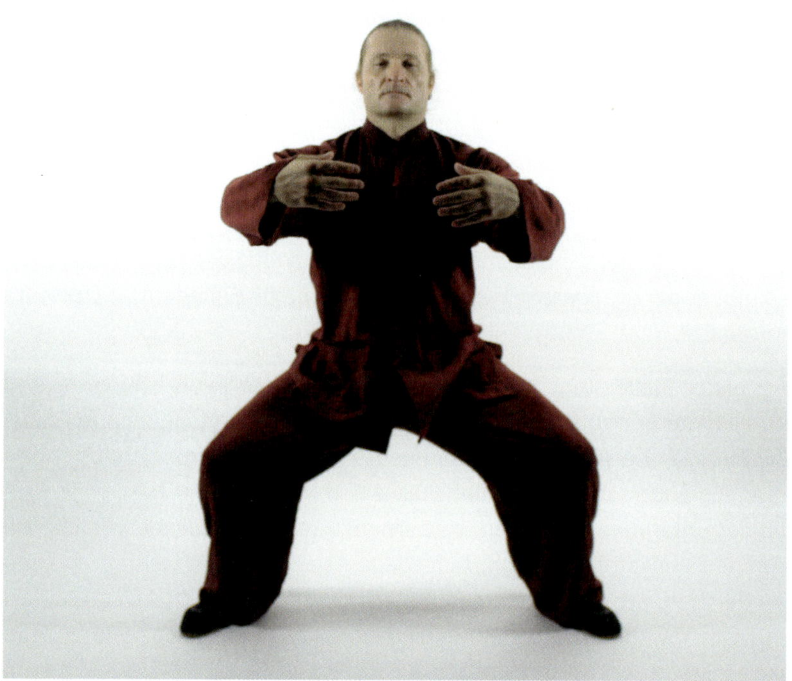

Abb. 2.14: Zhuang-Gong-Pose

Letztendlich ist es wohl so, dass meditative Elemente im Tai Chi einen wichtigen Stellenwert haben, jedoch nie im Zentrum des Systems stehen werden. Wie immer ist es natürlich auch dem Individuum selbst überlassen, welche Bedeutung es den meditativen Aspekten beimisst.

Als Fazit lassen sich einige grundlegende Tatsachen feststellen. An erster Stelle steht hier sicherlich die Erkenntnis, dass die oben diskutierten Aspekte Tai Chi in das Umfeld der inneren Kampfkünste stellen und so von den äußeren abgrenzen. Daraus folgt, dass im Tai Chi besondere Aufmerksamkeit auf die inneren Vorgänge gelegt wird. Die zeigt sich am hohen Stellenwert der Atmung in den Übungen, der extrem langsamen Ausführung der Form und am Prinzip des Trainierens mit der minimalen Kraft, wie z. B. im Pushing Hands und den Anwendungen.

Innere Aspekte sind jedoch immer auch mit der äußeren Form verbunden. Meiner Ansicht nach sollte man trotz der Wichtigkeit aller inneren Aspekte bedenken, dass diese stets aus der korrekten Ausführung der Übungen kommen. Man sollte also anfangs nicht allzu verbissen versuchen, in die Geheimnisse der inneren Aspekte vorzudringen, sondern im Laufe der Zeit gleichsam automatisch damit in Berührung kommen.

太
極
拳

3 DER KÖRPER ALS WAFFE IM TAI CHI

In einem Lehrbuch, das sich mit Tai Chi beschäftigt, darf ein Abschnitt über den Körper natürlich nicht fehlen. Das Thema an sich ist geradezu unerschöpflich. Anleitungen und Tipps, wie sich der Körper verhält bzw. zu verhalten hat, füllen die entsprechenden Abschnitte von zahlreichen Tai-Chi-Lehrbüchern. Schwierig ist das Thema insofern, als dass sich die Inhalte recht stark von Stil zu Stil bzw. von Gruppierung zu Gruppierung unterscheiden. So ist z. B. das Ideal im Yang-Stil, den Körper in großen Stellungen zu bewegen, während das Gegenteil im Sun-Stil der Fall ist. Interessant ist in diesem Zusammenhang der stilübergreifende Ansatz, da die Gemeinsamkeiten, die am Ende übrig bleiben, allgemeingültig sind.

Um den Rahmen des vorliegenden Buches nicht zu sprengen und um dem roten Faden, den es durchzieht, treu zu bleiben, möchte ich mich im Folgenden auf die Rolle des Körpers im Kampf beschränken. Genauer gesagt, kurz erläutern, welche Körperwaffen man automatisch in seinem Repertoire hat. Ich lehne mich dabei an die traditionelle chinesische Sichtweise der entsprechenden Techniken an, versuche aber, sie in einfachere und vielleicht auch praktischere Kategorien einzuteilen. Kenntnisse dieser Art, auch wenn man sich mit Kampf im Tai Chi gar nicht beschäftigen will, helfen, die korrekte Ausführung der Form besser nachzuvollziehen.

Natürlich sind auch im Tai Chi, wie fast in allen Kampfsportarten, die Hände der wichtigste Teil dieses Arsenals. Es folgen Ellbogen, Schulter, Hüfte, Knie und schließlich die Füße. Auffällig ist, dass im Tai Chi, wie auch in den meisten anderen inneren Stilen, der Kopf nicht als Waffe eingesetzt wird. Man denke hier an die oft gebrauchten Kopfschläge im Shaolin-Kung-Fu. Dies hat wahrscheinlich damit zu tun, dass der Kopf als Schaltzentrale und Kommandozentrum zu wichtig ist, um als Waffe gebraucht zu werden – es gilt, ihn um jeden Preis zu schützen.

3.1 HÄNDE (SHOU)

Die *Hände* kommen meist in drei unterschiedlichen Formen in den Tai-Chi-Techniken vor: als *Faust*, als *Handfläche* und als *Hakenhand*.

Die *Faust* im Tai Chi wird geformt, indem man die vier Finger einrollt und den Daumen gebeugt an Zeige- und Mittelfinger anlehnt. Im Inneren der Faust soll noch Luft sein, d. h., sie ist teilweise entspannt. Dies unterscheidet die inneren Stile wie Tai Chi von den äußeren, bei denen die Faust komplett geschlossen ist. Die Dichotomie entspanntes Inneres und hartes Äußeres passt ideal zur Yin-Yang-Komponente der Ideenwelt im Tai Chi.

Die Faust wird normalerweise mit Handrücken (Quanbei) nach oben horizontal oder zur Seite vertikal geschlagen bzw. gestoßen. Es gibt auch (selten) die Variante Handrücken nach unten, wie in der 37-Figuren-Wu-Stil-Form.

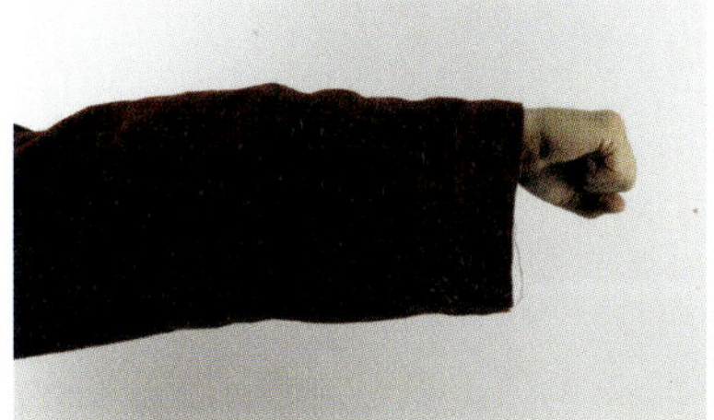

Abb. 3.1: Faust, mit dem Handrücken nach oben zeigend

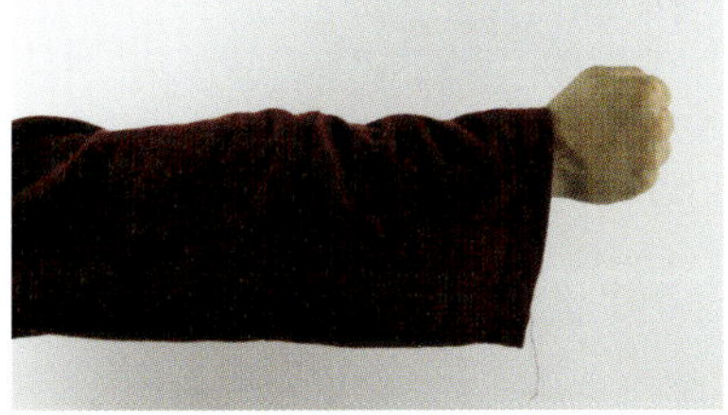

Abb. 3.2: Vertikale Faust

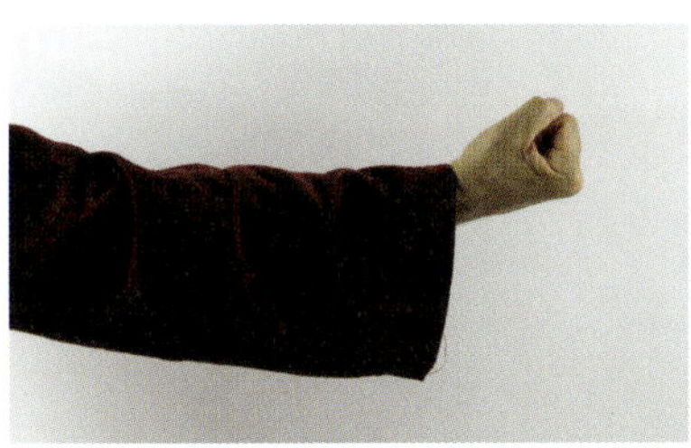

Abb. 3.3: Faust, mit dem Handrücken nach unten zeigend

Generell unterscheiden sich die Fausttechniken, ob sie in einer geraden Linie ins Ziel gestoßen werden (Zhi Quan) oder auf einer Kreisbahn geschlagen werden (Zuan Quan). Auftrefffläche an der Faust sind normalerweise die Knöchel von Zeige- und Mittelfinger, es gibt aber auch Varianten, bei denen mit der Kleinfingerseite (Za Quan) oder mit dem Handrücken (Fangei Quan) getroffen wird. Im chinesischen Verständnis wird auch noch unterschieden, ob man, von sich aus gesehen, nach oben oder unten schlägt (Zai Quan).

Die *Handfläche* ist in den Formen beliebter als die Faust. Nach chinesischer Philosophie hat die offene Hand den Vorteil, dass die Energieübertragung besser funktioniert. Die gängigen Haltungen der Handflächentechniken halten den Daumen entweder seitlich parallel zu den Fingern (Waleng Zhang) oder der Daumen wird bei der sogenannten *Weidenhandfläche* (Liuyie Zhang) gekrümmt in der Handfläche positioniert.

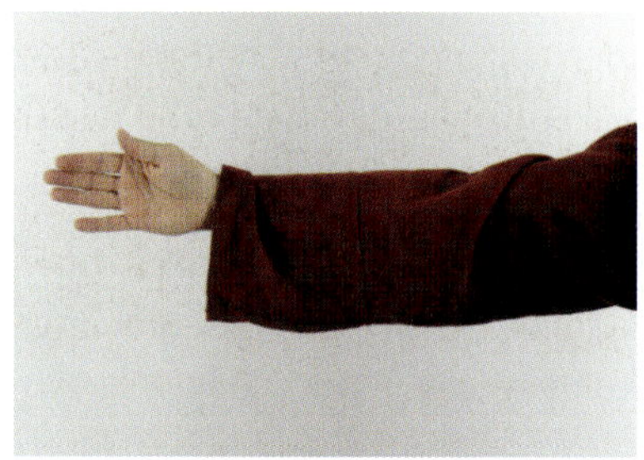

Abb. 3.4: Waleng-Zhang-Handfläche

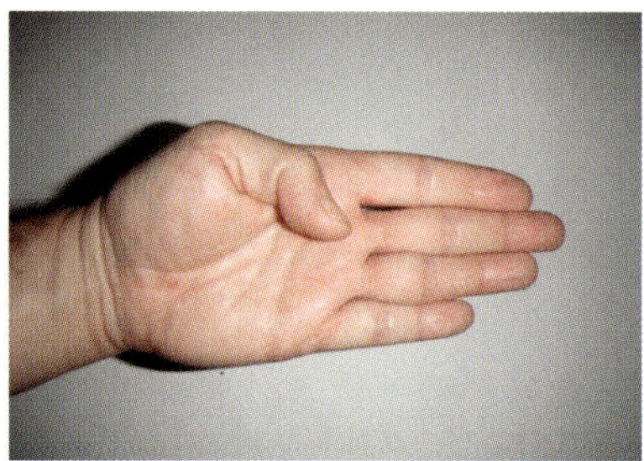

Abb. 3.5: Weidenhandfläche

Neben diesen Haltungen der Handfläche gibt es in der chinesischen Kampfkunst noch exotische Varianten, wie z. B. die *Adlerklaue* (Yingzhua Zhang), die aber gewöhnlich im Tai Chi keine Rolle spielen.

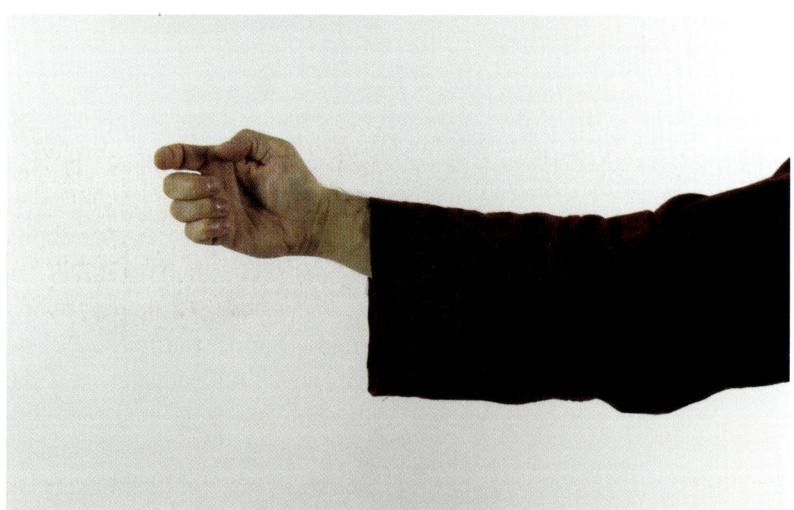

Abb. 3.6: Adlerklaue

Grundsätzlich kann man die Handfläche ähnlich wie die Faust gebrauchen: gerade gestoßen oder auf einer Kreisbahn geschlagen. Neben der Auftrefffläche der Handfläche bzw. dem Handballen selbst können die Finger zum Stechen oder die Handkante für Schläge benutzt werden.

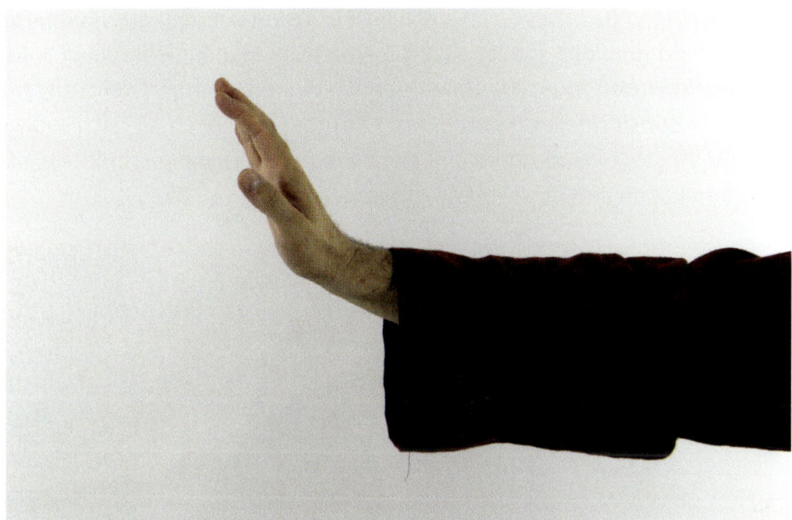

Abb. 3.4: Waleng-Zhang-Handfläche

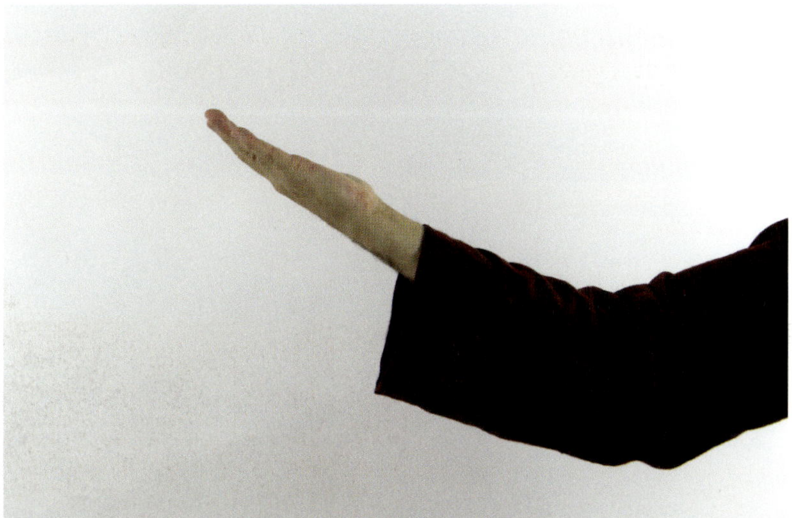

Abb. 3.8: Handfläche für den Fingerstich

Zu Verwechslungen kommt es ab und zu beim Lesen chinesischer Texte, da die Handfläche oft als Beschreibung für Techniken benutzt wird, die eigentlich mit dem Arm ausgeführt werden. So werden z. B. Hebeltechniken über den eigenen Oberarm normalerweise als „stechende Handfläche" (Chuan Zhang) bezeichnet. Ebenso gilt dies für Grifftechniken und manche Würfe, die ebenfalls dem Namen nach unter die Handflächentechniken eingeordnet werden.

Die *Hakenhand* (Gou) ist die intuitiv am wenigsten eingängige Handtechnik. Sie wird gebildet, indem sich die Hand am Handgelenk beugt und so eine Art Haken formt. Berühren sich die Fingerspitzen, so spricht man von einer *substanziellen Hakenhand* (shi gou), berühren sie sich nicht, nennt man dies eine *marginale Hakenhand* (xu gou), diese Variante wird manchmal auch als Gänsekopffaust bezeichnet.

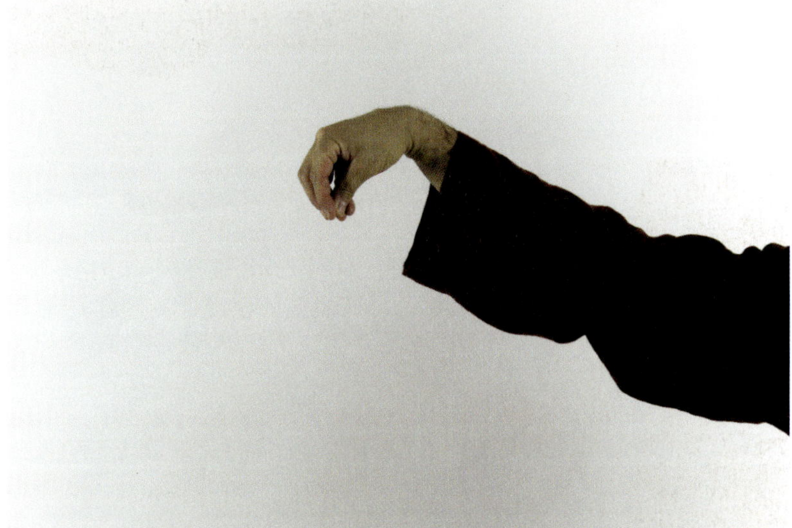

Abb. 3.9: Substanzielle Hakenhand

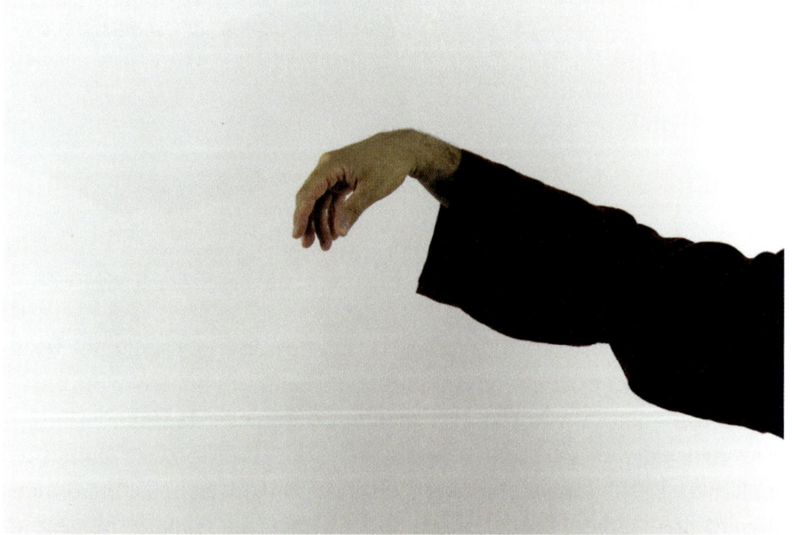

Abb. 3.10: Marginale Hakenhand

Die Hakenhand kann in verschiedene Richtungen zeigen.

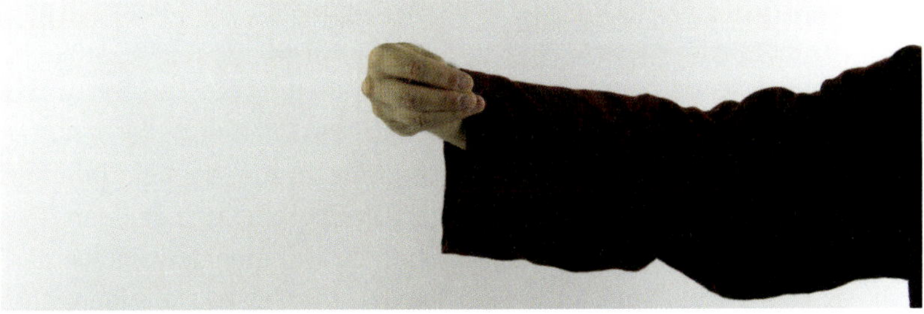

Abb. 3.11: Horizontale Hakenhand

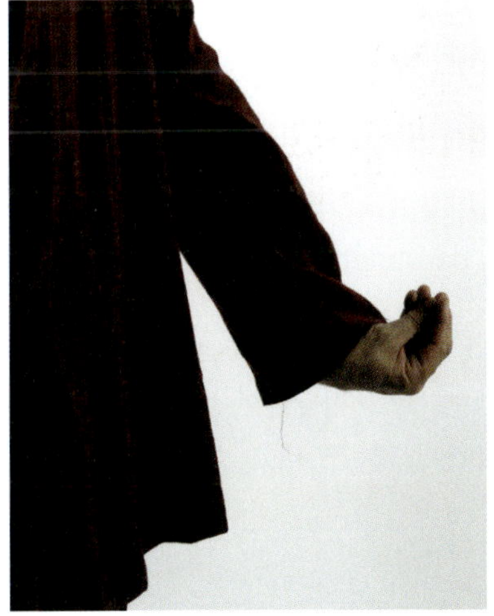

Abb. 3.12: Nach hinten gerichtete Hakenhand

Die Bedeutung der Hakenhand in den Formen ist nicht völlig klar. Ich persönlich interpretiere sie, wie einige meiner chinesischen Lehrer vorgeschlagen haben, als Symbol für eine Fass- bzw. Griffbewegung. Andere Interpretationen deuten die Hakenhand entweder esoterisch als Energiefokus oder direkt als spezielle Art, die Hand zum Schlagen zu verwenden. Je nach Art und Weise der restlichen Technikfolge sind natürlich auch gleichzeitig verschiedene Deutungen in einer Form wahrscheinlich.

3.2 ELLBOGEN (ZHOU)

Ellbogentechniken kommen vereinzelt in den Formen vor. Sie sind weniger häufig als die Handtechniken und variieren in dieser Hinsicht auch deutlich von Stil zu Stil. Es werden normalerweise nur zwei Arten unterschieden: *geradlinig gestoßene Techniken* (Zhuang Zhou) und *kreisförmig geschlagene Techniken* (Zha Zhou). Ellbogentechniken haben zwar meist eine geringere Reichweite als Handtechniken, sie sind dafür aber auch kraftvoller. Die Schiebetechniken, die mit dem Unterarm ausgeführt werden, zählen in der Regel nicht zu den Ellbogen-, sondern zu den Handtechniken.

3.3 SCHULTER (JIAN)

Die *Schultern*, die in den meisten anderen asiatischen Kampfkünsten eher spärlich gebraucht werden, sind im Tai Chi ein oft genutztes Element. Meist handelt es sich um Schulterstöße oder um ein Wegschieben, wobei die Schulter die Rolle der Hände übernimmt. Die Prominenz der Schultertechniken im Tai Chi hat sicherlich auch damit zu tun, dass ein primäres Ziel im Kampf ist, den Gegner aus dem Gleichgewicht zu bringen. Das weitere Vorgehen kann dann entsprechend der Situation gewählt werden, d. h., es können Schläge, Tritte, Hebeltechniken oder Würfe folgen, aber es kann auch darin bestehen, sich zurückzuziehen.

3.4 HÜFTE (KUA)

Die Rolle der *Hüfte* als Körperwaffe ist in den Formen meist nicht klar ersichtlich. Sie ergibt sich zumeist aus der Interpretation der Bewegung. Funktionell betrachtet, dient sie ähnlich wie die Schulter dazu, den Gegner aus dem Gleichgewicht zu bringen. Sie findet in dieser Hinsicht oft ihre Anwendung bei den Wurftechniken. In den meisten Tai-Chi-Stilen wird die Hüfte nicht direkt eingesetzt.

3.5 KNIE (XI)

Knietechniken sind die Entsprechung der Ellbogentechniken im unteren Körperbereich. Sie haben meist eine geringere Reichweite als die Fußtechniken, sind aber sehr dynamisch und hart. Knietechniken kommen im Tai Chi meist nur als kreisförmige Knieschläge vor, obwohl Kniestöße ebenfalls denkbar wären. Wie auch die Ellbogentechniken sind Knietechniken oft ein Hinweis auf den Stil, der diese häufig oder weniger häufig verwendet.

Knietechniken, die das Knie benutzen, um die Füße des Gegners anzugreifen bzw. diesen aus dem Gleichgewicht zu bringen, sind in den Techniken der Form meist nicht direkt erkennbar und müssen deshalb, je nach Interpretation, im Zusammenhang mit den Einzelsituationen geübt werden.

3.6 FÜSSE (JIAO)

Obwohl die *Fußtechniken* nicht so häufig eingesetzt werden wie die Handtechniken, sind sie doch immer Teil der Formen. Die Fußtechniken lassen sich grundsätzlich danach einteilen, ob sie als Stoß geradlinig oder als Tritt kreisförmig ausgeführt werden. In der Form ist dies allerdings manchmal schwierig zu erkennen, da der Hüftschub, der bei einer Ausführung als Stoß unverzichtbar ist, in den Formen meist nicht ausgeführt wird.

Häufig vorkommende Fußtechniken sind der Fußtritt bzw. Stoß mit der kompletten Fußsohle bzw. der Ferse (Chuan) und die Technik, bei der nur die Fußspitze bzw. die Zehen eingesetzt werden (Dian). Ebenfalls recht häufig kommt der Lotus-Fußtritt vor, bei dem das ganze Bein von innen nach außen geschwungen wird. Manche Stile haben auch gesprungene Fußtritte in ihrem Repertoire (vgl. Band 1, Sun-Stil-Form).

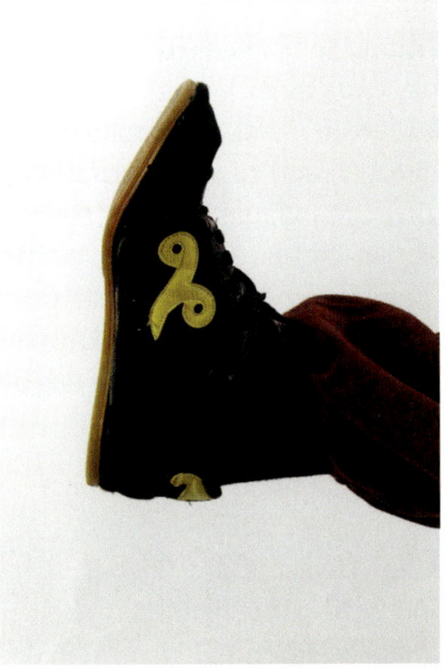

Abb. 3.13: Fußtechnik mit der Ferse

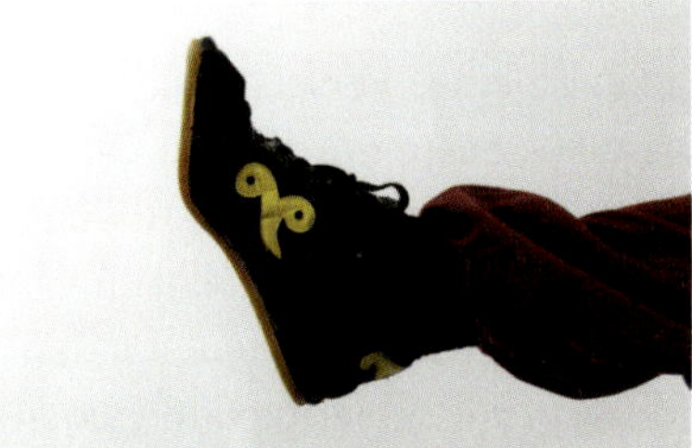

Abb. 3.14: Fußtechnik mit dem Ballen

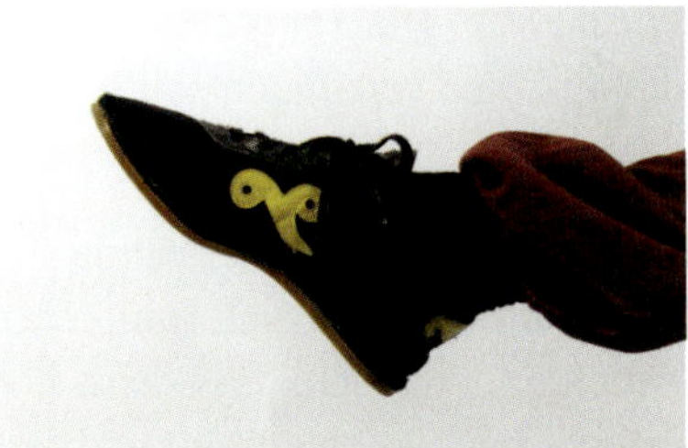

Abb. 3.15: Fußtechnik mit der Fußspitze

In Formenmeisterschaften entscheiden Fußtechniken oft über Sieg oder Niederlage, da sie wegen der Ansprüche an das Gleichgewicht und die Dehnung schwierig auszuführen sind. Außerdem ist die Höhe der Tritte für viele Kampfrichter ein Indiz für das Können des Tai-Chi-Treibenden. In einer Kampfsituation haben Tritte zwar den Vorteil, dass sie sehr wuchtig sind, sie sind aber auch hier recht schwierig in der Ausführung.

太極拳

4 42ER-MISCHFORM

VIDEO ZU 42ER-MISCHFORM

MIT QR-CODE INFORMATIONEN

Im Zuge eines Versuchs zur Standardisierung von Tai-Chi-Formen im Sinne einer besseren inneren Organisation sowie einer Vereinfachung des Wettkampfwesens gab es in den 1980er-Jahren in der Volksrepublik China Anstrengungen, Tai Chi zu vereinheitlichen und zu vereinfachen. Aus diesen Bemühungen entstanden gekürzte, standardisierte Wettkampfformen zu den vier großen Familienstilen im Tai Chi. Zwei dieser Formen (Yang- und Sun-Stil) wurden im ersten Band dieser Serie vorgestellt. Über diese vier Formen hinaus wurde unter Leitung des damaligen Direktors für Wushu Men Hui Feng eine fünfte Form erschaffen, die Elemente aus all diesen Stilen vereinigen sollte.

Als ich diese gemischte Form bei einem Trainingsaufenthalt in China im Jahr 2008 erlernt habe, wurde mir von meinem dortigen Lehrer erklärt, diese Form gründe sich hauptsächlich auf Elemente des Chen-Stils. Inzwischen denke ich, dass diese Erklärung nicht ganz stimmig ist. Meiner Ansicht nach ist die 42er-Mischform zu großen Teilen auf Elementen des Yang-Stils aufgebaut. Es ergeben sich häufig klare Parallelen zwischen der 42er-Form und Formen des Yang-Stils, so z. B. die oben erwähnten Yang-Stil-Wettkampfform. Die Elemente aus Sun-, Wu- und Chen-Stil sind dagegen weniger prominent. Die Sequenz der Figuren 11-14 stammt eindeutig aus dem Sun-Stil; sie sind so auch in der in Band 1 behandelten Wettkampfform dieses Stils enthalten. Die Figuren 20 und 21 sowie 34 und 35 deuten auf den Wu-Stil hin. Meiner Ansicht nach gilt dies auch für die Figur 15 „Die Schöne am Webstuhl". Elemente des Chen-Stils sind die Figuren 17 und 18 sowie die Bewegungen um Figur 32. Es muss allerdings gesagt werden, dass die 42er-Form durchaus ihren eigenen Charakter hat und nicht bloß ein Flickwerk aus den vier bekannten Familienstilen darstellt. So werden die Figuren beispielsweise oft in neuer Form verbunden und ausgeführt.

Es ist natürlich schwer, in einer Form die zum Teil sehr unterschiedlichen Prinzipien der einzelnen Stile zu vereinigen. Dies kommt unter anderem daher, dass alle drei unterschiedlichen Rahmen vertreten sind: Der Chen-Stil als Extrem für große und stabile Stellungen mit Hang zu äußeren Kampfkunststilen steht im Gegensatz zum Sun-Stil des kleinen Rahmens mit kleinen Stellungen und grundsätzlicher Nähe zu inneren Stilen, wie Xing Yi oder Bagua.

Aber gerade diese Gegensätze verleihen der 42er-Mischform ihre besondere Dynamik und Anmut. Sie bietet darüber hinaus auch einen Einblick in die Vielseitigkeit des Tai Chi an sich. Deshalb sind gewisse Probleme, wie z. B. die tatsächliche Umsetzung der Standardisierungsidee, da Experten des jeweiligen Familienstils Einzelheiten der Technikausführung unter ihren eigenen stilspezifischen Vorgaben betrachten, eher nebensächlich.

Die Form selbst ist in Länge und Anspruch vergleichbar mit den jeweiligen Wettkampfformen der einzelnen Familienstile. Das hat natürlich unter anderem auch damit zu tun, dass diese Formen als Wettkampfformen eine gewisse Länge nicht überschreiten sollen – sechs Minuten Vorführzeit nach Angabe des Sportkomitees der Volksrepublik China!

4.1 GRUNDLAGEN

Die Form gliedert sich in vier Teile. Diese Sektionen sind so gewählt, dass sich ein klares Muster ergibt, das dem Lernenden das Behalten der Sequenzen vereinfacht. Außerdem sind die vier Teile in sich so strukturiert, dass die Form dadurch in ihrer Wirkung auf den Zuschauer ausbalanciert ist. Die Bewegungen folgen einem eigenen Muster, welches die 42er-Form von den Formen der Familienstile unterscheidet. Die Techniken selbst sind häufig in ihren beiden Ausprägungen, d. h. rechts und links, vorhanden; weitläufige Wiederholungen einer Technik in einer Figur, wie dies oft in den traditionellen Langformen der Fall ist, werden dagegen vermieden. Die einzelnen Bewegungsbeschreibungen sind im entsprechenden Teil detailliert beschrieben. Im Folgenden möchte ich noch auf einige allgemeine Besonderheiten hinweisen.

In der 42er-Mischform sind die Eingänge in die Techniken oft etwas fulminanter gestaltet, als man dies unter Umständen in den Stilen der einzelnen Familien vorfindet. Ein Merkmal der Mischform sind große, gegenläufige Kreisbewegungen. Für Einsteiger in die Form erweisen sich die gegenläufigen, horizontalen Kreisbewegungen (z. B. Figur 8 oder 15) als besonders schwierig. Es bietet sich in diesem Fall an, zuerst die Handbewegung ohne die Schrittarbeit zu üben, sodass später das korrekte Timing einfacher ermittelt werden kann, wenn die Handbewegungen schon automatisiert sind. Das Gleiche gilt natürlich auch für die vertikalen Varianten, wie z. B. in Figur 16.

Die Eingangsbewegung für die horizontalen Kreise in Bildern darzustellen gestaltet sich einigermaßen schwierig, deshalb im Folgenden eine kurze Erklärung des Bewegungsablaufs (in diesem Zusammenhand sollte auch die entsprechende Stelle des Videos konsultiert werden): Die Bewegung beginnt mit dem Schieben der Hände in Haltung der Figur "Den Schwalbenschwanz fangen" (Abb. 4.1). Die Hände werden nun in eine horizontale Stellung gekippt (Abb. 4.2), dann in einer kreisförmigen Bewegung aneinander vorbeigeführt (Abb. 4.3) und dann in nahtloser Fortsetzung dieser Kreisbewegung diagonal zur anderen Seite gestreckt (Abb. 4.4). Dieser Vorgang wiederholt sich dann auf der anderen Seite (Abb. 4.5-Abb.4.9).

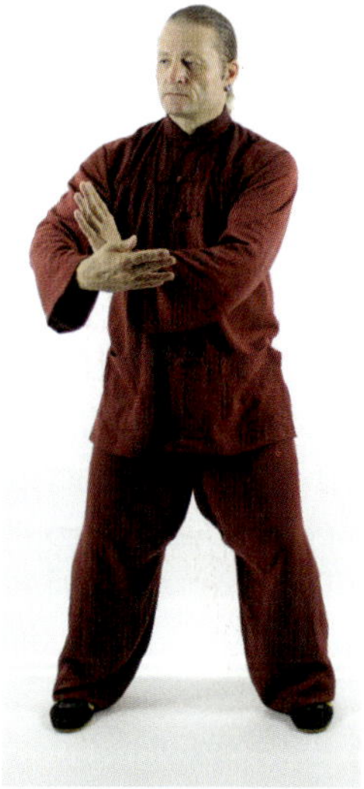

Abb. 4.1: Vorübung horizontale Kreisbewegung 1

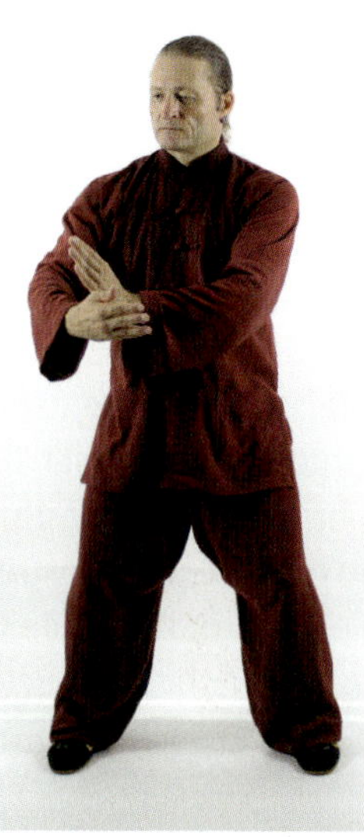

Abb. 4.2: Vorübung horizontale Kreisbewegung 2

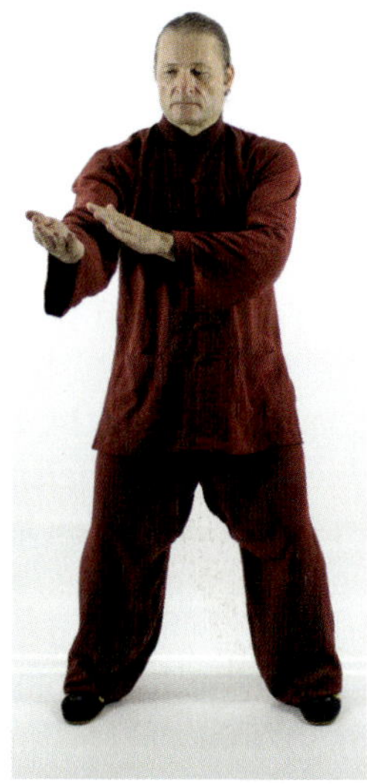

Abb. 4.3: Vorübung horizontale Kreisbewegung 3

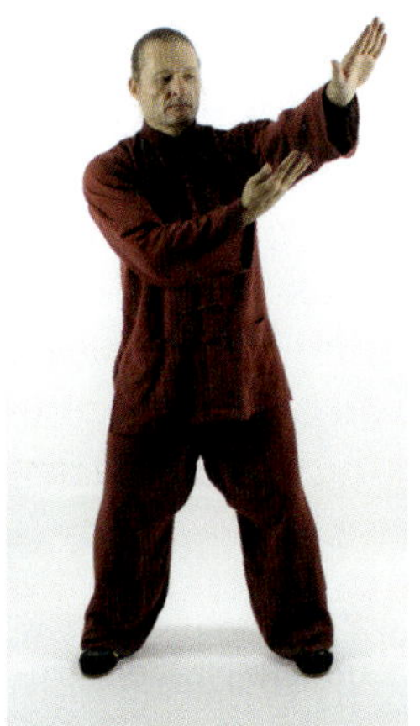

Abb. 4.4: Vorübung horizontale Kreisbewegung 4

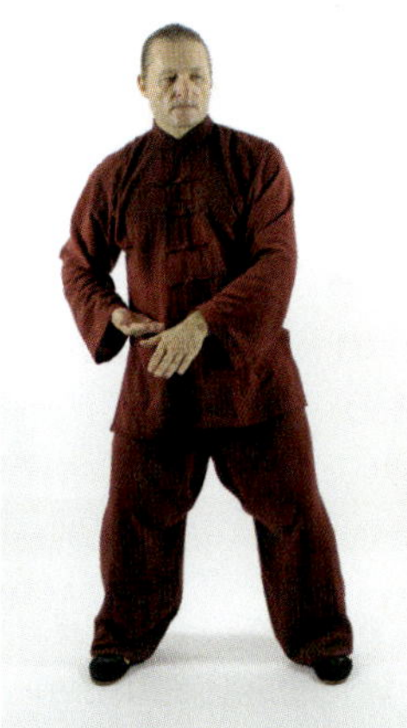

Abb. 4.5: Vorübung horizontale Kreisbewegung 5

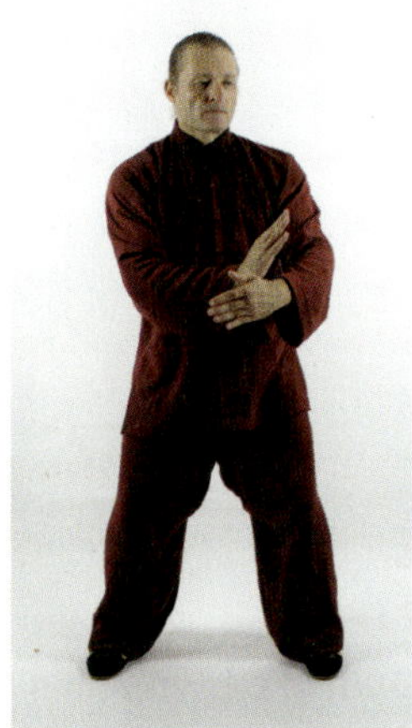

Abb. 4.6: Vorübung horizontale Kreisbewegung 6

Ein weiteres Element, das eine Bemerkung verdient, sind die offenen Schützestellungen. Im Vergleich zu der in Band 1 besprochenen Standardvariante zeigt hier die Hüfte schräg zum Angreifer. Oder anders ausgedrückt: Der Oberkörper zeigt nicht in die gleiche Richtung wie die vordere Fußspitze. Die Haltung an sich und die Belastung der Beine (60-40) bleibt aber gleich. Diese Art der Schützestellung eignet sich besonders gut bei kurzen Wechseln, z. B. aus der Reiterstellung, die oft von dynamischen Hüftbewegungen unterstützt werden. Einige fortgeschrittene Formen der Pushing Hands arbeiten ebenfalls mit dieser Art der Schützestellung.

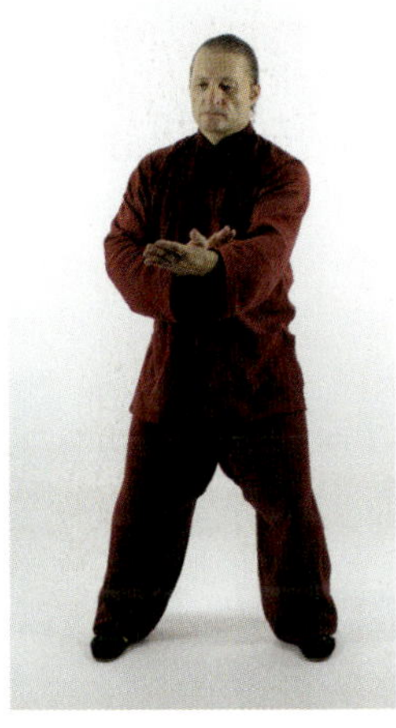

Abb. 4.7: Vorübung horizontale Kreisbewegung 7

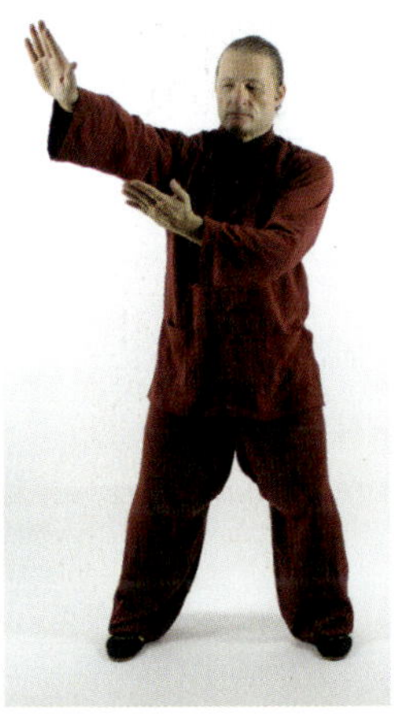

Abb. 4.8: Vorübung horizontale Kreisbewegung 8

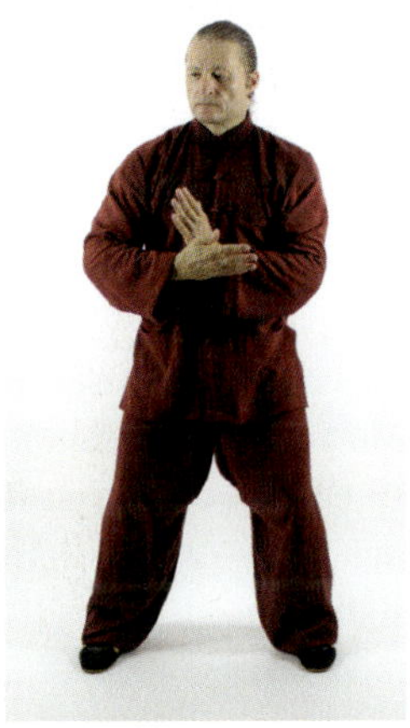

Abb. 4.9: Vorübung horizontale Kreisbewegung 9

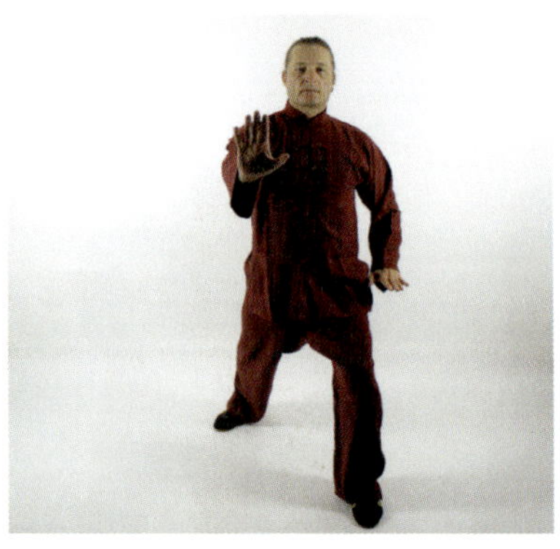
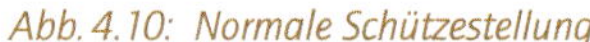

Abb. 4.10: Normale Schützestellung

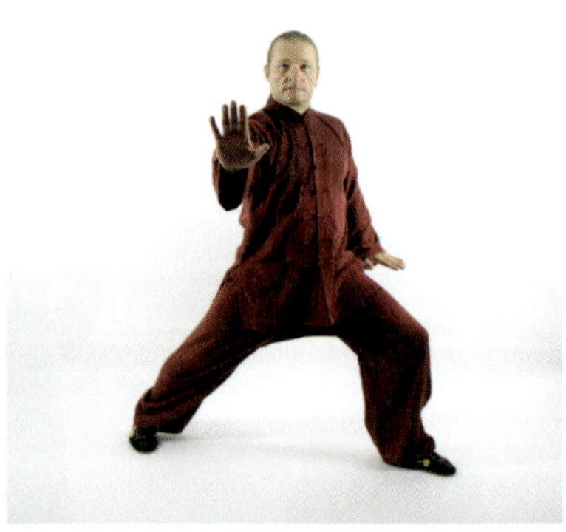

Abb. 4.11: Offene Schützestellung

In der Form kommen drei verschiedene Arten von Fußtechniken vor: Der Lotus-Fußtritt unterschiedet sich klar durch seine ungewöhnliche Ausführung. Der Tritt bezieht Schwung aus dem ganzen Bein und wird aus der Hüfte gesteuert. Auftrefffläche ist die Außenkante des Fußes.

Die beiden anderen Fußtechniken sind Fußstöße, bei denen der Fuß in Richtung des Ziels geschoben wird. Im Vergleich zu den Händen wären dies Fauststöße. Kreisförmige Fußtritte wie in der Wu-Stil-Form kommen in der 42er-Form nicht vor. Die erste Variante benutzt die Ferse als Auftrefffläche der Technik. Vorteil ist die große Stabilität bei dieser Technik. In der zweiten Variante trifft der Fußballen bzw. die Fußspitze. Vorteil hier ist eine größere Reichweite und unter Umständen eine konzentrierte kleine Auftrefffläche.

4.2 BESCHREIBUNG DER FORM

TEIL 1

FIGUR 1: DER ANFANG

Man steht in entspannter Haltung in enger Position in Richtung Norden. Die Arme hängen seitlich nahe am Körper.

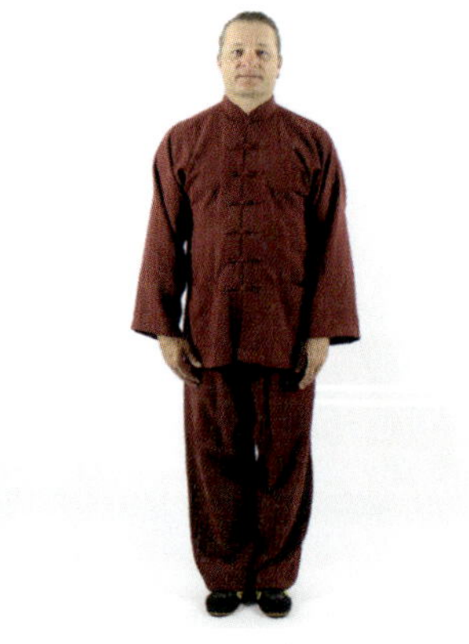

Abb. 4.12: Figur 1_1

Das Körpergewicht wird auf das rechte Bein transferiert. Das linke Bein wird schulterbreit seitlich nach links gesetzt und dann werden die beiden Beine gleichmäßig belastet.

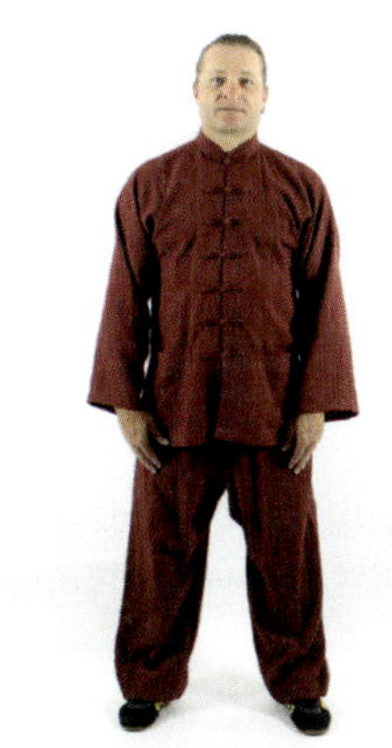

Abb. 4.13: Figur 1_2

Man hebt nun die Arme in ihrer natürlichen Schulterlinie an, bis die Hände, die Handflächen zeigen nach unten, auf Höhe der Schultern sind.

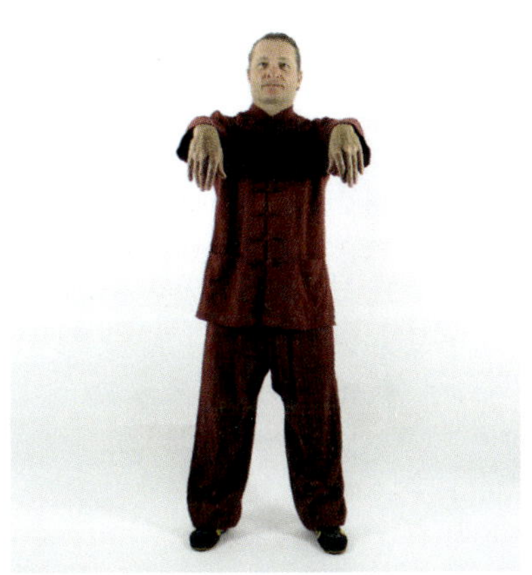

Abb. 4.14: Figur 1_3

Mit Absenken der Hände auf Höhe der Chi-Linie lässt man den Körperschwerpunkt ebenfalls nach unten sinken.

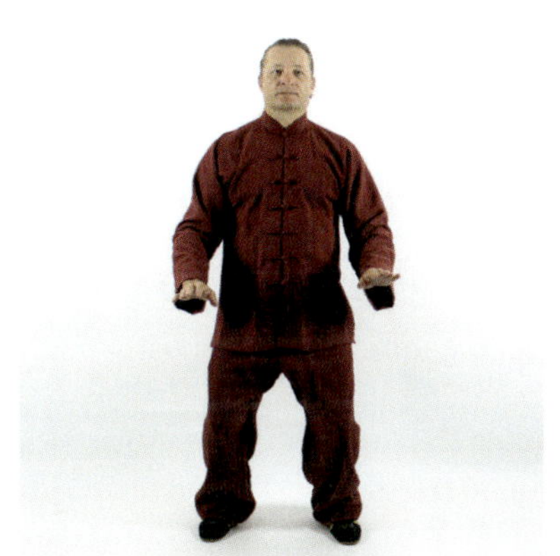

Abb. 4.15: Figur 1_4

FIGUR 2: DEN SCHWALBENSCHWANZ FANGEN

Das Körpergewicht wird leicht auf das linke Bein transferiert. Die rechte Fußspitze wird angehoben und dreht sich nun nach außen. Das rechte Bein wird belastet. Die Arme formen sich gleichzeitig zur Ballhaltung; dabei ist die rechte Hand oben, die linke unten.

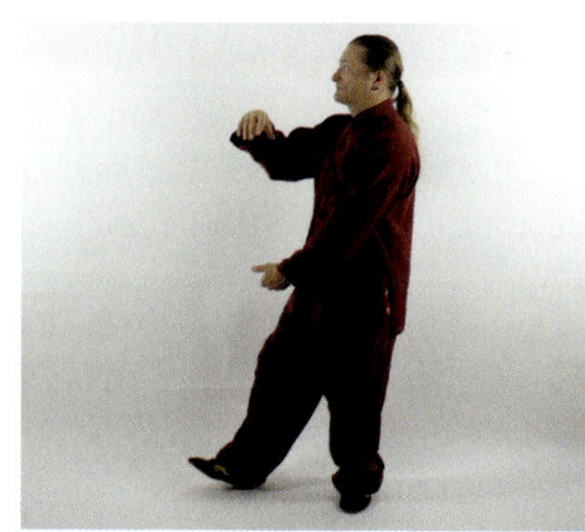

Abb. 4.16: Figur 2_1

Das linke Bein wird nun nach vorne für eine Schützestellung aufgesetzt. Mit Belastung des vorderen Beins bewegen sich die Hände auseinander. Die linke Hand geht in Linie mit dem Unterarm nach vorne, die Handfläche zeigt zum Körper. Die rechte Hand wird nach hinten auf Hüfthöhe abgesenkt, die Handfläche zeigt nach unten.

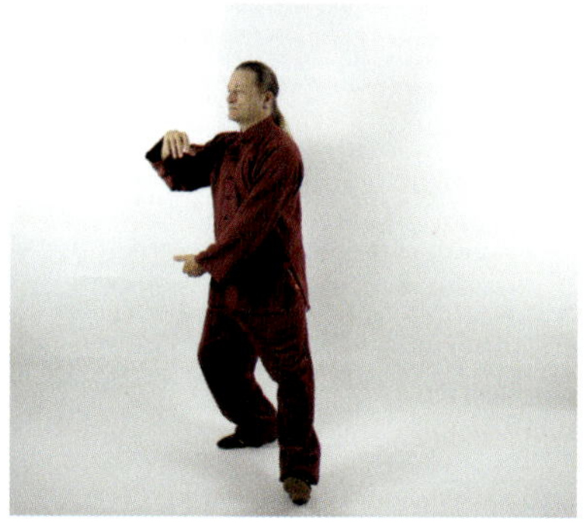

Abb. 4.17: Figur 2_2

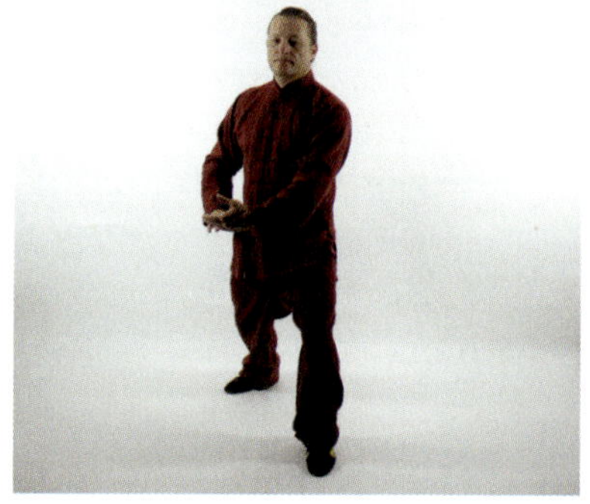

Abb. 4.18: Figur 2_3

Das linke Bein wird nun vollständig belastet und das rechte entlastet und nach vorne gezogen. Die Arme formen dabei eine Ballhaltung, bei der die linke Hand oben ist.

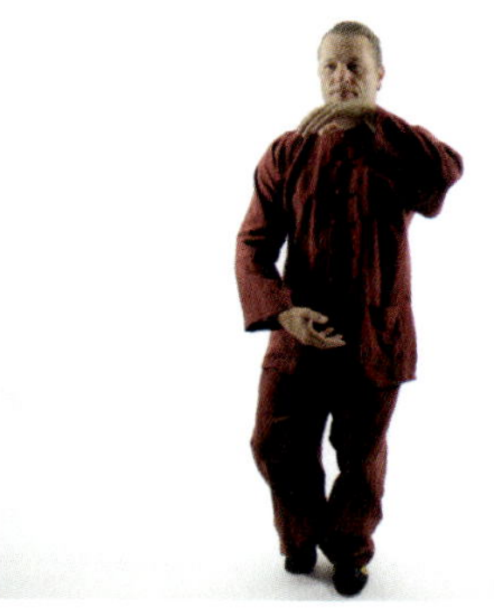

Abb. 4.19: Figur 2_4

Das rechte Bein wird nun nach Osten in Schützestellung abgesetzt. Gleichzeitig schiebt man den rechten Unterarm nach vorne. Die Hand ist in einer Linie mit dem Arm, die Handfläche zeigt zum Körper. Die linke Hand ist dazu schräg seitlich nach unten versetzt (bei alternativer Yang-Stil-Ausführung auch oft an der Hüfte mit Handfläche nach unten), die Handfläche zeigt nach vorne.

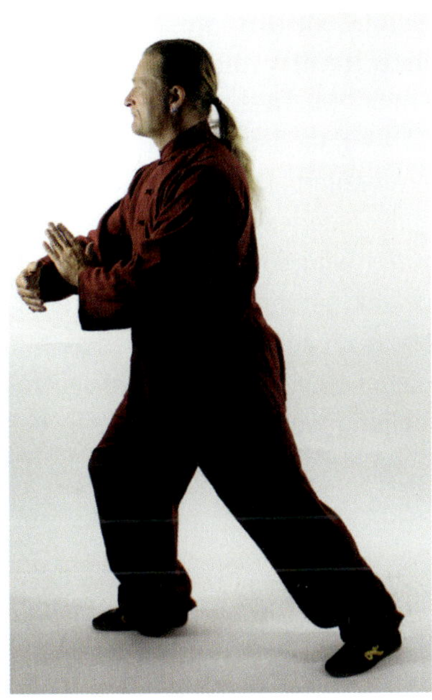

Abb. 4.20: Figur 2_5

Der rechte Unterarm wird nun nach vorne außen bewegt, sodass die Handfläche zur Seite zeigt. Der linke Arm folgt dieser Bewegung tendenziell, indem die Handfläche so geführt wird, dass sie zum rechten Arm zeigt. Beide Arme werden nun in einer Pendelbewegung halbkreisförmig weit am Körper vorbei nach hinten geführt. Der Körperschwerpunkt wird dabei harmonisch mit der Armbewegung auf das linke Bein verlagert. Der Blick folgt den Armen.

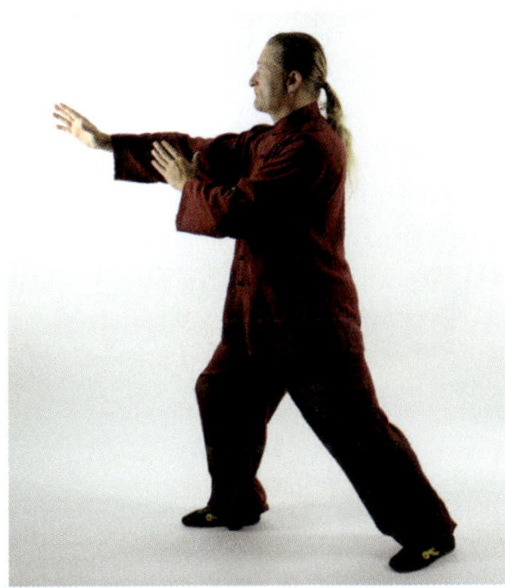

Abb. 4.21: Figur 2_6

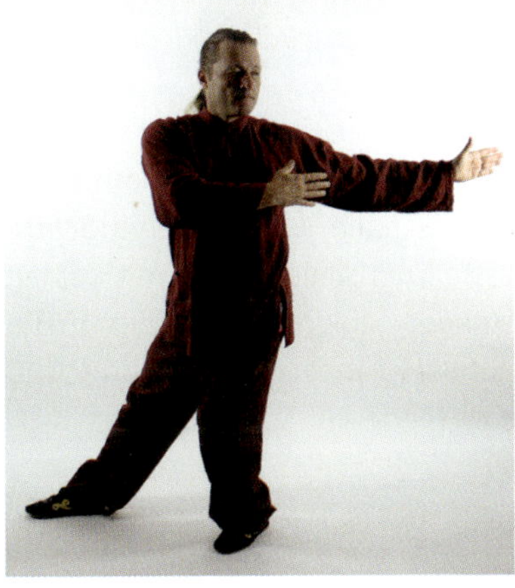

Abb. 4.22: Figur 2_7

Der Oberkörper dreht sich leicht nach rechts zurück in Richtung Osten. Der rechte Unterarm wird dabei waagerecht vor dem Körper positioniert. Die Handfläche zeigt zum eigenen Körper. Die linke Hand wird so zum rechten Handgelenk geführt, dass die Handfläche nach außen zur Seite zeigt. Mit Einnehmen einer rechten Schützestellung werden die Hände in der oben beschriebenen Form nach vorne geschoben.

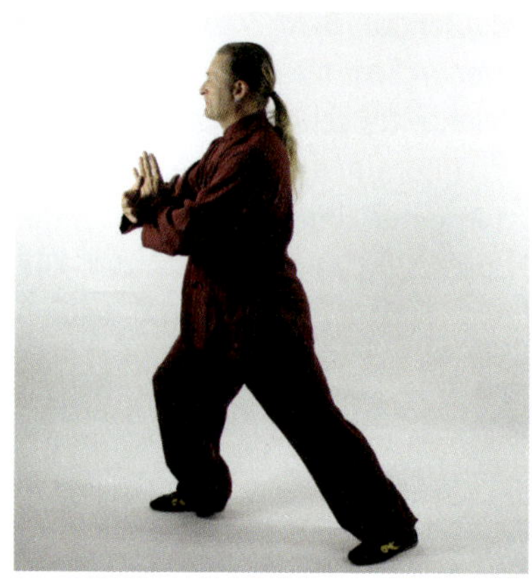

Abb. 4.23: Figur 2_8

Die Hände werden nun gedreht und dann gekreuzt (links über rechts), die Handflächen zeigen nach unten. Man nimmt die Hände nun auf ihre jeweilige Seite und löst damit die Kreuzstellung auf. Mit Zurücknehmen des Körperschwerpunkts auf das linke Bein werden die Hände erst horizontal zurück und dann halbkreisförmig nach unten bewegt.

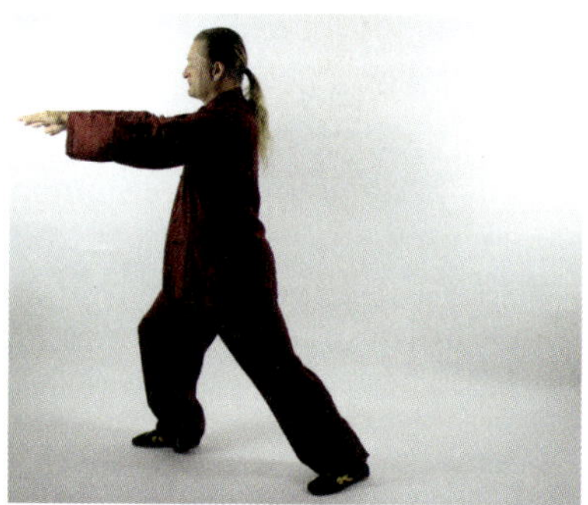

Abb. 4.24: Figur 2_9

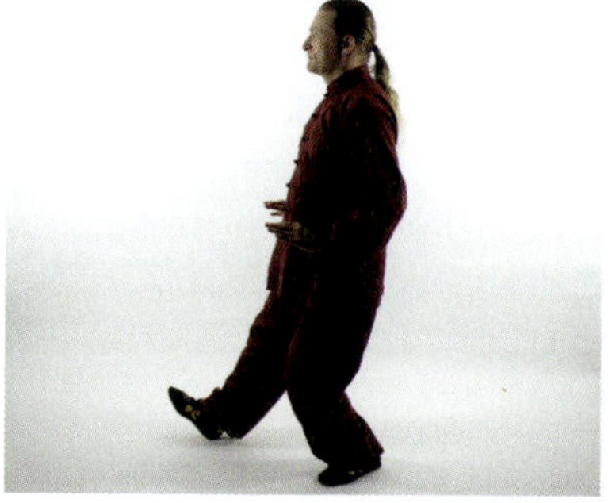

Abb. 4.25: Figur 2_10

Mit Verlagerung des Körperschwerpunkts nach vorne in eine Schützestellung schiebt man mit beiden Händen diagonal von der Hüfte aufwärts. In der Endposition sind die Hände auf Schulterhöhe.

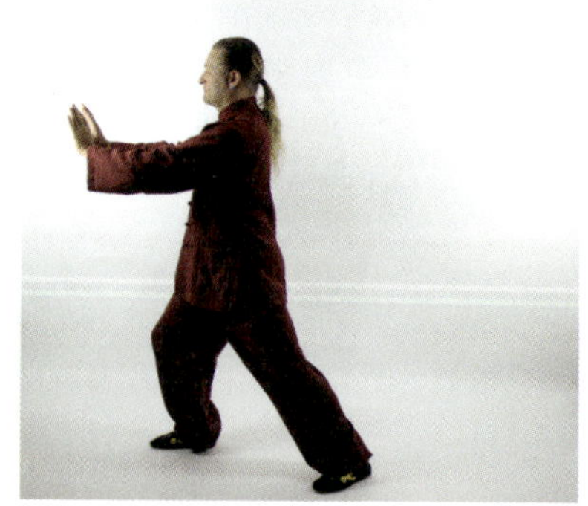

Abb. 4.26: Figur 2_11

FIGUR 3: DIE PEITSCHE

Eine Verlagerung des Körperschwerpunkts auf das hintere Bein leitet eine 180°-Drehung ein. Die Hände bewegen sich mit der Handfläche nach unten auf einer horizontalen Kreisbahn. Beim rechten, nun unbelasteten, Bein wird die Fußspitze maximal nach innen gedreht.

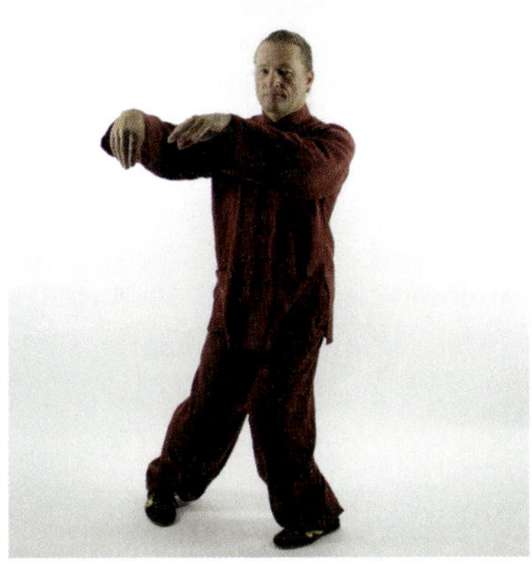

Abb. 4.27: Figur 3_1

Mit einer Zurückverlagerung des Körpergewichts auf das rechte Bein werden die Hände harmonisch zurückgeführt. Die rechte Hand bildet dann eine Hakenhand, die linke steht offen mit den Fingerspitzen nach oben daneben. Das linke Bein wird zum rechten geführt.

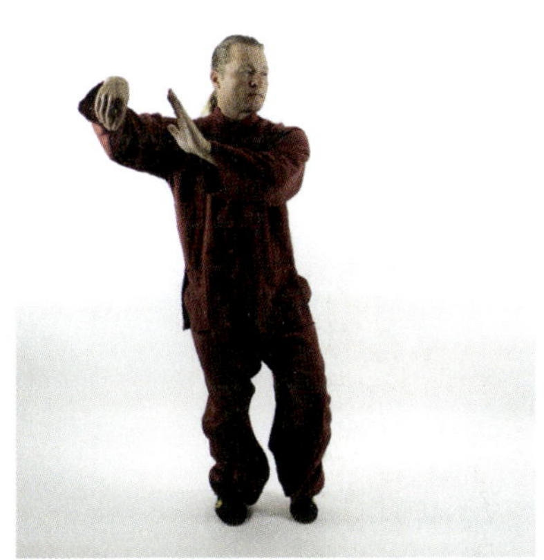

Abb. 4.28: Figur 3_2

Mit Ausstellen des linken Beins in die Schützestellung in Richtung Westen bewegt sich die linke Hand halbkreisförmig nach vorne. Mit dem Verwurzeln wird die Hand so gedreht, dass die Handfläche nach vorne zeigt.

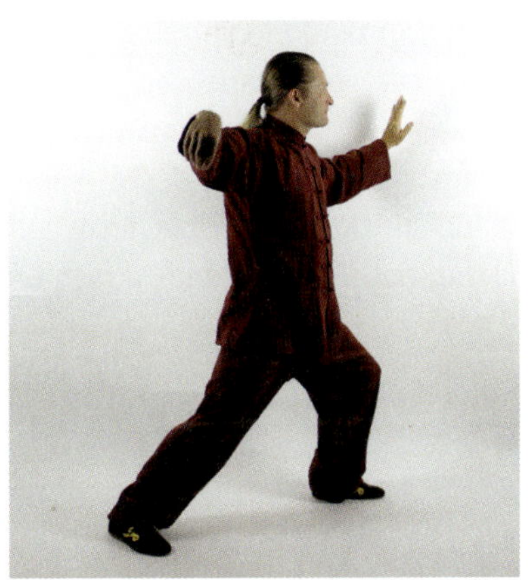

Abb. 4.29: Figur 3_3

FIGUR 4: DIE HÄNDE HEBEN

Der Körperschwerpunkt wird auf das hintere Bein verlagert. Die Fußspitze des linken Beins wird nach innen gedreht.

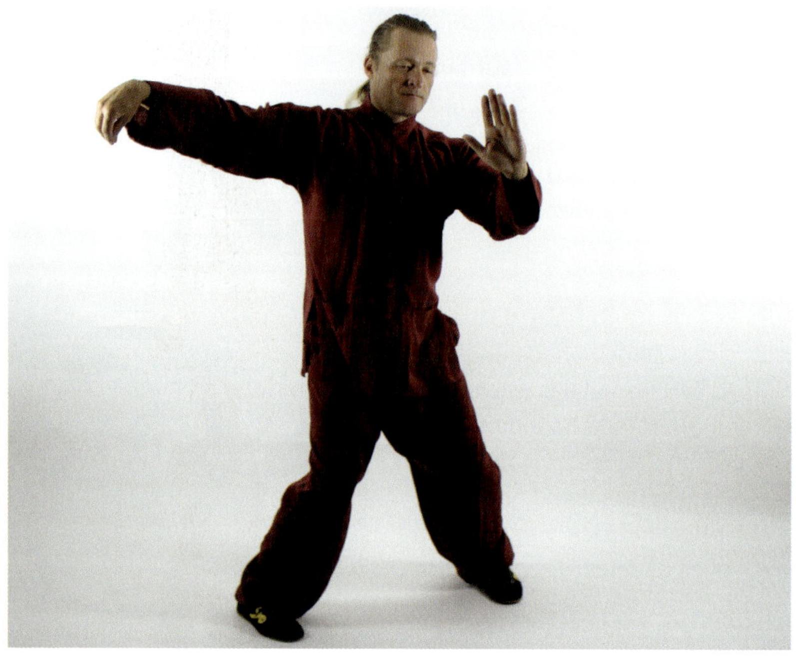

Abb. 4.30: Figur 4_1

Mit Zurückverlagern des Körpergewichts auf das linke Bein stellt man das rechte Bein in Richtung Nordosten in einen leeren Schritt. Die Fußspitze wird dabei angezogen. Die Arme werden in eine Verteidigungshaltung gebracht: die rechte Hand auf Kopfhöhe, die linke auf Höhe des Ellbogens des rechten Arms.

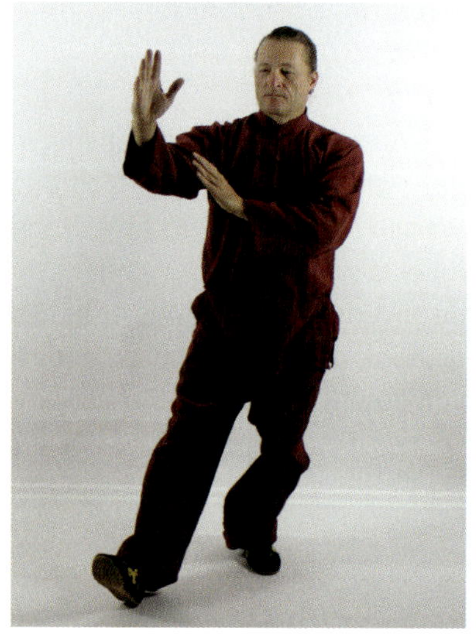

Abb. 4.31: Figur 4_2

FIGUR 5: DER WEISSE KRANICH BREITET SEINE SCHWINGEN AUS

Das unbelastete rechte Bein wird nach innen gedreht. Die Arme bilden dabei eine linke Ballhaltung.

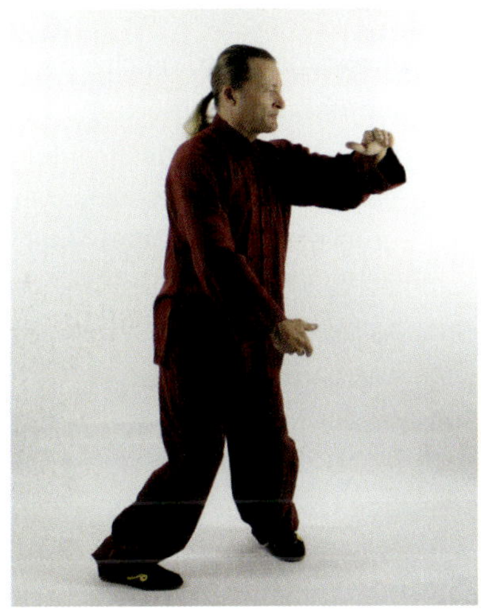

Abb. 4.32: Figur 5_1

Mit Einnehmen eines leeren Schritts Richtung Westen wird das Gewicht auf das rechte Bein verlagert. Die Arme werden nun gegengleich geöffnet, d. h., die rechte Hand bewegt sich nach oben, die linke nach unten. In dieser Bewegungsphase wird der Oberkörper nach rechts gedreht.

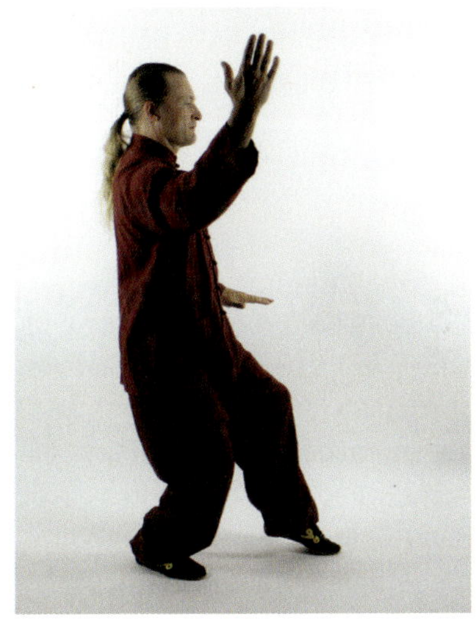

Abb. 4.33: Figur 5_2

Zum Abschluss dieser Figur wird der Oberkörper wieder zurückgenommen. Dabei nimmt die linke Hand eine Ruheposition auf Hüfthöhe ein (die Handfläche zeigt nach unten), während der rechte Arm in gebeugter Stellung halbkreisförmig nach vorne gebracht wird. Die Bewegung des rechten Arms stellt den Flügelschlag dar. Die Handfläche der rechten Hand zeigt dabei nach innen, d. h., die Handfläche zeigt zum Körper und der Unterarm steht im rechten Winkel zum Oberarm. Der Blick folgt der rechten Hand.

FIGUR 6: DAS KNIE STREIFEN UND STOSSEN, LINKS UND RECHTS

Der Oberkörper wird leicht nach links gedreht. Die rechte Hand bewegt sich dabei erst nach innen, wird dann aber abgesenkt. Mit dem Zurückdrehen des Oberkörpers nach rechts wird die linke Hand in einer halbkreisförmigen Bewegung angehoben. Der Oberkörper wird nun aus der neutralen Lage weiter nach rechts überdreht. Dabei wird die rechte Hand nach rechts hinten und dann nach oben bewegt. Ober- und Unterarm bilden einen rechten Winkel. Die linke Hand ist auf der rechten Körperseite. Bei dieser Bewegung wird das linke Bein an das rechte herangeführt.

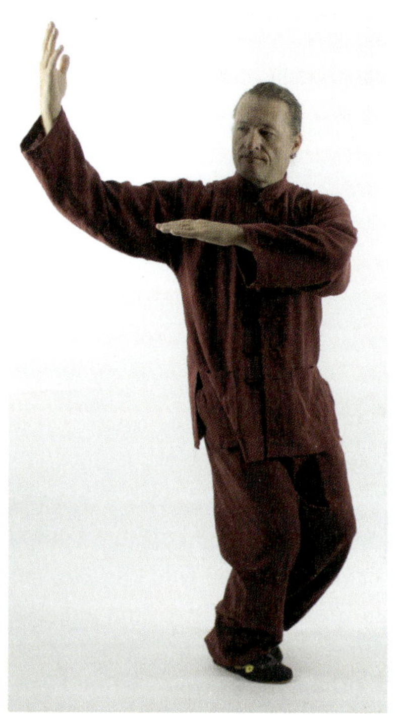

Abb. 4.34: Figur 6_1

Das linke Bein wird nun in eine offene Schützestellung nach Südwest ausgesetzt (als Variante kann auch die „normale" Schützestellung mit Ausrichtung nach Westen (vgl. Band 1, Yang-Stil, Wettkampfform) ausgeführt werden). Mit dem Verwurzeln wird die linke Hand halbkreisförmig am linken Knie vorbeigeführt. Die rechte Hand stößt mit der Handfläche gerade nach vorne. In der Endposition ist die linke Hand mit der Handfläche nach unten in Ruheposition auf Hüfthöhe, während die rechte Hand in Schulterhöhe gestreckt ist.

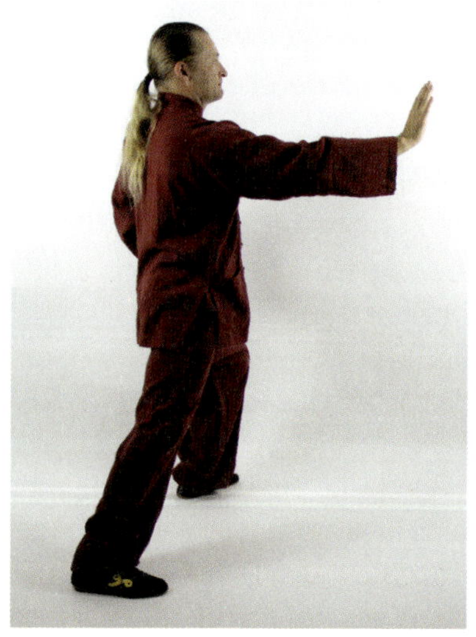

Abb. 4.35: Figur 6_2

Das Körpergewicht wird leicht nach hinten verlagert, sodass man die Fußspitze des vorderen Beins nach außen drehen kann. Daraufhin wird das linke Bein erneut belastet.

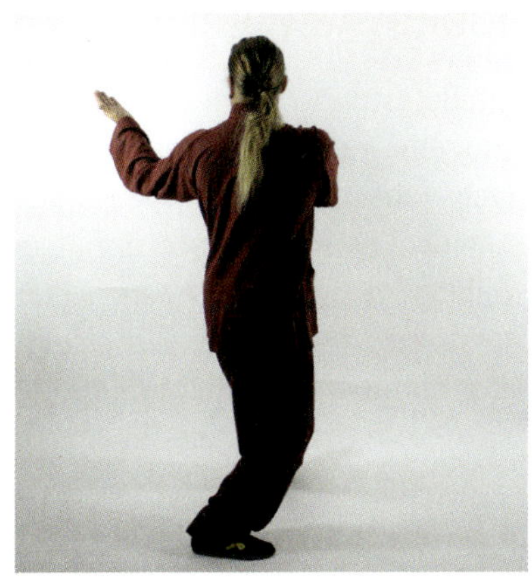

Abb. 4.36: Figur 6_3

Das rechte Bein wird in einer halbkreisförmigen Bewegung nach vorne gebracht. Dabei wird die rechte Hand halbkreisförmig nach innen bewegt, während die linke in einer großen Bewegung halbkreisförmig nach oben gebracht wird. Die Stellung der Hände ist jetzt seitenverkehrt zur vorherigen Bewegungsphase.

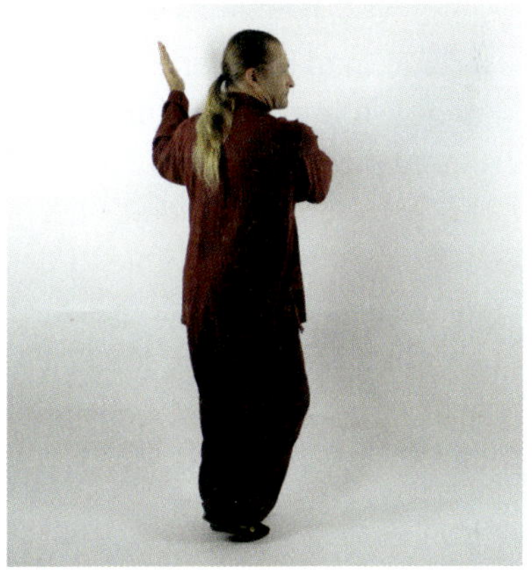

Abb. 4.37: Figur 6_4

Mit Belasten des vorderen Beins zu einer offenen Schützestellung in Richtung Nordwesten wird die rechte Hand halbkreisförmig am Knie vorbeibewegt, während die linke Hand gerade nach vorne gestoßen wird.

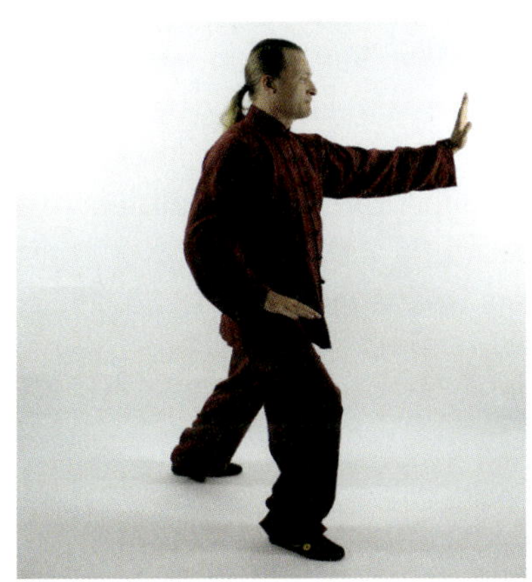

Abb. 4.38: Figur 6_5

FIGUR 7: ABWEHREN UND ZUSTOSSEN

Mit Belastung des hinteren Beins wird ein weiterer Auslagewechsel nach vorne eingeleitet, allerdings in eine „normale" linke Schützestellung in Richtung Westen. Das Ausstellen und Verwurzeln erfolgt in gewohnter Yang-Stil-Manier.

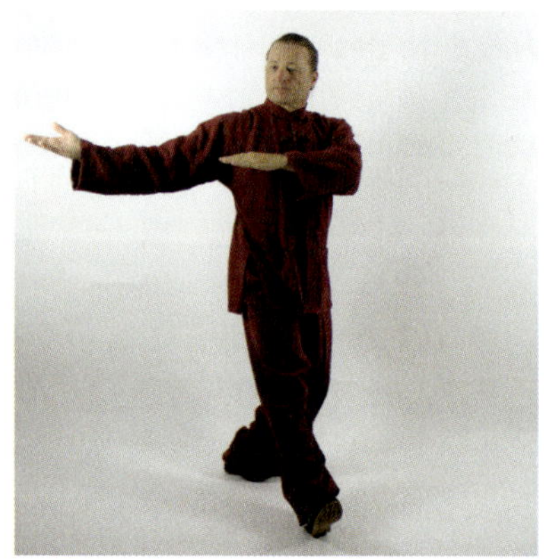

Abb. 4.39: Figur 7_1

Die linke Hand führt eine halbkreisförmige Abwärtsbewegung aus, während die rechte Hand diagonal nach links oben wandert. Diese Bewegungen werden während des Zurückrollens auf das hintere Bein ausgeführt. Die Bewegung der linken Hand wird oft sehr ausladend gestaltet, um die Rolle der Hand bei der Abwehr zu betonen.

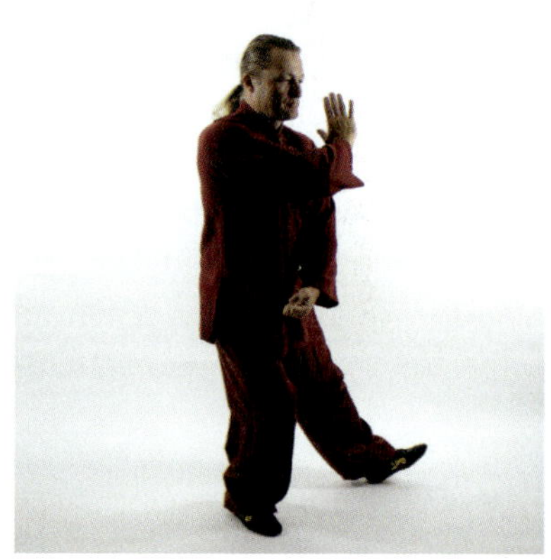

Abb. 4.40: Figur 7_2

Mit dem Verwurzeln werden die Hände als Einheit gerade nach vorn geschoben. Die linke Hand ist dabei zur Faust geballt und die rechte in Richtung Handfläche ist am Unterarm positioniert.

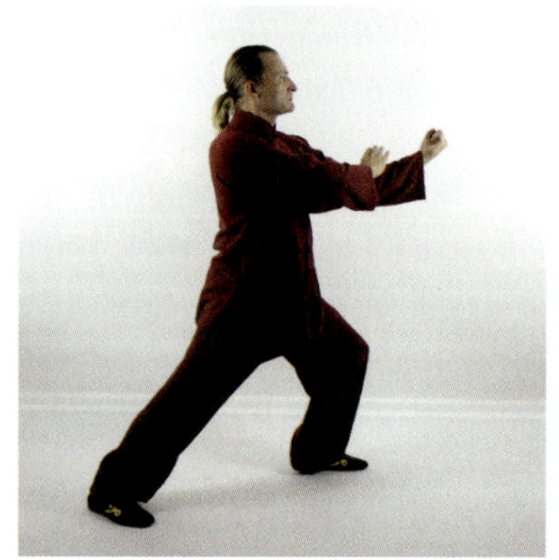

Abb. 4.41: Figur 7_3

FIGUR 8: ZURÜCKROLLEN UND NACH VORNE SCHIEBEN, LINKS UND RECHTS

Es folgt eine Kombination aus zwei weiteren Auslagewechseln in die jeweilige offene Schützestellung, d. h. in Richtung Südwesten bzw. Nordwesten. Die Art der Schrittarbeit ist gleich wie in Figur 6 („Das Knie streifen und stoßen"). Die Bewegung der Hände in dieser Figur ist sehr anspruchsvoll und wird nun näher beschrieben:

Es wird ein Auslagewechsel in eine rechte offene Schützestellung ausgeführt. Beim Zurückrollen auf das rechte Bein wird mit den Händen ein horizontaler Kreis beschrieben. Dabei ist die rechte Hand über der linken und die Hände enden in einer nach vorne geführten Position.

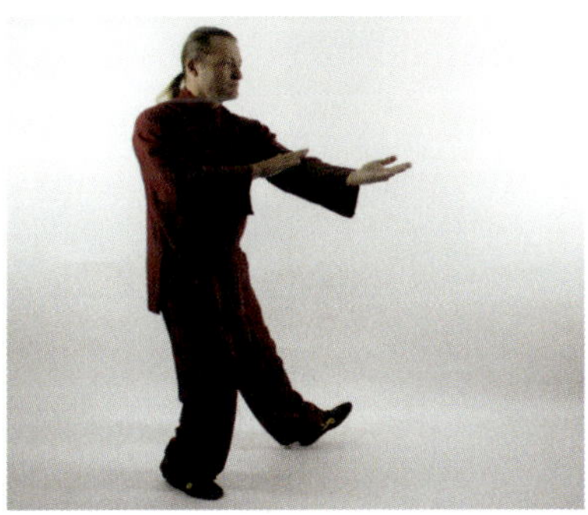

Abb. 4.42: Figur 8_1

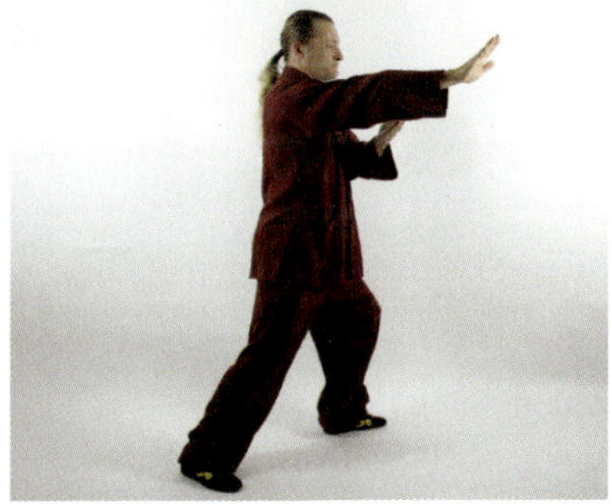

Abb. 4.43: Figur 8_2

Mit Belasten des linken Beins und während des Aussetzens des rechten Beins nach Nordwesten werden die Hände diagonal zurück zum Zentrum des Körpers geführt (ähnlich wie beim „Schwalbenschwanz fangen"). Mit dem Abrollen auf das rechte Bein wird der rechte Unterarm in horizontaler Haltung nach vorne geschoben. Die linke Hand ist an einer Position auf Höhe des Handgelenks.

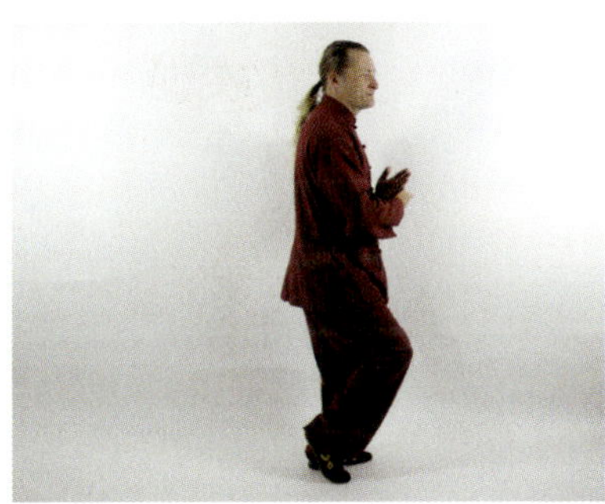

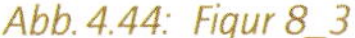

Abb. 4.44: Figur 8_3

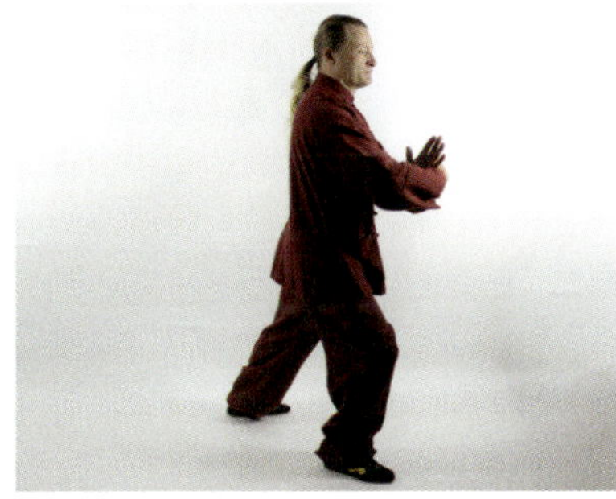

Abb. 4.45: Figur 8_4

Die komplette Bewegung wird nun auf der anderen Seite ausgeführt. Es wird ein Auslagewechsel in eine linke offene Schützestellung ausgeführt. Beim Zurückrollen auf das linke Bein wird mit den Händen ein horizontaler Kreis beschrieben. Dabei ist die linke Hand über der rechten und die Hände enden in einer nach vorne geführten Position.

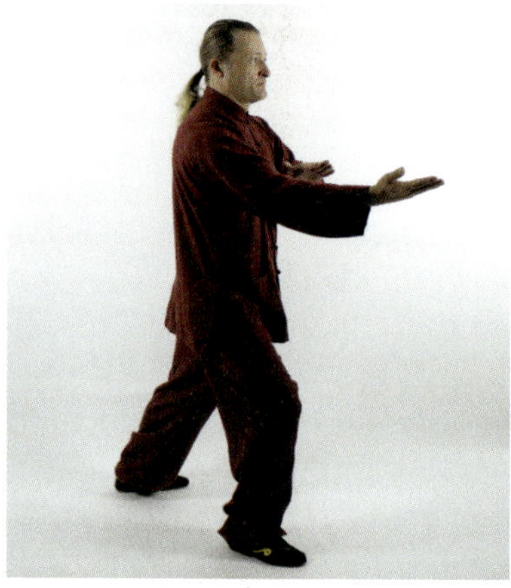

Abb. 4.46: Figur 8_5

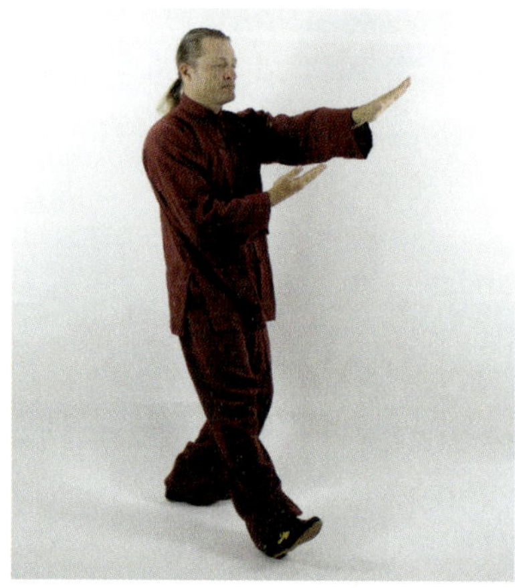

Abb. 4.47: Figur 8_6

Mit Belasten des rechten Beins und während des Aussetzens des linken Beins nach Südwesten werden die Hände diagonal zurück zum Zentrum des Körpers geführt (ähnlich wie beim „Schwalbenschwanz fangen"). Mit dem Abrollen auf das linke Bein wird der linke Unterarm in horizontaler Haltung nach vorne geschoben. Die rechte Hand ist an einer Position auf Höhe des Handgelenks.

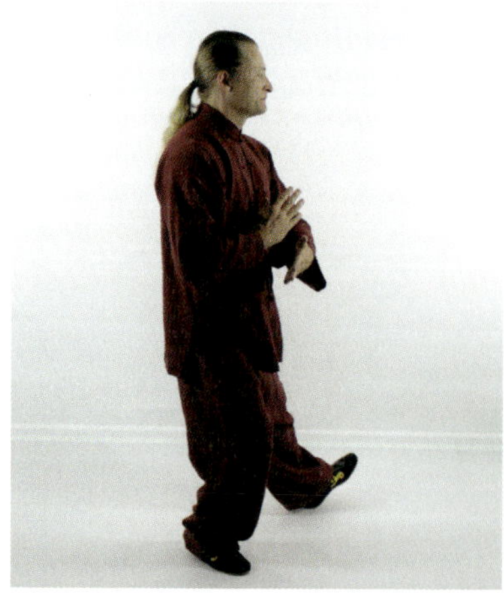

Abb. 4.48: Figur 8_7

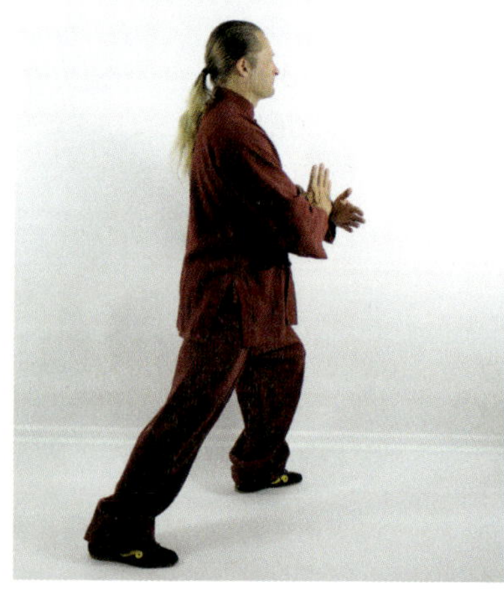

Abb. 4.49: Figur 8_8

FIGUR 9: NACH VORNE GEHEN, ABWEHREN UND ZUSTOSSEN

Es wird ein Auslagewechsel in einen rechten leeren Schritt ausgeführt. Beim Zurückrollen auf das rechte Bein wird mit den Händen ein horizontaler Kreis beschrieben. Dabei ist die rechte Hand über der linken und die Hände enden in einer nach vorne geführten Position.

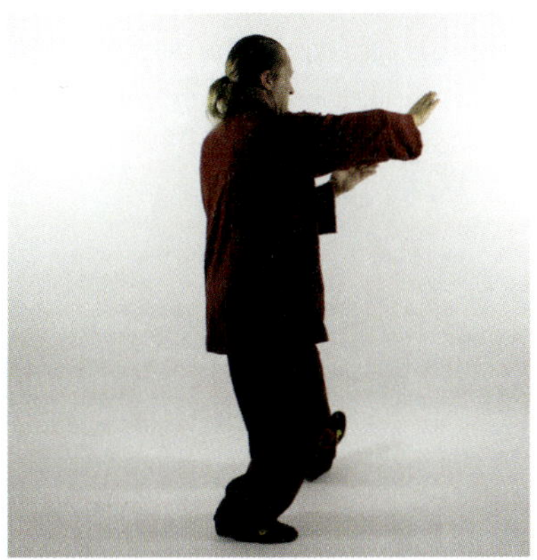

Abb. 4.50: Figur 9_1

Mit Belasten des linken Beins und während des Aussetzens des rechten Beins nach Westen fällt die rechte Hand halbkreisförmig nach unten und die linke wird in einem weiten Halbkreis zuerst nach hinten unten, dann in eine Position seitlich über dem Kopf angehoben.

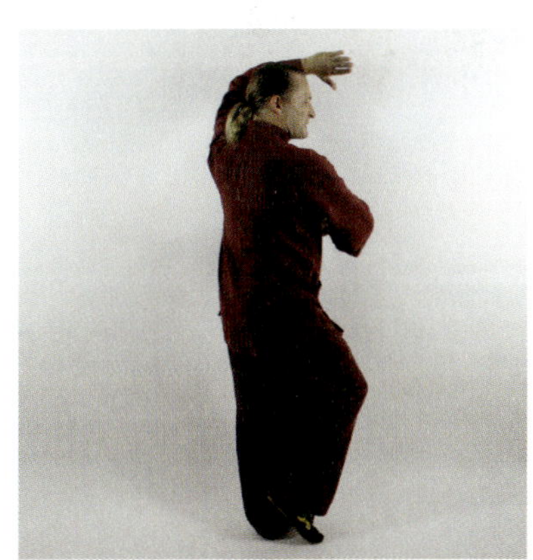

Abb. 4.51: Figur 9_2

Mit Ausstellen des Beins in die leere Schrittposition (Ferse aufgesetzt, Zehen angezogen) wird die rechte Hand zu einer Faust geformt und weiterhin kreisförmig in die Blockposition gebracht. Die linke Hand bewegt sich gleichzeitig konträr dazu von der hohen Position an eine Ruheposition auf Höhe der linken Hüfte.

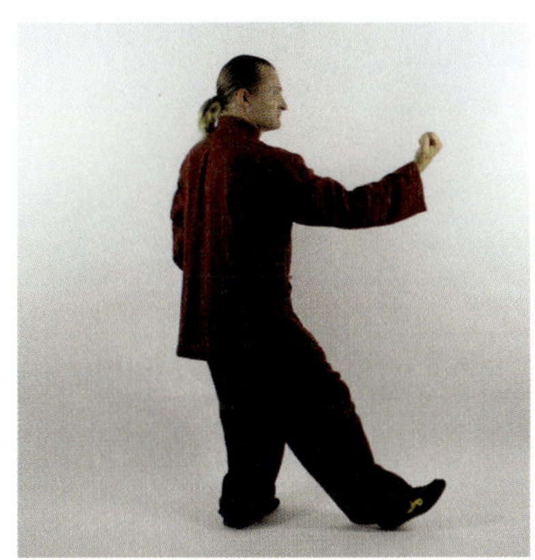

Abb. 4.52: Figur 9_3

Die rechte Fußspitze wird nun nach außen gedreht und das rechte Bein für einen Schritt nach vorne belastet. Dabei wird die rechte Hand (immer noch als Faust) an die rechte Hüfte geführt. Die linke Hand wird gleichzeitig im Halbkreis nach vorne geführt.

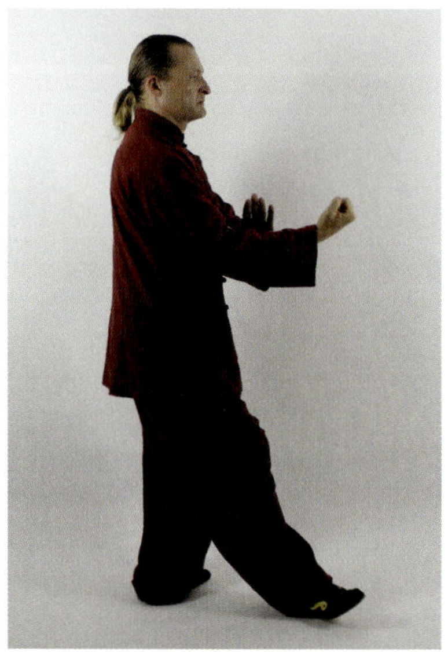

Abb. 4.53: Figur 9_4

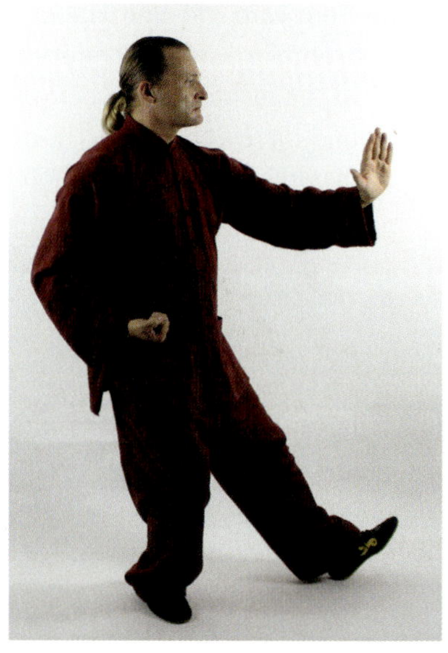

Abb. 4.54: Figur 9_5

Das linke Bein wird nach vorne in Schützestellung ausgesetzt. Dabei wird die rechte Faust nach vorne gestoßen. Gleichzeitig wird die linke Hand zurückgezogen, bis die Handfläche auf Höhe des Unterarms ist.

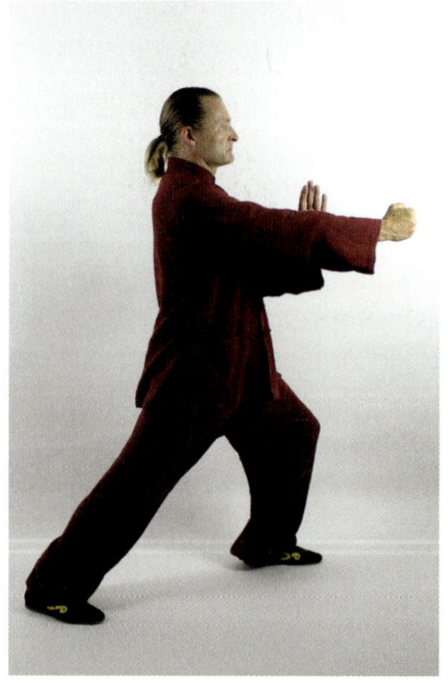

Abb. 4.55: Figur 9_6

FIGUR 10: VORGETÄUSCHTES ENDE

Die linke Hand wird so gedreht, dass die Handfläche nach oben zeigt. Die Hand wird am Arm entlang nach vorne geführt. Sobald die rechte Faust erreicht ist, öffnet sich diese. Beide Handflächen zeigen nun nach oben.

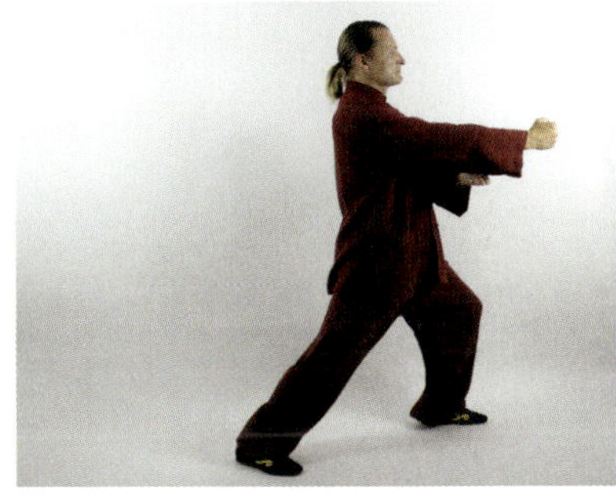

Abb. 4.56: Figur 10_1

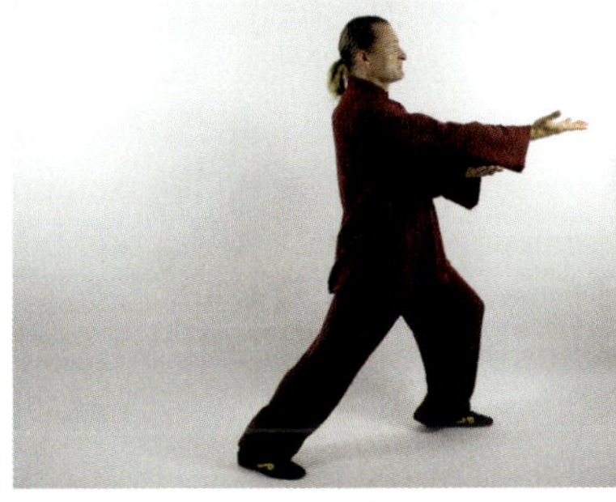

Abb. 4.57: Figur 10_2

Mit Zurücknehmen des Körperschwerpunkts auf das hintere Bein werden die Hände zuerst nach hinten und dann nach unten bewegt. Dabei drehen sich die Handflächen nach unten.

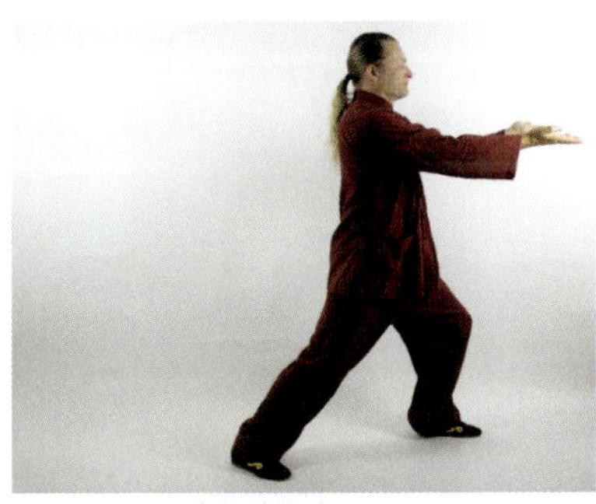

Abb. 4.58: Figur 10_3

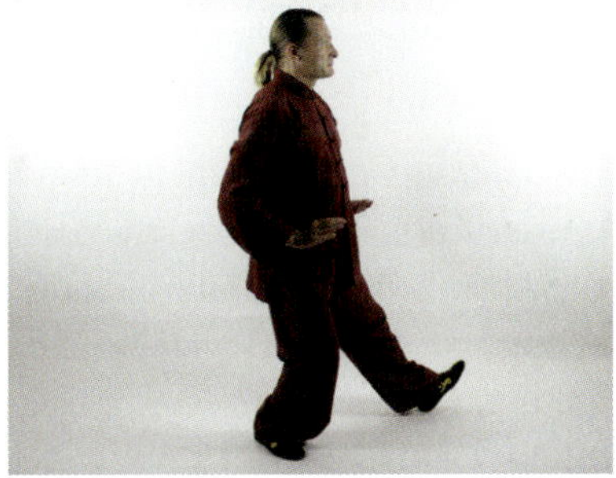

Abb. 4.59: Figur 10_4

Mit einem erneuten Nach-vorne-Nehmen des Gewichts in eine kleine Schützestellung (vgl. Band 1, Sun-Stil) schiebt man die Hände auf einer diagonalen Linie von unten nach vorne auf Schulterhöhe. Der Oberkörper soll bei der gesamten Bewegung aufrecht sein.

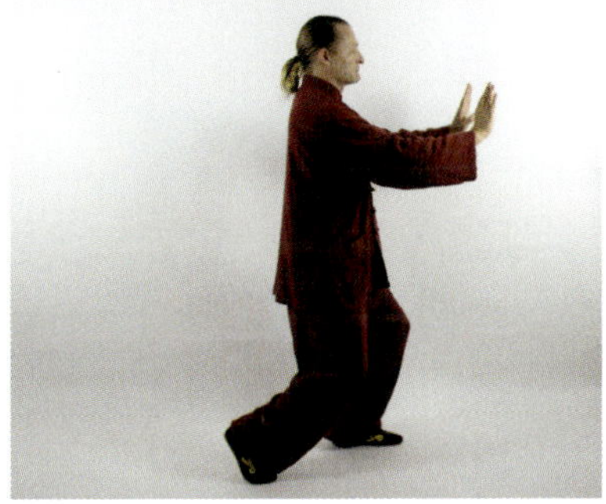

Abb. 4.60: Figur 10_5

TEIL 2

FIGUR 11: DIE HÄNDE ÖFFNEN UND SCHLIESSEN

Das rechte, unbelastete Bein wird nach Norden ausgerichtet und dann belastet. Man dreht den Oberkörper nach rechts und zieht das linke Bein nach. Die Hände werden dabei vor die Brust geführt und bilden eine für den Sun-Stil typische kleine Ballhaltung (vgl. Band 1, Sun-Stil). Die kleine Ballhaltung wird nun auf Schulterbreite geöffnet.

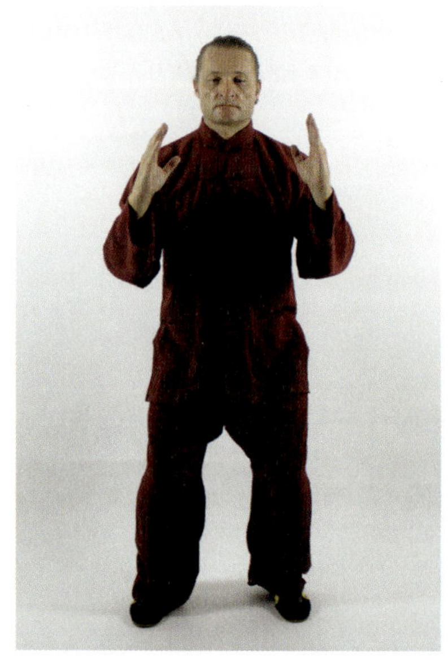

Abb. 4.61: Figur 11_1

Die Hände werden nun in umgekehrter Form wieder geschlossen. Der Abstand zwischen den Händen beträgt ca. 20 cm. Die kleine Ballhaltung soll auf keinen Fall kleiner als das Gesicht sein.

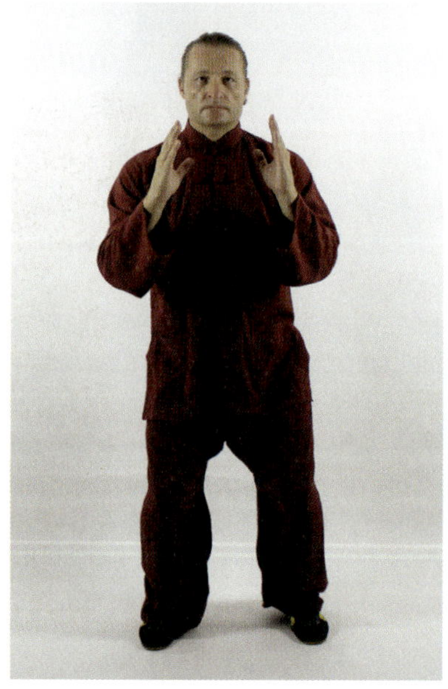

Abb. 4.62: Figur 11_2

FIGUR 12: DIE PEITSCHE RECHTS

Die Hände werden so gedreht, dass die Handflächen nach vorne zeigen. Das Körpergewicht wird auf das linke Bein transferiert. Das rechte Bein wird seitlich nach rechts gestellt.

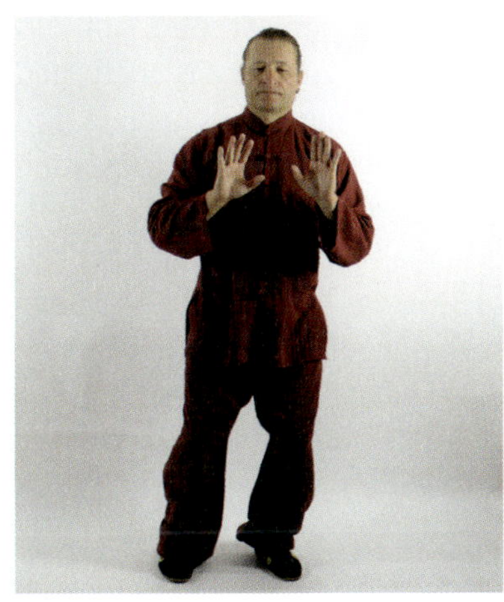

Abb. 4.63: Figur 12_1

Das rechte Bein wird nun so belastet, dass ca. 60 % des Gewichts auf ihm lasten. Das rechte Bein ist im Knie gebeugt, das linke gestreckt. Gleichzeitig mit dem Verwurzeln werden die Hände auf einer horizontalen Linie nach außen bewegt. Der Körper ist immer noch in Richtung Norden ausgerichtet.

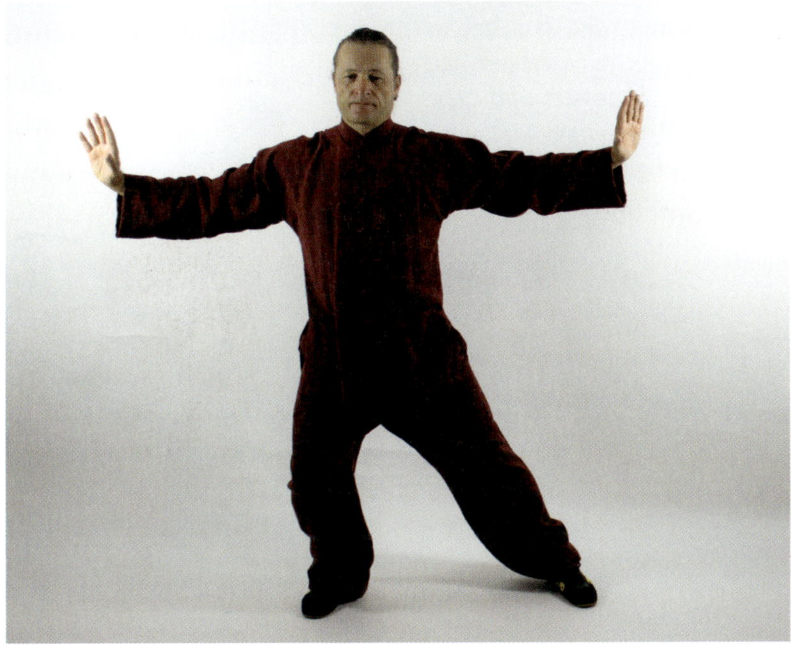

Abb. 4.64: Figur 12_2

FIGUR 13: DIE FAUST UNTER DEM ELLBOGEN

Das Körpergewicht wird auf das linke Bein zurücktransferiert und der Körper nach links gedreht. Die Fußspitze des rechten Beins kann nun nach innen ausgerichtet werden. Man rollt zurück auf das rechte Bein, das linke wird nahe an dieses herangeführt. Die Arme formen dabei eine rechte Ballhaltung.

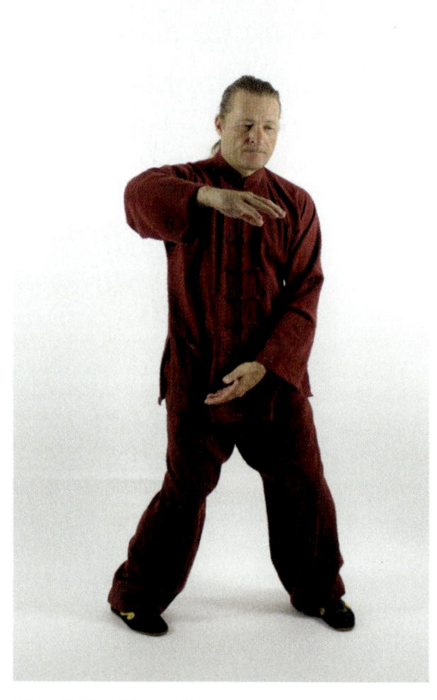

Abb. 4.65: Figur 13_1

Das linke Bein wird nun mit der Fußspitze in Richtung Westen nach links vorne ausgesetzt und belastet. Der linke Unterarm wird, unterstützt von dieser Bewegung, nach vorne geschoben.

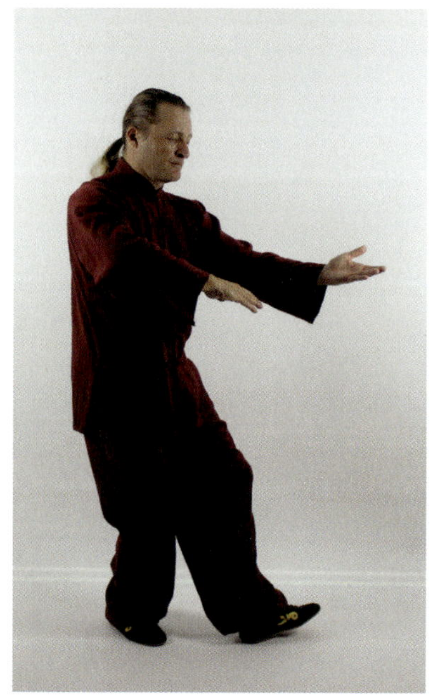

Abb. 4.66: Figur 13_2

Das rechte Bein wird nachgezogen und seitlich hinter das linke gestellt. Der rechte Arm folgt dieser Bewegung halbkreisförmig auf Schulterhöhe. Die linke Hand wird auf Hüfthöhe abgesenkt. Mit Zurücknehmen des Körpergewichts auf das rechte Bein entsteht ein linker leerer Schritt, bei dem die Fußspitze des vorderen Beins angezogen wird. Die Arme wechseln harmonisch mit der Schrittarbeit die Position: Der linke Arm steht nun vorne mit geöffneter Handfläche, die auf Kopfhöhe seitlich nach außen zeigt. Die rechte Hand bildet eine Faust, die unter dem linken Ellbogen platziert wird. Man schaut nach Westen.

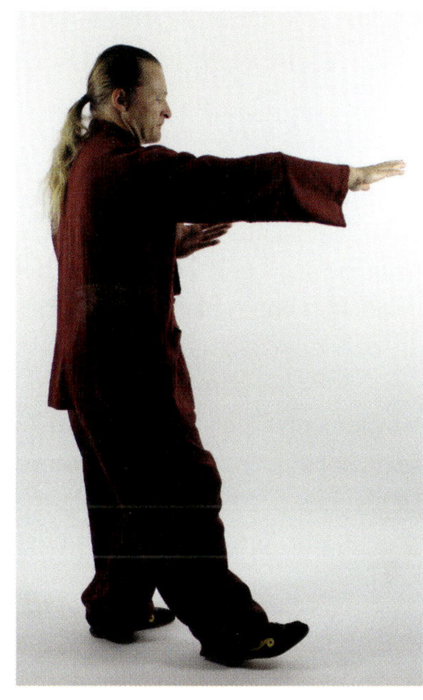

Abb. 4.67: Figur 13_3

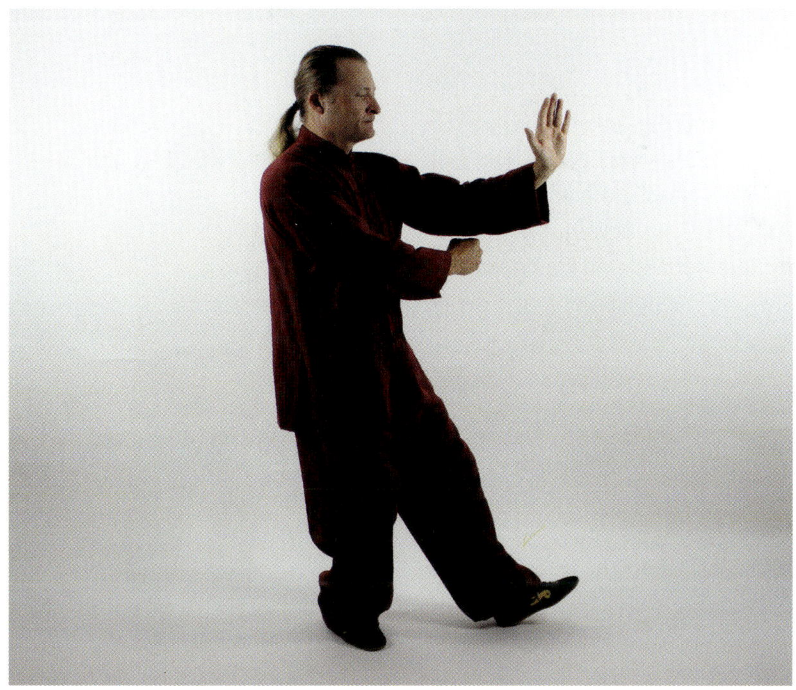

Abb. 4.68: Figur 13_4

FIGUR 14: DEN KÖRPER DREHEN, DIE HÄNDE ABSTREIFEN UND SCHIEBEN, LINKS UND RECHTS

Die rechte Hand wird geöffnet und das linke Bein wird in eine geschlossene Stellung zurückgezogen. Die rechte Hand wird nach oben bewegt und gleichzeitig die linke nach unten bewegt. Die Hände passieren einander, ohne dass sie sich dabei berühren. Gleichzeitig dreht man den Körper um 90° nach links in Richtung Süden. Die rechte Hand steht nun bei leicht gebeugtem Arm rechts hinter dem Kopf.

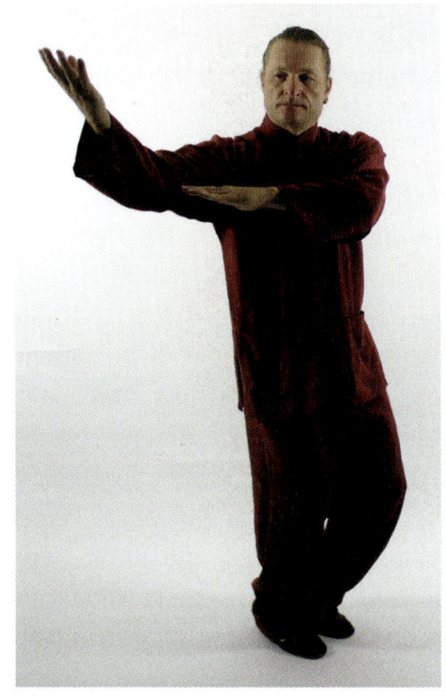

Abb. 4.69: Figur 14_1

Mit einem Ausfallschritt nach links vorne wird die linke Hand kreisförmig um das Knie bewegt. Die rechte Hand stößt gerade nach vorne. Am Ende der Bewegung wird das hintere Bein in eine kleine Schützestellung nachgezogen.

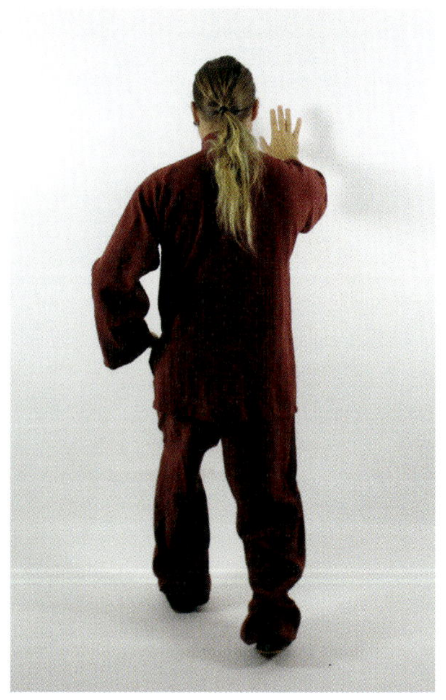

Abb. 4.70: Figur 14_2

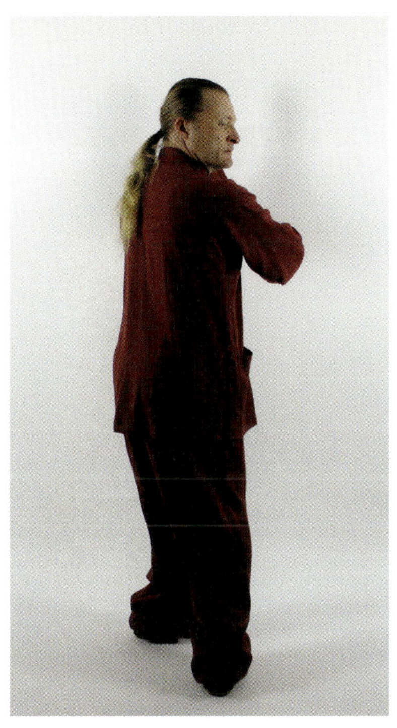

Abb. 4.71: Figur 14_3

Das Gewicht wird aufs hintere Bein verlagert. Mit Eindrehen der linken Fußspitze wird der Körper nach rechts gedreht. Dabei wird die linke Hand nach oben, die rechte Hand nach unten bewegt. Diese Bewegung „Hände abstreifen" gleicht der Bewegung der Hände in der vorherigen Bewegungssequenz. Am Ende dieser Pose ist der Blick nach Norden gerichtet.

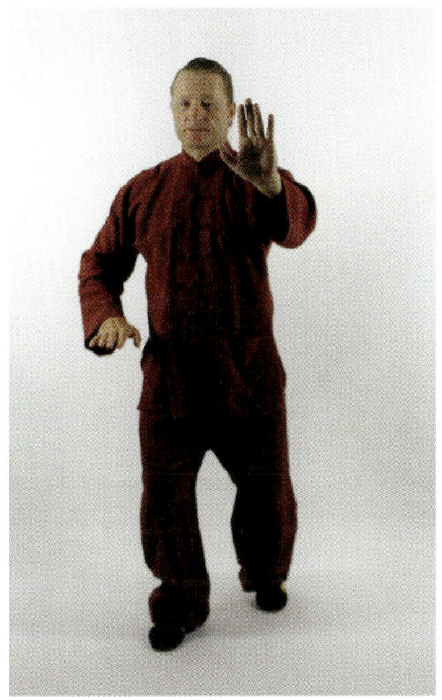

Abb. 4.72: Figur 14_4

Mit einem Ausfallschritt rechts in Richtung Norden wird die rechte Hand kreisförmig um das Knie bewegt. Die linke Hand stößt gerade nach vorne. Am Ende der Bewegung wird das hintere Bein in eine kleine Schützestellung nachgezogen.

FIGUR 15: DIE SCHÖNE AM WEBSTUHL, LINKS UND RECHTS

Das hintere, unbelastete Bein wird in Richtung Westen ausgestellt und belastet. Das rechte Bein wird nun an das linke herangeführt. Mit den Händen wird ein horizontaler Kreis beschrieben. Dabei ist die rechte Hand über der linken und die Hände enden in einer nach vorne geführten Position (vgl. Figur 8).

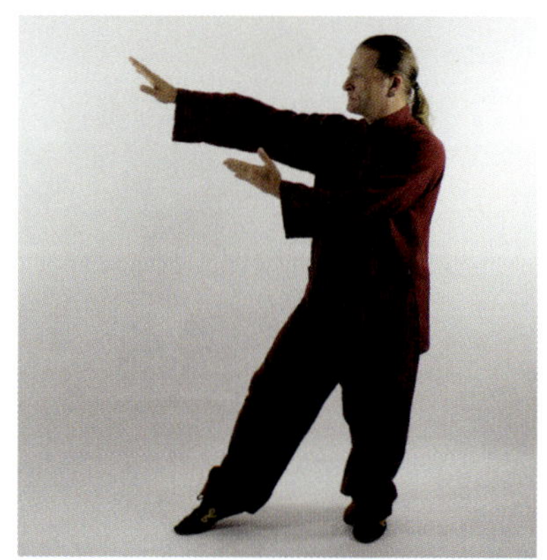

Abb. 4.73: Figur 15_1

Die Hände werden nun zum Körperzentrum zurückgeführt. Dabei zeigt die rechte Handfläche nach oben, die linke nach unten.

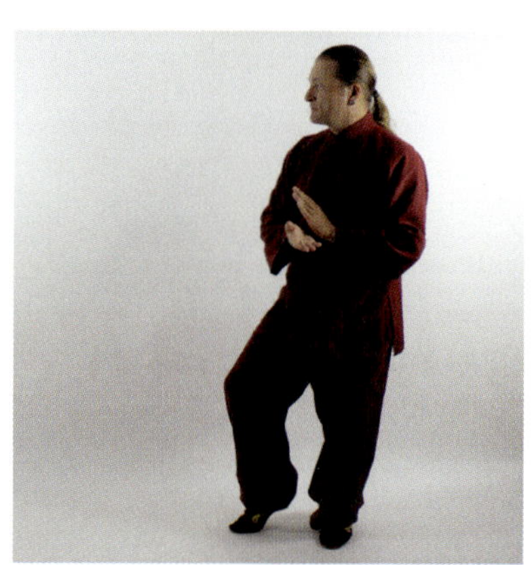

Abb. 4.74: Figur 15_2

Das rechte Bein wird für eine Schützestellung nach vorne ausgesetzt. Die Hände werden nun harmonisch so gedreht, dass die rechte Handfläche nach oben zeigt und die linke Hand, nahe am rechten Handgelenk positioniert, nach vorne weist.

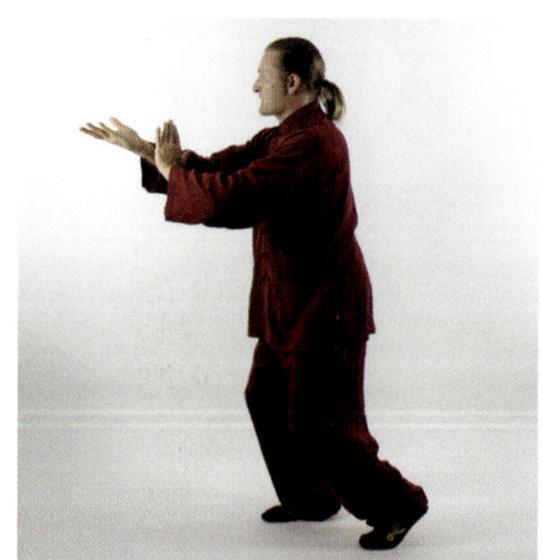

Abb. 4.75: Figur 15_3

Mit dem Verwurzeln werden die Hände in der oben genannten Konstellation in einer horizontal kreisförmigen Bewegung im Uhrzeigersinn bewegt. Das hintere Bein bleibt bei dieser Bewegung nicht, wie üblich, statisch, sondern wird nah an das rechte Bein herangezogen und dann sofort belastet (ähnlich wie beim Sun-Stil).

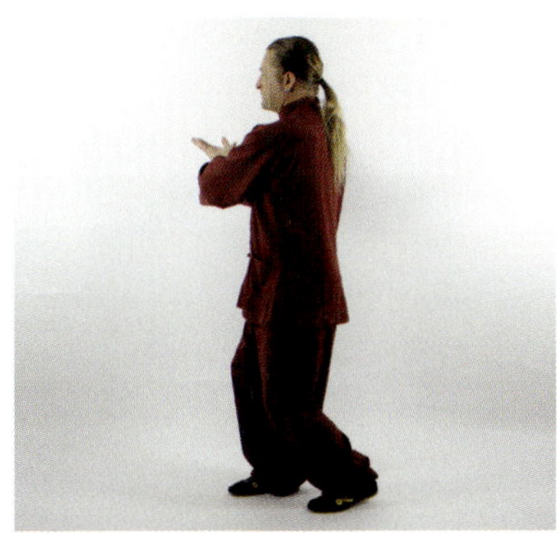

Abb. 4.76: Figur 15_4

Das rechte Bein wird nun erneut nach vorne in Schützestellung ausgesetzt. Mit dem Verwurzeln wird die rechte Hand in eine Deckungsposition schräg rechts über dem Kopf gehoben. Die Handfläche zeigt nach außen. Die linke Handfläche wird gerade nach vorne gestoßen. Die komplette Bewegungssequenz soll möglichst flüssig ausgeführt werden.

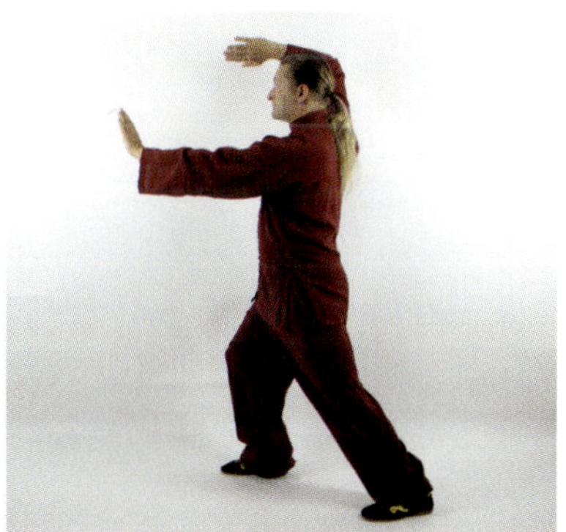

Abb. 4.77: Figur 15_5

Mit dem Zurückrollen auf das linke Bein wird wiederum mit den Händen ein horizontaler Kreis beschrieben. Dabei ist die linke Hand über der rechten und die Hände enden in einer nach vorne geführten Position.

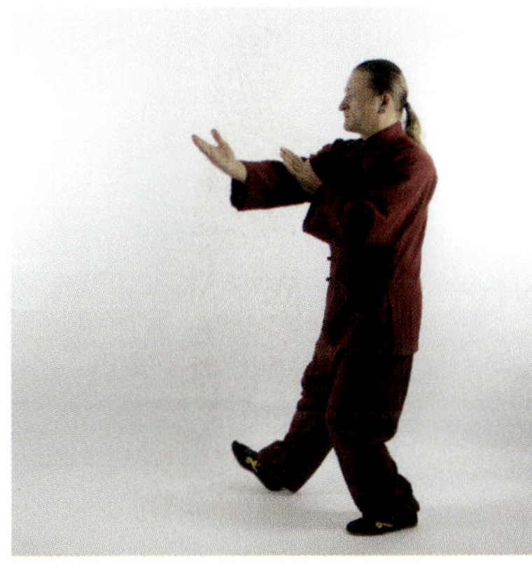

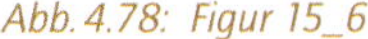

Abb. 4.78: Figur 15_6

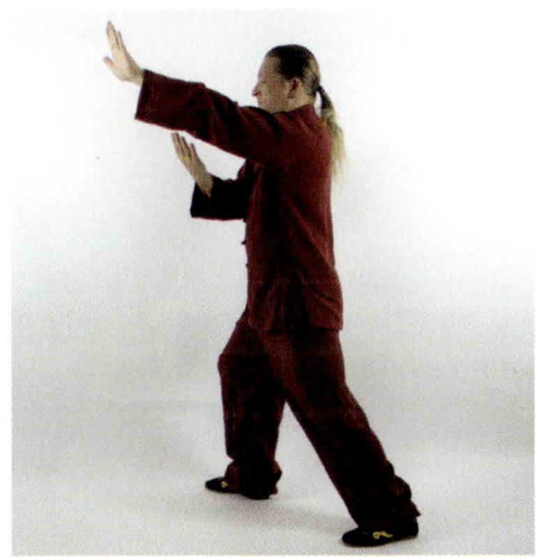

Abb. 4.79: Figur 15_7

Während das Gewicht auf das rechte Bein zurückgenommen wird, werden die Hände zum Körperzentrum zurückgeführt. Dabei zeigt die linke Handfläche nach unten, die rechte nach oben.

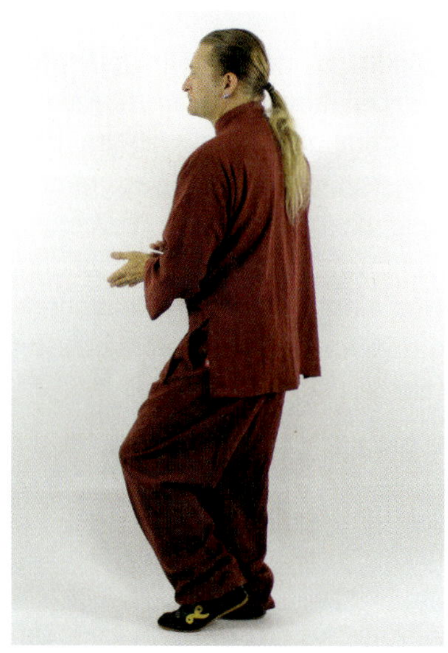

Abb. 4.80: Figur 15_8

Das linke Bein wird für eine Schützestellung nach vorne ausgesetzt. Die Hände werden nun harmonisch so gedreht, dass die linke Handfläche nach oben zeigt und die rechte Hand, nahe am linken Handgelenk positioniert, nach vorne weist.

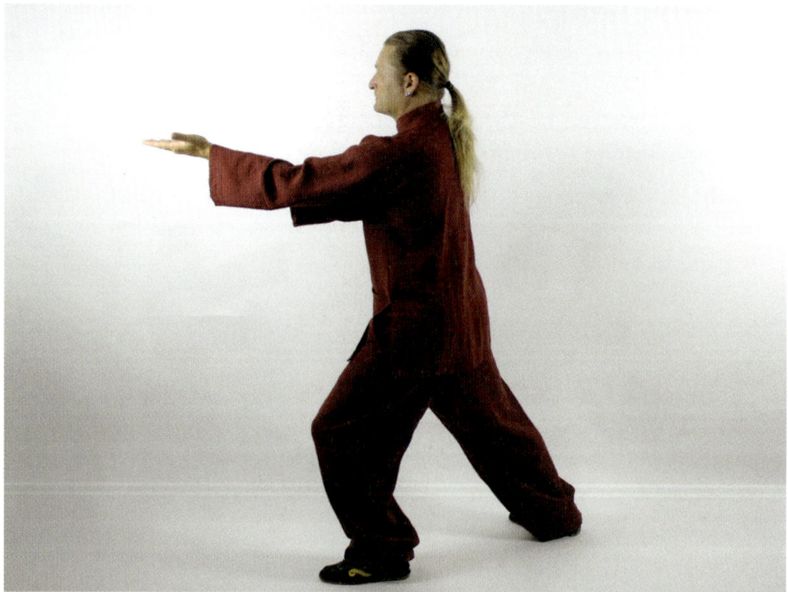

Abb. 4.81: Figur 15_9

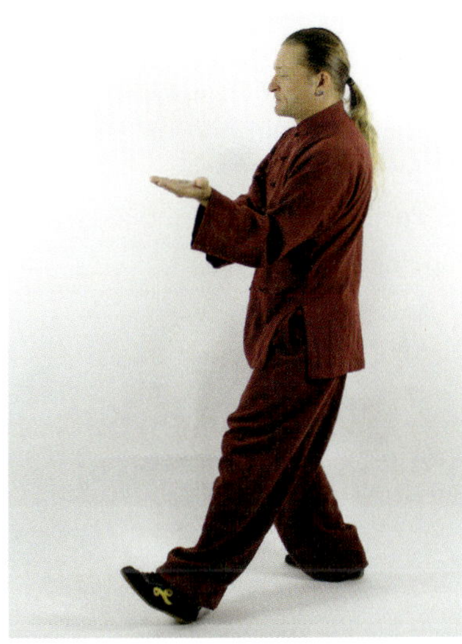

Abb. 4.82: Figur 15_10

Mit dem Verwurzeln werden die Hände in der oben genannten Konstellation in einer horizontal kreisförmigen Bewegung gegen den Uhrzeigersinn bewegt. Das hintere Bein bleibt bei dieser Bewegung nicht, wie üblich, statisch, sondern wird nah an das vordere Bein herangezogen und dann sofort belastet (ähnlich wie beim Sun-Stil).

Das linke Bein wird nun erneut nach vorne in Schützestellung ausgesetzt. Mit dem Verwurzeln wird die linke Hand in eine Deckungsposition schräg links über dem Kopf gebracht. Die Handfläche zeigt nach außen. Die rechte Handfläche wird gerade nach vorne gestoßen. Die komplette Bewegungssequenz gleicht der ersten Sequenz und wird seitenverkehrt ausgeführt.

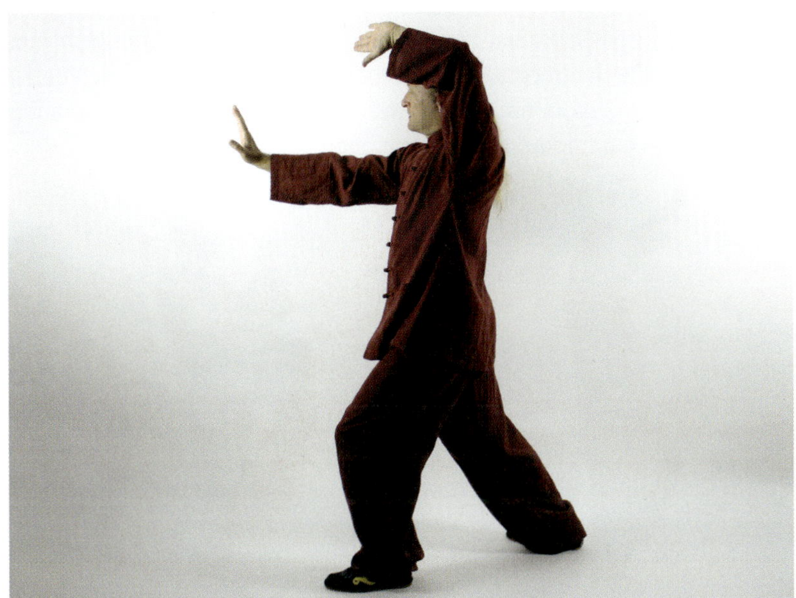

Abb. 4.83: Figur 15_11

FIGUR 16: FERSENSTOSS LINKS UND RECHTS

Das Körpergewicht wird auf das hintere Bein transferiert. Harmonisch zu dieser Bewegung wird wiederum mit den Händen ein horizontaler Kreis beschrieben. Dabei ist die rechte Hand über der linken. Bevor die Hände wie üblich in einer nach vorne geführten Position enden, wird die nächste Bewegung (das Kreuzen der Hände) eingeleitet.

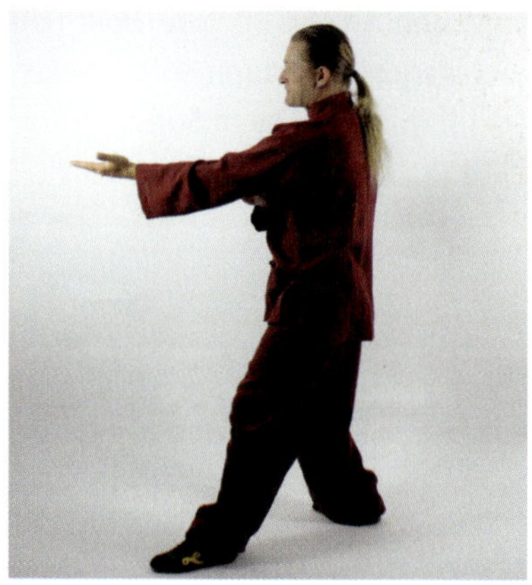

Abb. 4.84: Figur 16_1

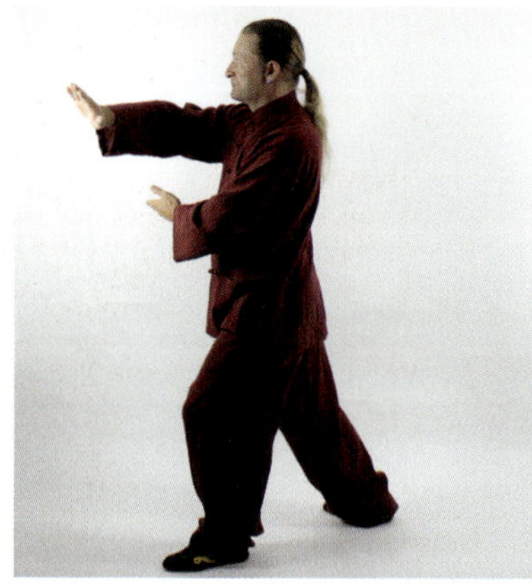

Abb. 4.85: Figur 16_2

Man belastet nun vollständig das linke Bein und hebt das rechte in Vorbereitung für den Fersenstoß an. Gleichzeitig bewegen sich die Arme gegenläufig in einer großen Kreisbewegung, die mit den Armen vor der Brust gekreuzt endet (rechts über links). Der rechte Arm bewegt sich dabei zuerst nach oben, dann nach unten, während der linke dazu gegenläufig sich zuerst nach unten und dann nach oben bewegt.

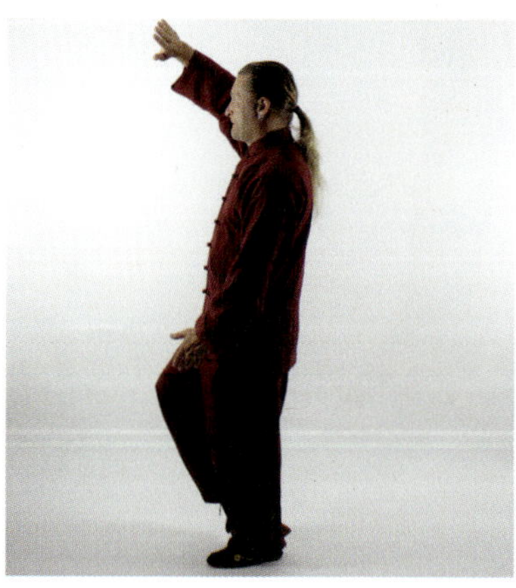

Abb. 4.86: Figur 16_3

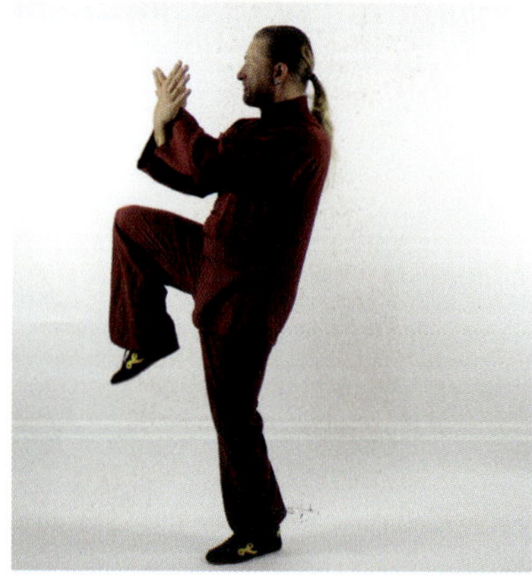

Abb. 4.87: Figur 16_4

Mit dem Öffnen der Arme wird die rechte Ferse schräg nach vorne in Richtung Südosten gestoßen. Die Zehen werden bei diesem Fersenstoß angezogen.

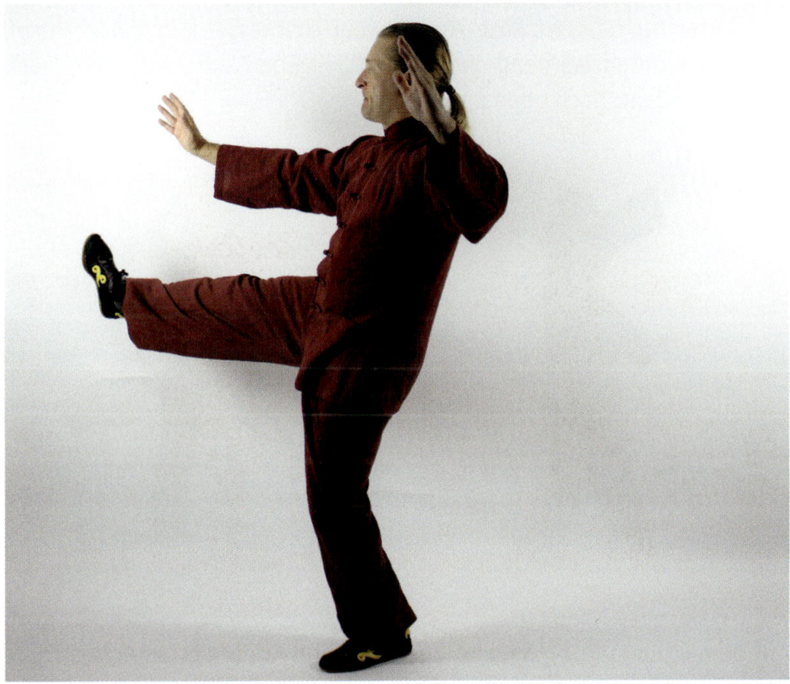

Abb. 4.88: Figur 16_5

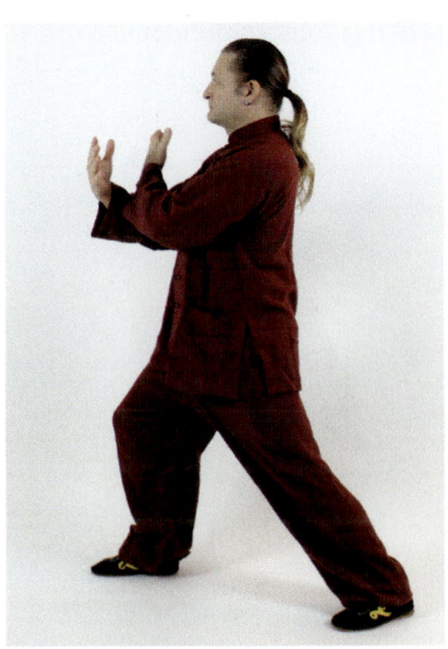

Abb. 4.89: Figur 16_6

Der Fuß wird nun zurückgezogen und nach vorne abgesetzt (angedeutete rechte Schützestellung). Die Arme werden dabei in die Kreuzstellung zurückgeführt.

Nun wiederholt sich die Bewegung auf der anderen Seite: Mit dem Belasten des rechten Beins und dem Anheben des linken werden die Arme nach einer großen, gegenläufigen Kreisbewegung vor der Brust gekreuzt (links über rechts). Der linke Arm bewegt sich dabei zuerst nach oben, dann nach unten, während der rechte dazu gegenläufig sich zuerst nach unten und dann nach oben bewegt.

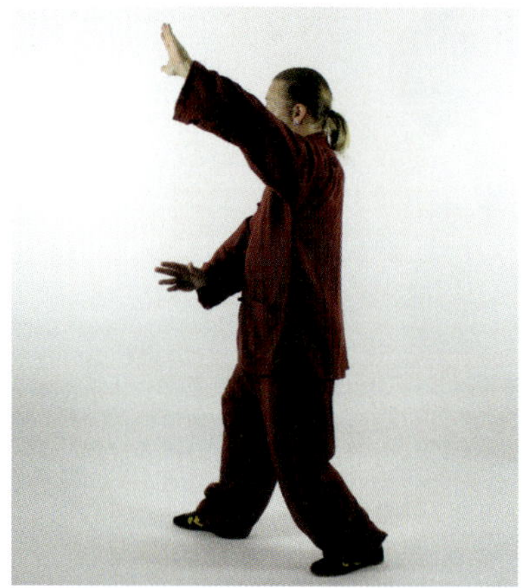

Abb. 4.90: Figur 16_7

Mit dem Öffnen der Arme wird die linke Ferse schräg nach vorne in Richtung Nordosten gestoßen. Die Zehen werden bei diesem Fersenstoß angezogen.

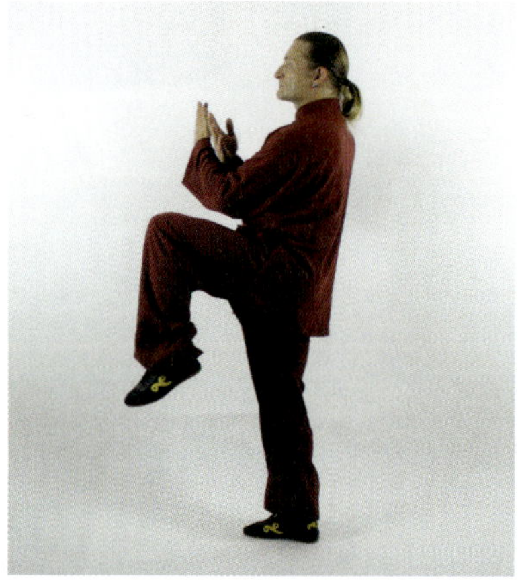

Abb. 4.91: Figur 16_8

Der Fuß wird nun zurückgezogen, bleibt aber noch angehoben. Die Arme werden dabei in die Kreuzstellung zurückgeführt.

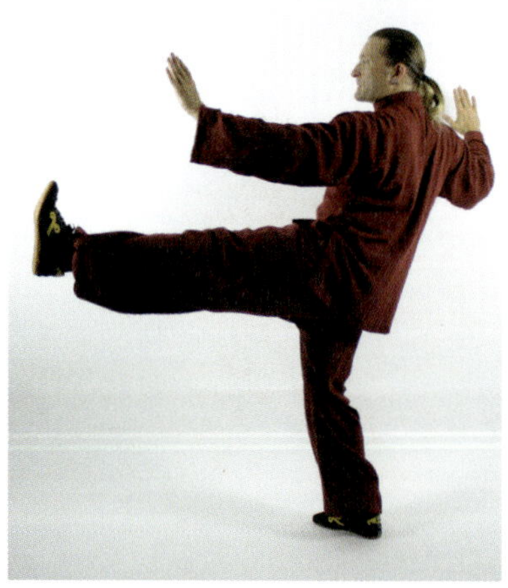

Abb. 4.92: Figur 16_9

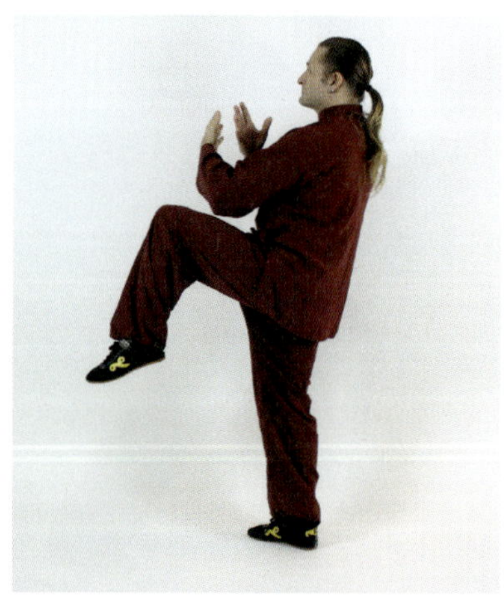

Abb. 4.93: Figur 16_10

FIGUR 17: DIE HÄNDE ABSENKEN UND ZUSTOSSEN

Das angehobene linke Bein wird in Richtung Osten in eine Reiterstellung abgesetzt (Blick in Richtung Süden). Die gekreuzten Hände werden nach unten geführt und so gedreht, dass die Handflächen nach unten zeigen.

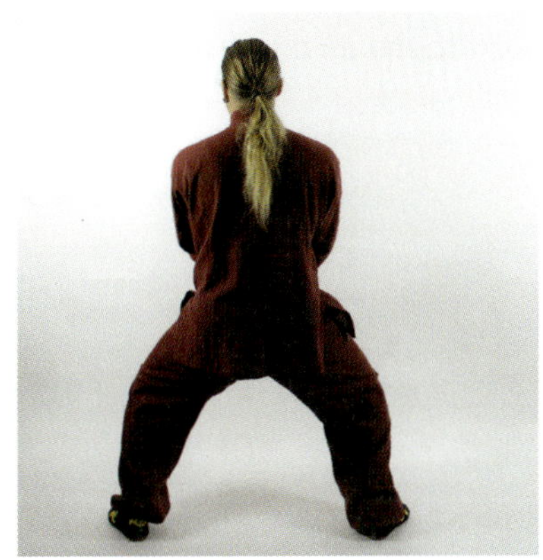

Abb. 4.94: Figur 17_1

Mit dem Eindrehen der Hüfte nach links bewegen sich beide Arme jeweils auf ihrer Seite halbkreisförmig nach außen und nach oben.

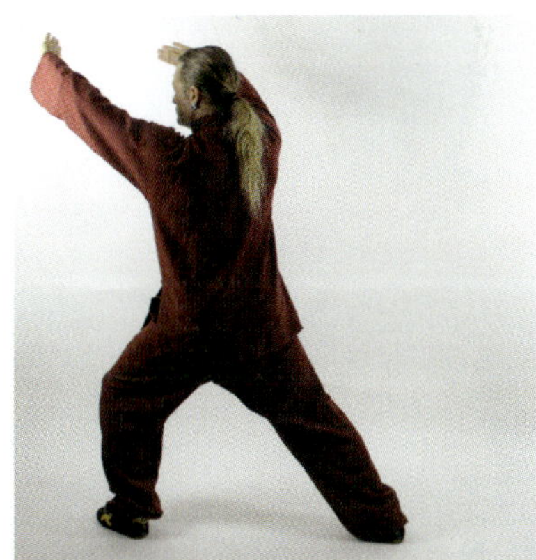

Abb. 4.95: Figur 17_2

Sind die Arme auf Kopfhöhe angekommen, wird die Hüfte wieder zurückgedreht. Dabei wird die rechte Hand zu einer Faust geballt und an die rechte Hüfte zurückgeführt. Die linke Hand wird gedreht, sodass sie nach oben zeigt. Der linke Arm selbst steht in rechtwinkliger Beugung in Schulterlinie vor dem Körper.

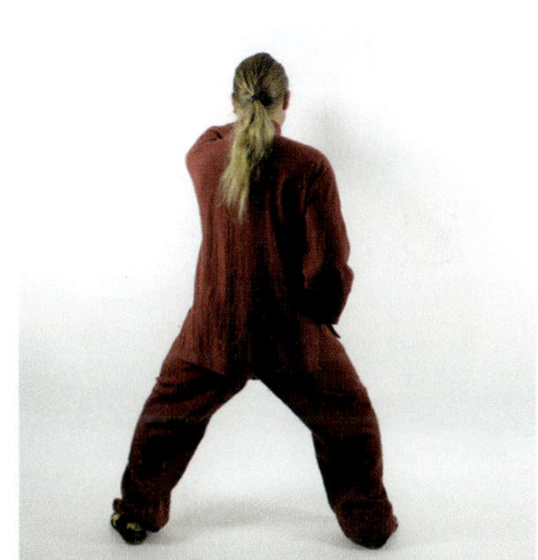

Abb. 4.96: Figur 17_3

Mit einem erneuten Eindrehen der Hüfte nach links wird mit der rechten Hand ein Fauststoß ausgeführt. Gleichzeitig wird die linke Hand zur Faust geballt und an die linke Hüfte zurückgeführt.

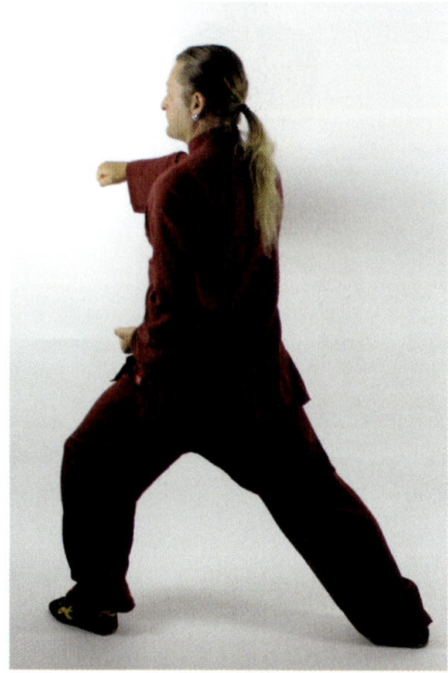

Abb. 4.97: Figur 17_4

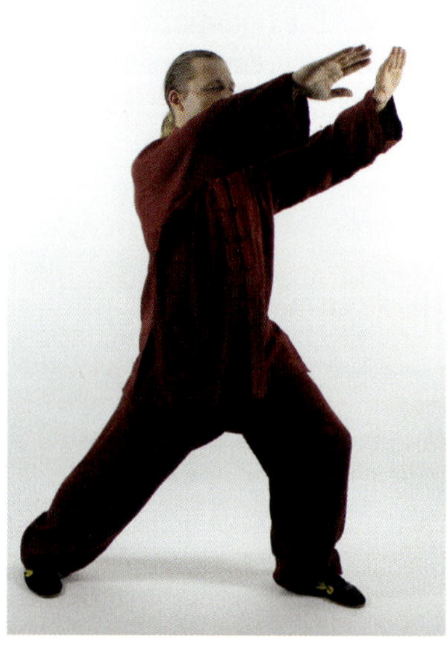

Abb. 4.98: Figur 17 aus Blickrichtung Süden_1

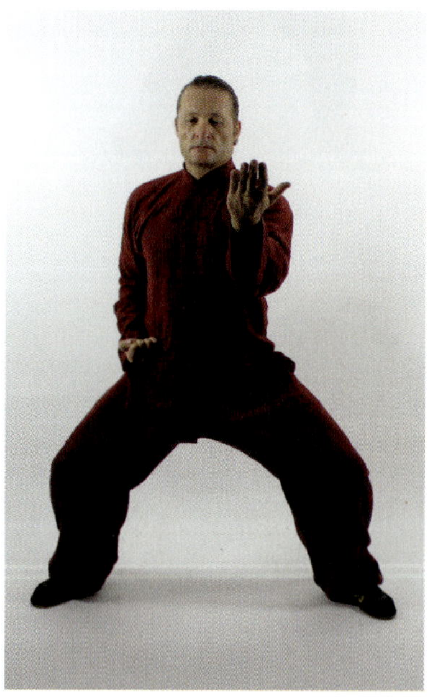

Abb. 4.99: Figur 17 aus Blickrichtung Süden_2

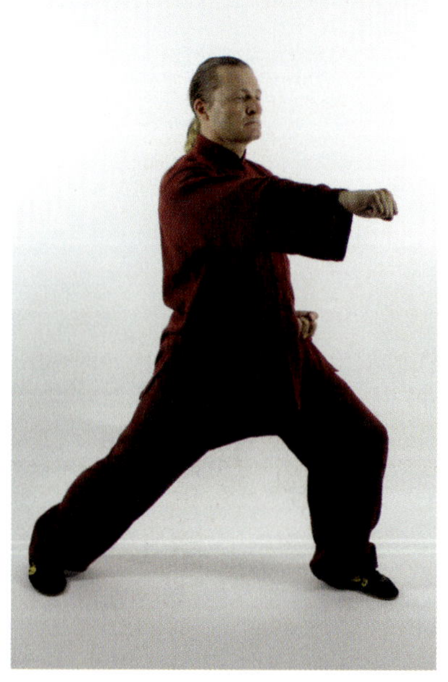

Abb. 4.100: Figur 17 aus Blickrichtung Süden_3

FIGUR 18: DIE MÄHNE DES WILDPFERDS TEILEN

Beide Fäuste werden entspannt und geöffnet. Die rechte Handfläche wird gerade vor das Körperzentrum abgesenkt, die Handfläche zeigt nach unten. Die linke Hand wird von oben überkreuzt aufgelegt.

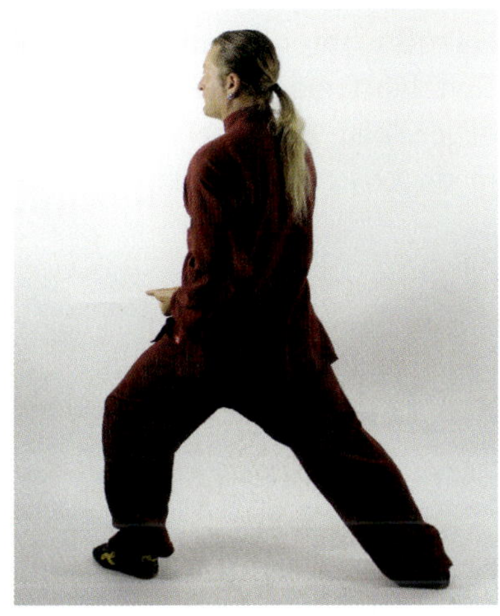

Abb. 4.101: Figur 18_1

Die Hände werden in dieser Position in einer großen Kreisbewegung zuerst nach links, dann nach oben und schließlich nach rechts unten geführt. Die Hüfte unterstützt diese Bewegung harmonisch. Am Ende der Bewegung werden die Hände so gedreht, dass die Handflächen nach vorne zeigen. Wie auch in der vorherigen Figur kann diese Bewegung durch einen Tempowechsel betont werden (Chen-Stil-Bewegungsrhythmus).

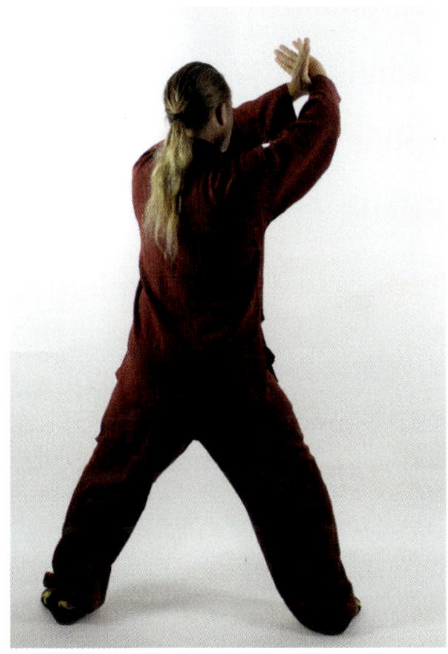

Abb. 4.102: Figur 18_2

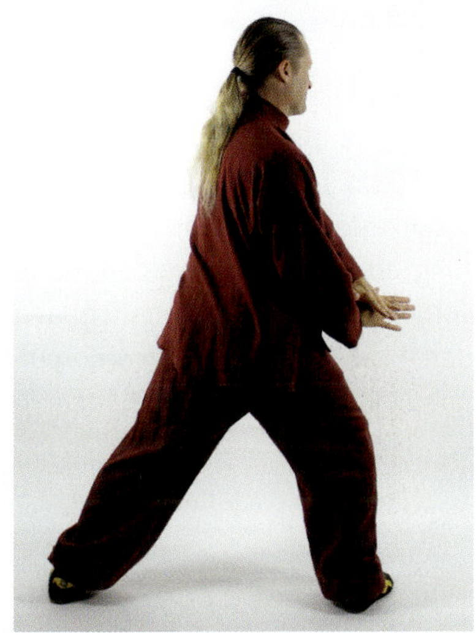

Abb. 4.103: Figur 18_3

Die Hände werden nun in eine parallele Position gebracht, sodass die Handflächen nach unten zeigen. Nun führt man eine horizontale, gegen den Uhrzeigersinn verlaufende, Kreisbewegung in Hüfthöhe aus.

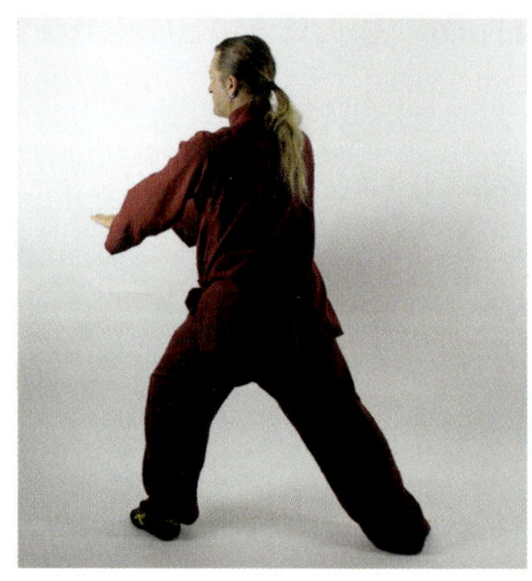

Abb. 4.104: Figur 18_4

Am Ende dieser Bewegung wird das rechte Bein vollständig belastet und man nimmt einen einbeinigen Stand ein. Die rechte Hand wird auf Schulterhöhe so gehalten, dass die Handfläche vom Körper weg nach außen zeigt. Der linke Arm ist in Schulterhöhe entspannt gestreckt, die Handfläche zeigt nach oben.

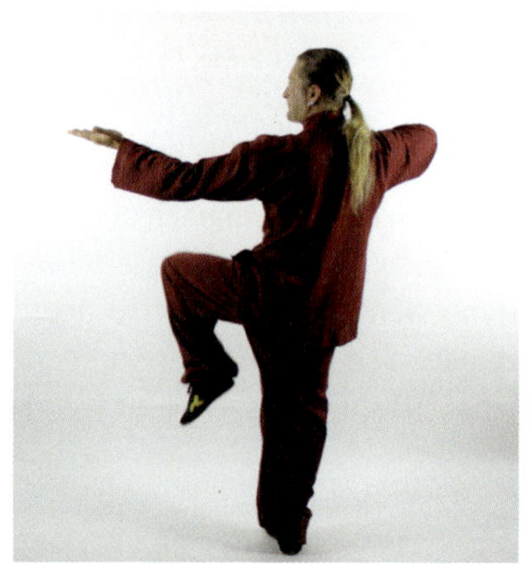

Abb. 4.105: Figur 18_5

Das linke Bein wird nach vorne abgesetzt und man rollt in eine Schützestellung in östliche Richtung ab. Die Hände werden in der vorherigen Position gehalten und durch die Verlagerung des Körpergewichts nach vorne geschoben.

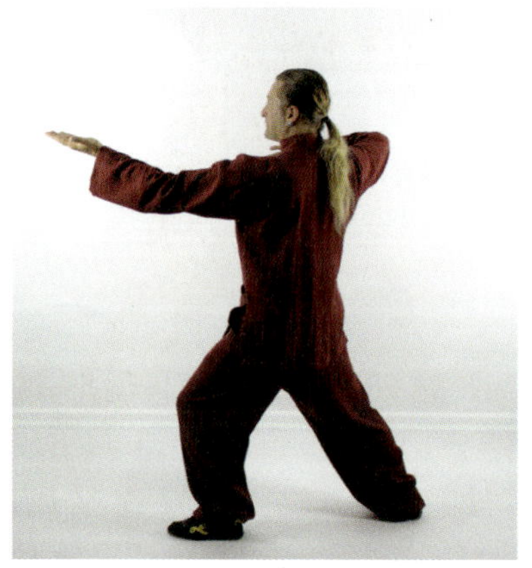

Abb. 4.106: Figur 18_6

Mit dem Zurückrollen auf das hintere Bein wird eine Drehbewegung der Unterarme in Richtung Uhrzeigersinn eingeleitet. Mit Aussetzen des rechten Beins ist diese Bewegung abgeschlossen und die Arme stehen seitenverkehrt in der Ausgangsstellung der oberen Sequenz: Die linke Hand wird auf Schulterhöhe so gehalten, dass die Handfläche vom Körper weg nach außen zeigt. Der rechte Arm ist in Schulterhöhe entspannt gestreckt, die Handfläche zeigt nach oben.

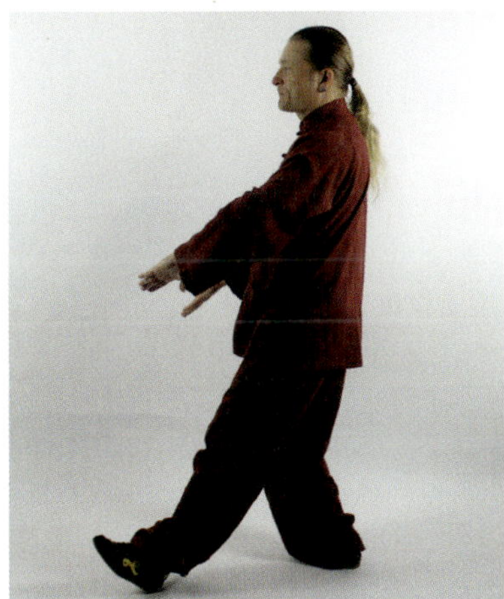

Abb. 4.107: Figur 18_7

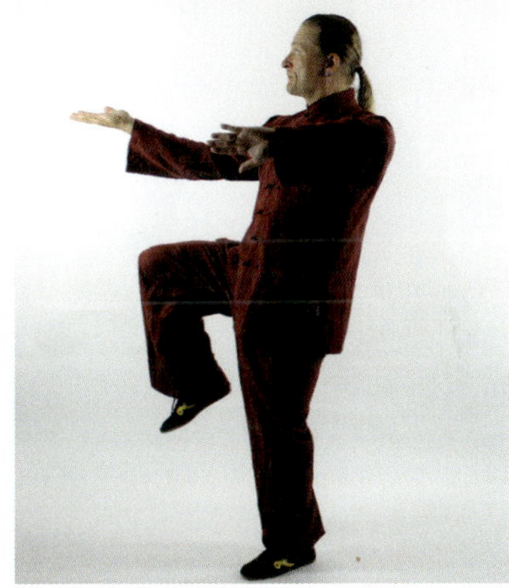

Abb. 4.108: Figur 18_8

Mit Abrollen in eine rechte Schützestellung werden die Hände in der Position durch die Verlagerung des Körpergewichts nach vorne geschoben.

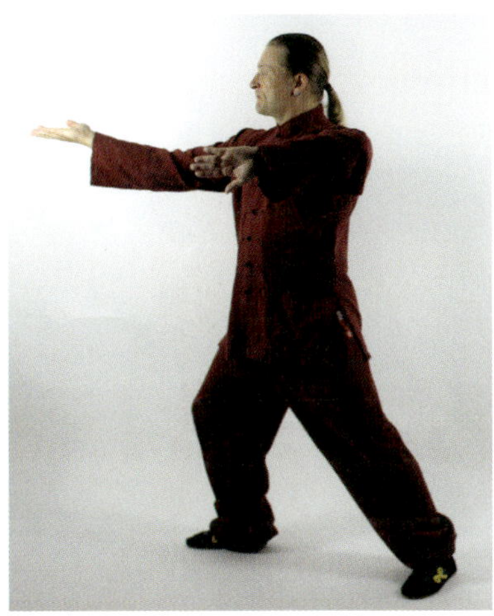

Abb. 4.109: Figur 18_9

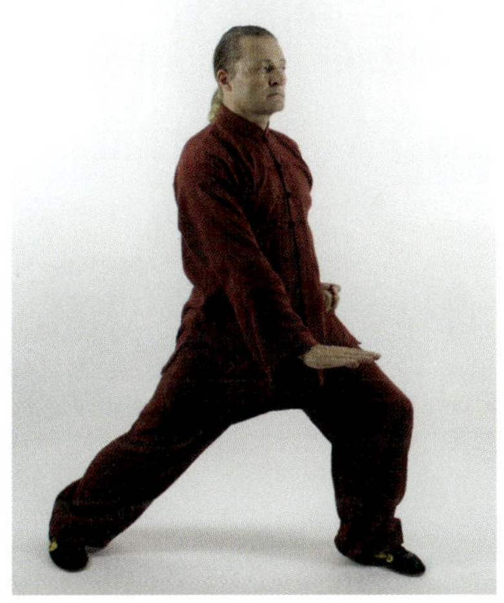

Abb. 4.110: Anfangssequenz von Figur 18 aus Blickrichtung Süden_1

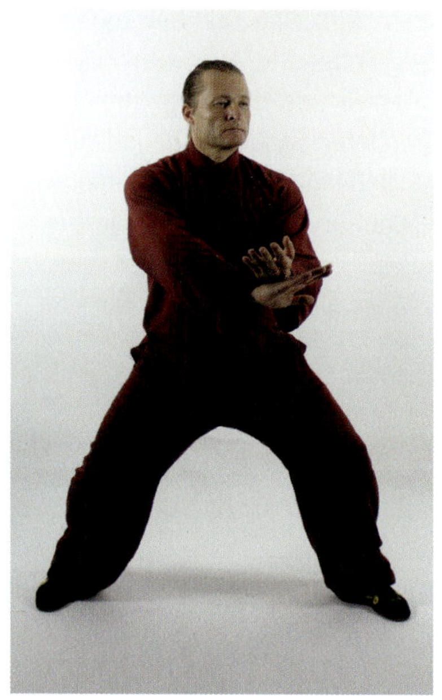

Abb. 4.111: Anfangssequenz von Figur 18 aus Blickrichtung Süden_2

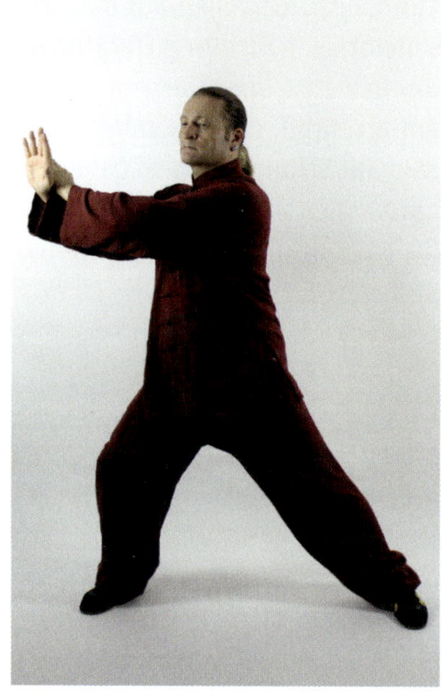

Abb. 4.112: Anfangssequenz von Figur 18 aus Blickrichtung Süden_3

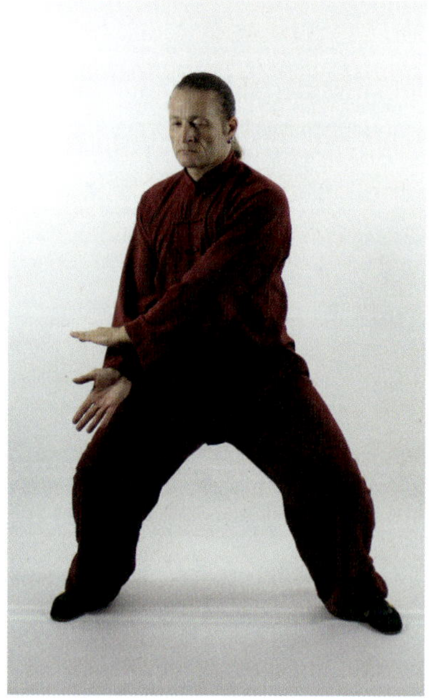

Abb. 4.113: Anfangssequenz von Figur 18 aus Blickrichtung Süden_4

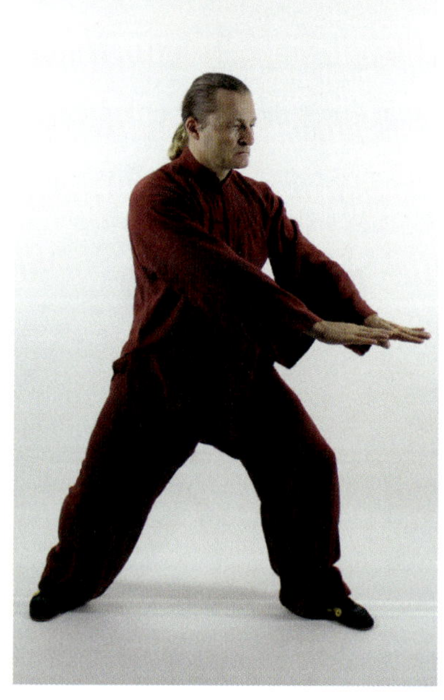

Abb. 4.114: Anfangssequenz von Figur 18 aus Blickrichtung Süden_5

TEIL 3

FIGUR 19: DIE WOLKENHÄNDE

Das Körpergewicht wird auf das hintere Bein zurücktransferiert. Die rechte Hand beschreibt einen kleinen Halbkreis nach innen. Drehpunkt hierfür ist der Ellbogen. Die Handfläche wird dabei gedreht, sodass sie am Ende der Bewegung nach unten zeigt. Gleichzeitig wird der linke Arm auf Schulterhöhe gestreckt. Die Handfläche zeigt ebenfalls nach unten.

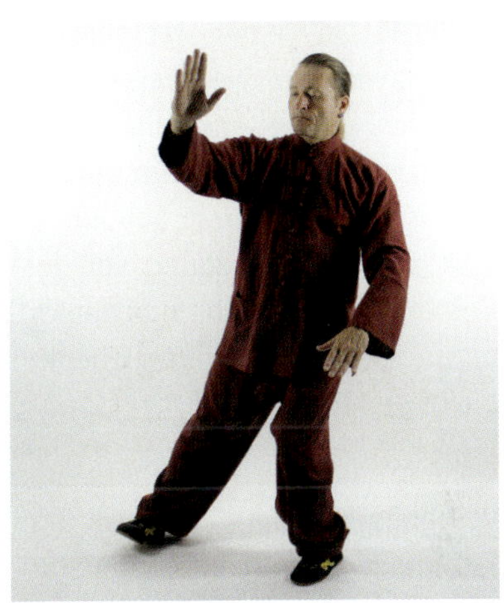

Abb. 4.115: Figur 19_1

Nach dieser Übergangssequenz wird nun das Gewicht zurück auf das rechte Bein verlagert und es beginnt die eigentliche „Wolkenhände"-Bewegung. Die linke Hand fängt an, die Kreisbewegung nach innen auszuführen. Sobald sich links der Kreis nach oben bewegt, beginnt die rechte Hand ihre gegenläufige Abwärtsbewegung. Das rechte Bein wird nachgezogen, wenn die linke Hand auf ihrer Kreisbahn nach links außen (oben) gewandert ist. Beide Fußspitzen zeigen nun nach Norden. Die nun folgende Sequenz gleicht grundlegend der „Wolkenhände"-Figur aus der Yang-Stil-Wettkampfform, die in Band 1 beschrieben ist.

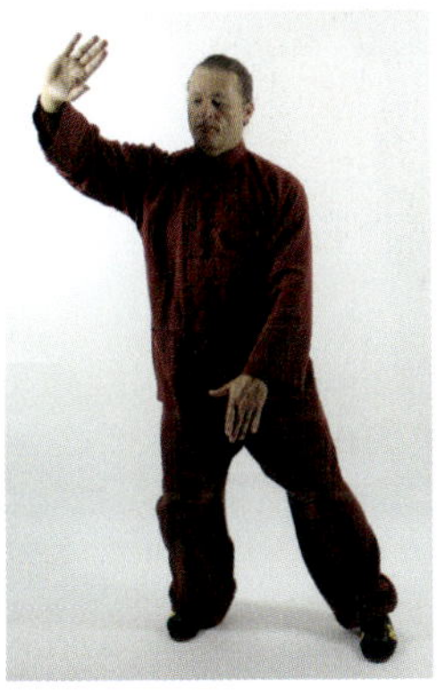

Abb. 4.116: Figur 19_2

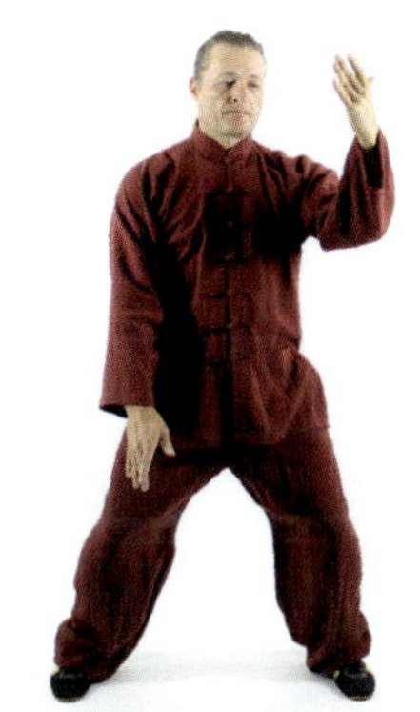

Abb. 4.117: Figur 19_3

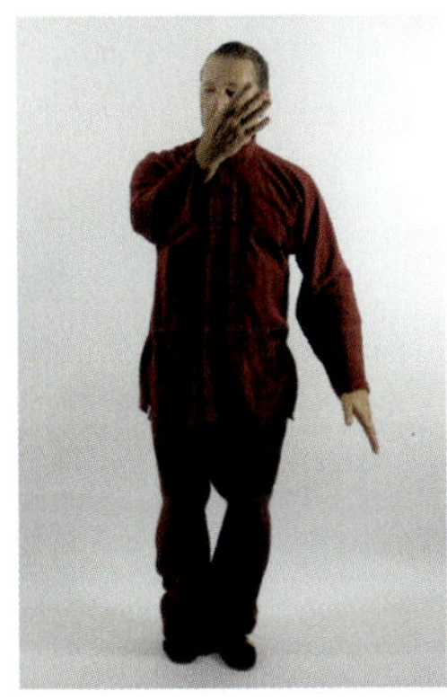

Abb. 4.118: Figur 19_4

Es folgt eine regelmäßige Bewegung in drei seitlichen Schritten nach links, d. h. in Richtung Westen. Die Fußspitzen zeigen dabei jedoch immer in Richtung Norden. Der Oberkörper bewegt sich harmonisch mit den Armen von rechts nach links. Diese bewegen sich kontinuierlich zu den Schritten in einer festgelegten Kreisbewegung: Die Kreise bewegen sich immer nach innen. Die Kreisbewegung außerhalb des Körpers ist groß aus dem Schultergelenk. Die Kreisbewegung vor dem Körper ist klein, d. h., nur der Unterarm bewegt sich, der Oberarm bleibt außerhalb des Körpers.

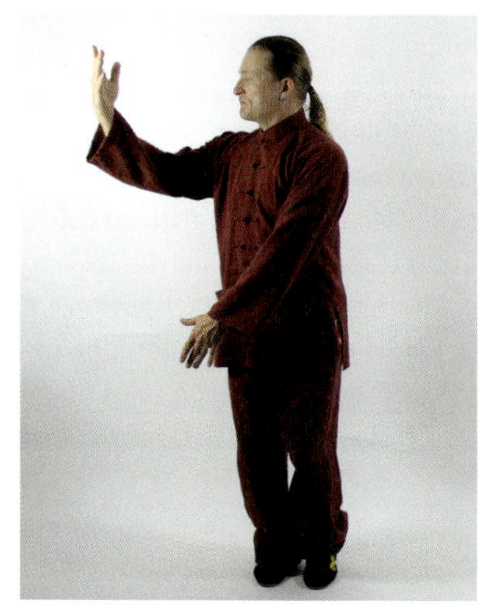

Abb. 4.119: Figur 19_5

Anhand der oben beschriebenen Vorgaben wird nun das linke Bein für den zweiten Schritt unter ständigem Kreisen nach links gesetzt, dann folgt ein Nachziehen des rechten Beins.

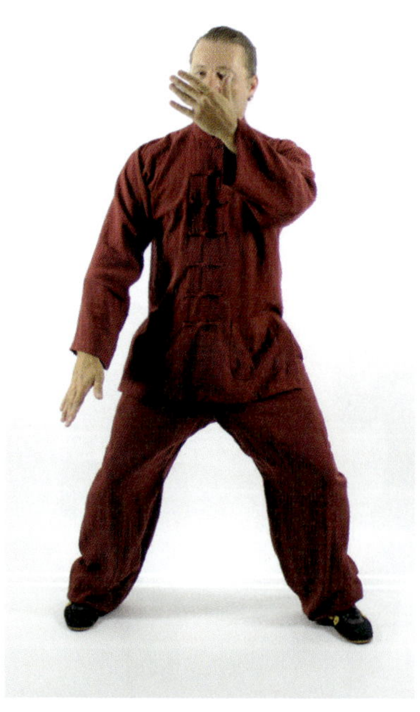

Abb. 4.120: Figur 19_6

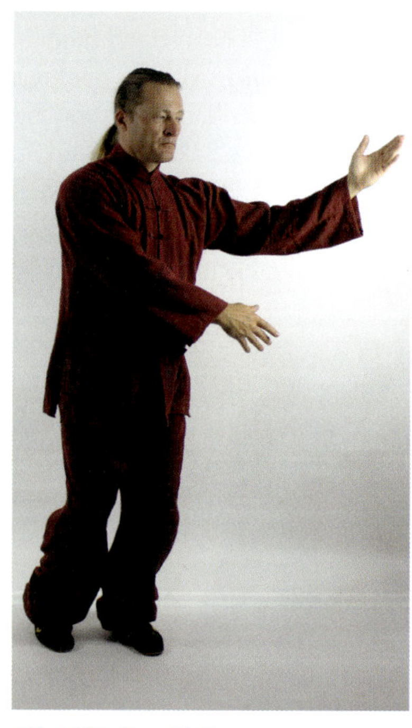

Abb. 4.121: Figur 19_7

Diese Bewegung wiederholt sich im dritten Schritt. Die Gewichtsverlagerung auf das jeweilige Bein wird vom Kreisen der Arme und der Drehung des Oberkörpers harmonisch unterstützt. Beim Nachziehen des rechten Beins wird dieses so gestellt, dass die Fußspitze leicht eingedreht ist. Die Sequenz endet mit dem linken Bein belastet, dem linken Arm zur Seite gestreckt und der rechten Hand in einer tiefen Position. Der Blick ist auf die linke Hand gerichtet.

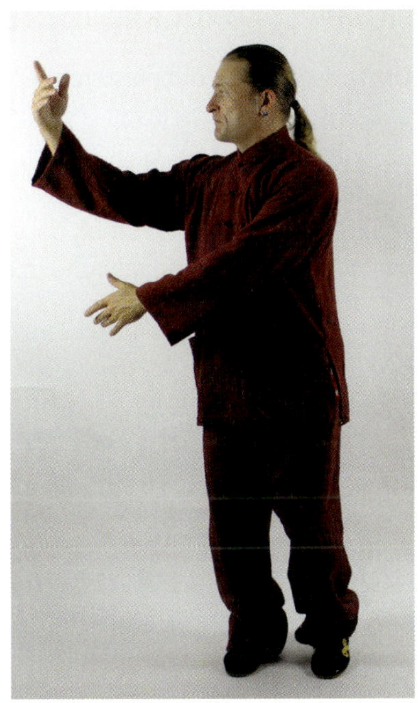

Abb. 4.122: Figur 19_8

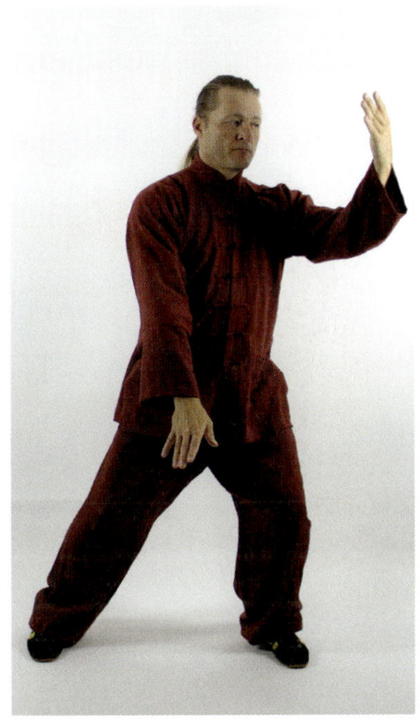

Abb. 4.123: Figur 19_9

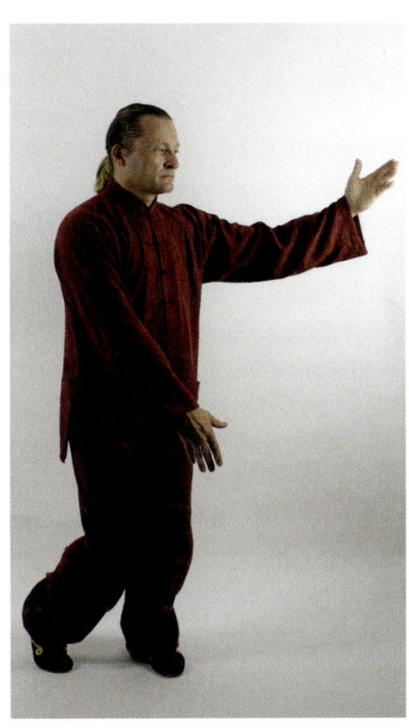

Abb. 4.124: Figur 19_10

FIGUR 20: ZURÜCKSCHREITEN, UM DEN TIGER ZU ZÄHMEN

Die Fußspitze des unbelasteten rechten Beins wird nach innen eingedreht und anschließend belastet. Es entsteht kurzzeitig ein linker leerer Schritt in Richtung Westen. Gleichzeitig zur Schrittarbeit wird die linke Handfläche nach oben gedreht und leicht zurück zum Körper genommen. Die rechte Hand wird so gedreht, dass die Handfläche nach unten zeigt und die Hand wird in Ellbogenhöhe über dem linken Arm platziert.

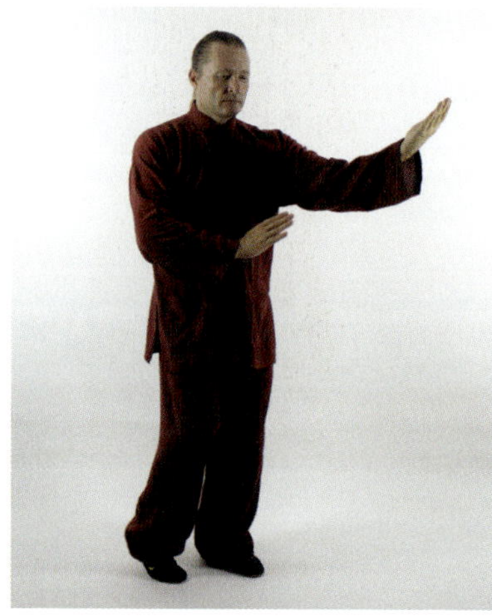

Abb. 4.125: Figur 20_1

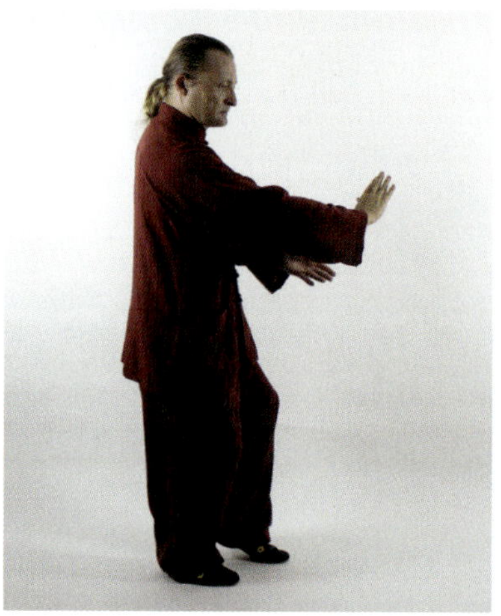

Abb. 4.126: Figur 20_2

Man führt einen Schritt nach hinten mit dem linken Bein aus und hebt sofort das rechte an für eine einbeinige Stellung. Dabei führen die Arme eine gegenläufige, große, kreisförmige Bewegung aus: Der rechte Arm bewegt sich zuerst nach oben und dann nach unten, der linke Arm zuerst nach unten und dann nach oben. Während dieser Bewegung werden die Hände zu Fäusten geballt. In der Endposition dieser Figur formen die Hände eine angedeutete Ballhaltung mit der linken Faust seitlich schräg über dem Kopf und der rechten auf Brusthöhe vor dem Körper.

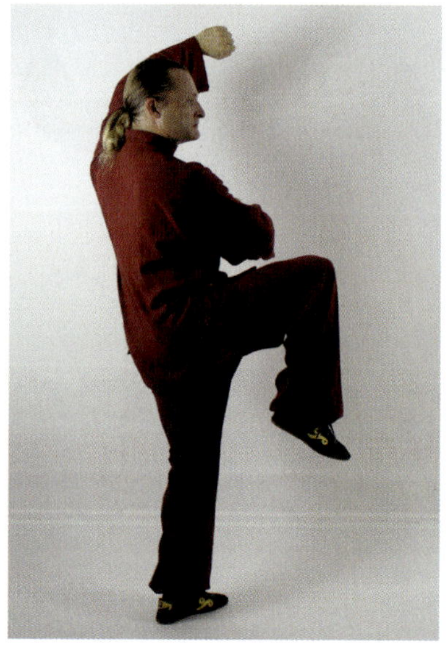

Abb. 4.127: Figur 20_3

FIGUR 21: MIT DEN ZEHEN RECHTS TRETEN

Die Hände werden auf Brusthöhe abgesenkt und gekreuzt, der rechte Arm liegt über dem linken. Das schon angehobene rechte Bein wird nun für den Fußtritt gestreckt. Auftrefffläche bei diesem Tritt sind die Zehen, deshalb ist die Fußhaltung anders als bei Figur 16, weil der Fuß selbst, bei angezogenen Zehen, gestreckt ist. Die Arme werden gleichzeitig mit der Tritttechnik nach vorne und hinten zur Seite gestreckt.

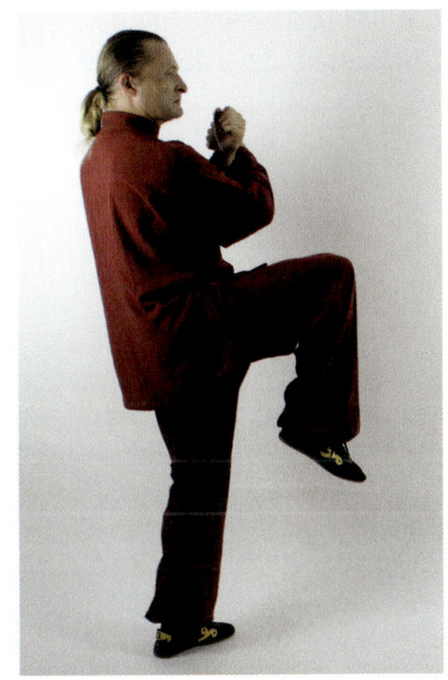

Abb. 4.128: Figur 21_1

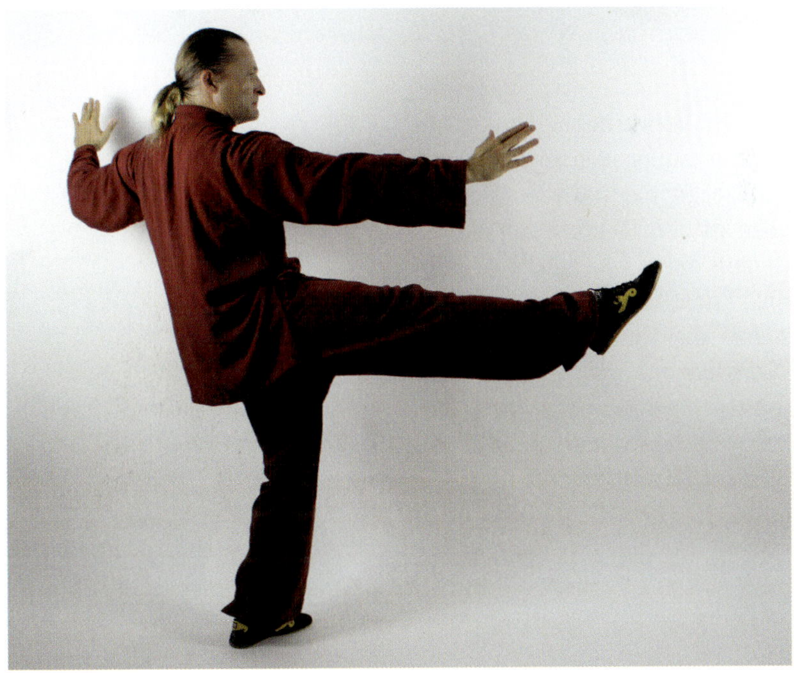

Abb. 4.129: Figur 21_2

FIGUR 22: DEM GEGNER AUF DIE OHREN SCHLAGEN

Das rechte Bein wird mit der Ferse auf eine diagonale Linie in Richtung Nordwesten ausgestellt. Dabei werden die Arme zunächst zurück in ihre natürliche Schulterlinie zurückgeführt. Die Handflächen zeigen zum eigenen Körper. Sie werden dann abgesenkt.

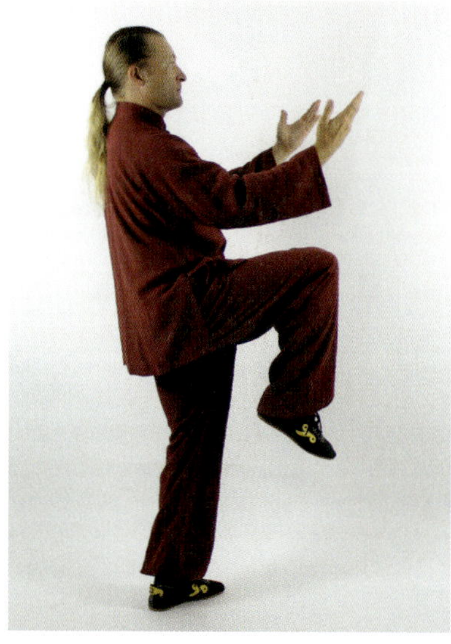

Abb. 4.130: Figur 22_1

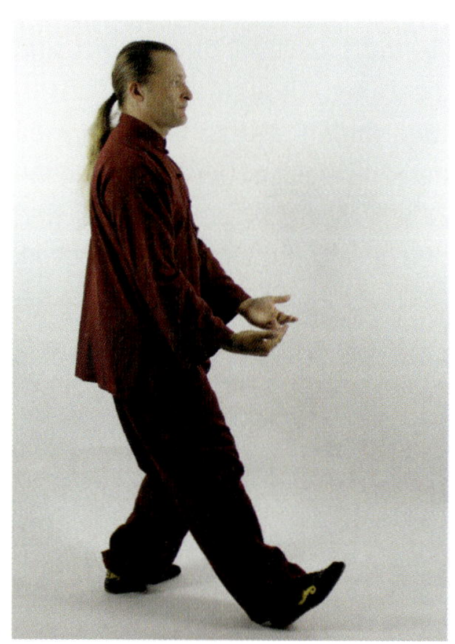

Abb. 4.131: Figur 22_2

Mit dem Verwurzeln in eine rechte Schützestellung werden die Arme halbkreisförmig nach außen und oben geführt. Die offenen Hände werden dabei zu Fäusten geballt. Am Ende der Bewegungsphase stehen die Fäuste auf Kopfhöhe. Die Bewegung stellt zwei parallele Faustschläge zum Kopf des Gegners dar (vgl. Band 1, Yang-Stil, Wettkampfform).

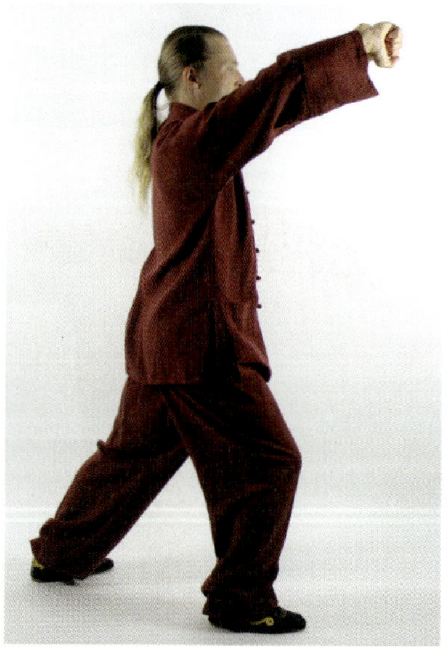

Abb. 4.132: Figur 22_3

FIGUR 23: MIT DEN ZEHEN LINKS TRETEN

Das Gewicht wird auf das hintere Bein verlagert. Man dreht die Fußspitze des vorderen Beins nach außen. Gleichzeitig werden die Arme halbkreisförmig auf Schulterhöhe abgesenkt. Mit dem Belasten des rechten Beins wird das linke Bein angehoben und die Arme werden vor dem Oberkörper gekreuzt. Der linke Arm ist auf der Außenseite.

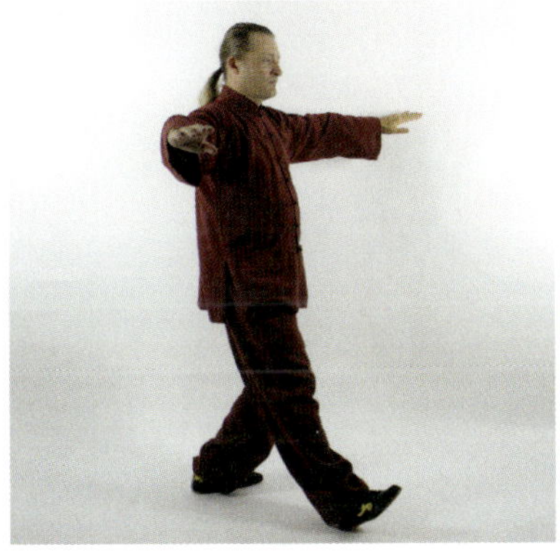

Abb. 4.133: Figur 23_1

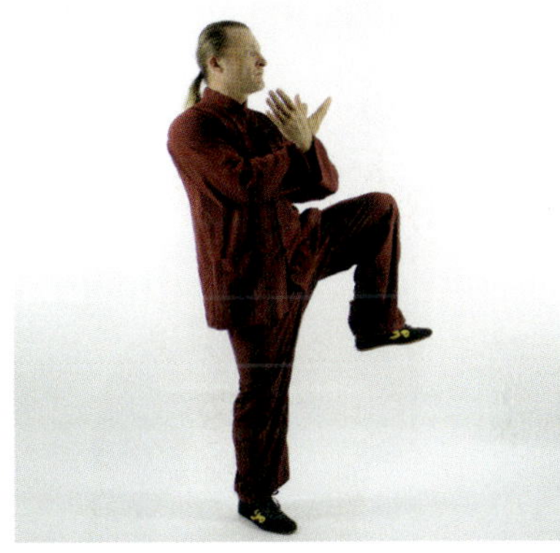

Abb. 4.134: Figur 23_2

Es folgt ein Fußtritt mit dem linken Bein. Dabei werden die Arme gestreckt. Die rechte Hand steht über dem Bein, die linke wird seitlich nach hinten positioniert. Die Handflächen zeigen jeweils zur Seite. Die Bewegung ist die seitenverkehrte Entsprechung von Figur 21.

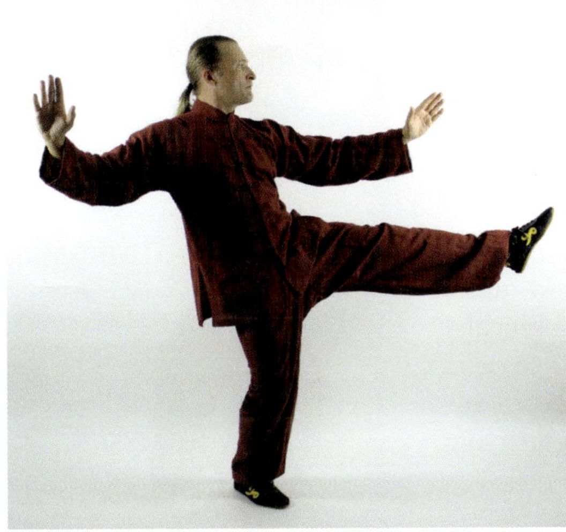

Abb. 4.135: Figur 23_3

FIGUR 24: DEN KÖRPER DREHEN UND FUSSTRITT

Das linke Bein wird mit weit eingedrehter Fußspitze schräg hinter dem rechten abgesetzt. Der Oberkörper wird dabei nach rechts gedreht, um die Bewegung zu unterstützen. Die Arme werden dabei vor der Brust gekreuzt.

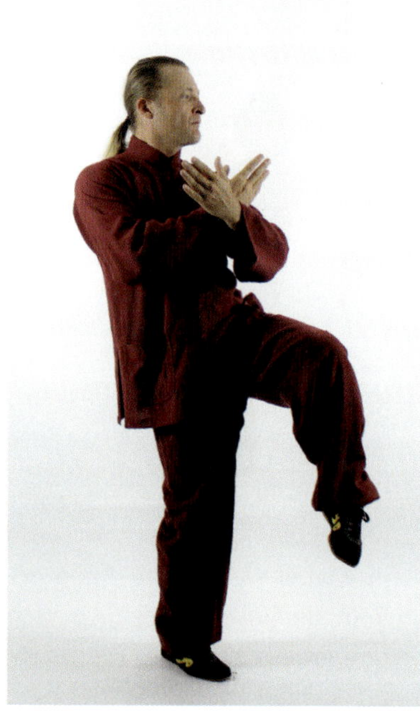

Abb. 4.136: Figur 24_1

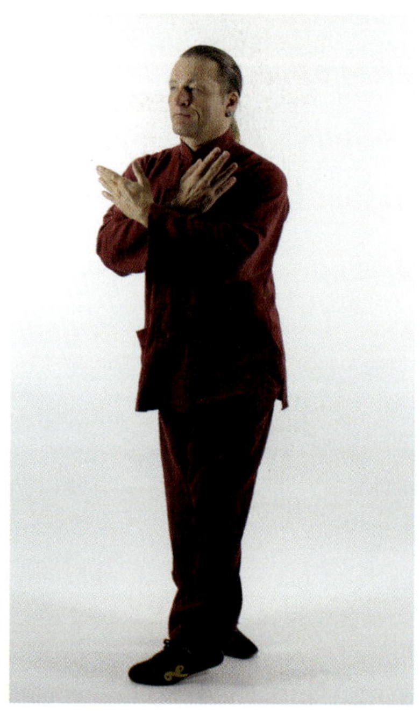

Abb. 4.137: Figur 24_2

Mit dem Belasten des linken Beins wird die 360°-Drehung fortgesetzt. Sie endet in einem rechten leeren Schritt in Richtung Westen. In der Endphase der Drehbewegung werden die Arme vor dem Oberkörper entkreuzt. Die linke Hand wird seitlich nach hinten gestreckt, dabei wird die Hand zu einer Hakenhand geformt. Die rechte Hand wird gerade nach vorne gestreckt. Die Handfläche zeigt nach unten und bietet ein Ziel für den anschließenden Fußtritt.

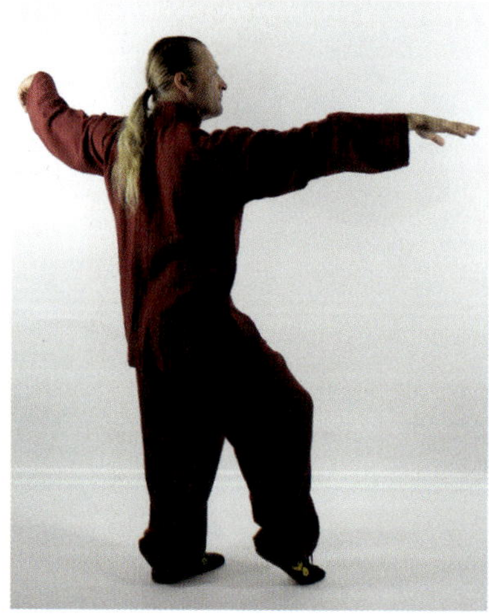

Abb. 4.138: Figur 24_3

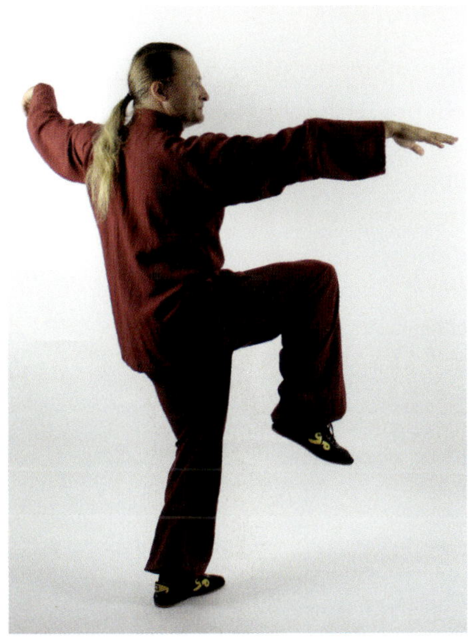

Abb. 4.139: Figur 24_4

Die rechte Hand wird mit dem Spann des rechten Fußes von unten berührt. Diese Bewegung kann zur besonderen Betonung dynamisch ausgeführt werden.

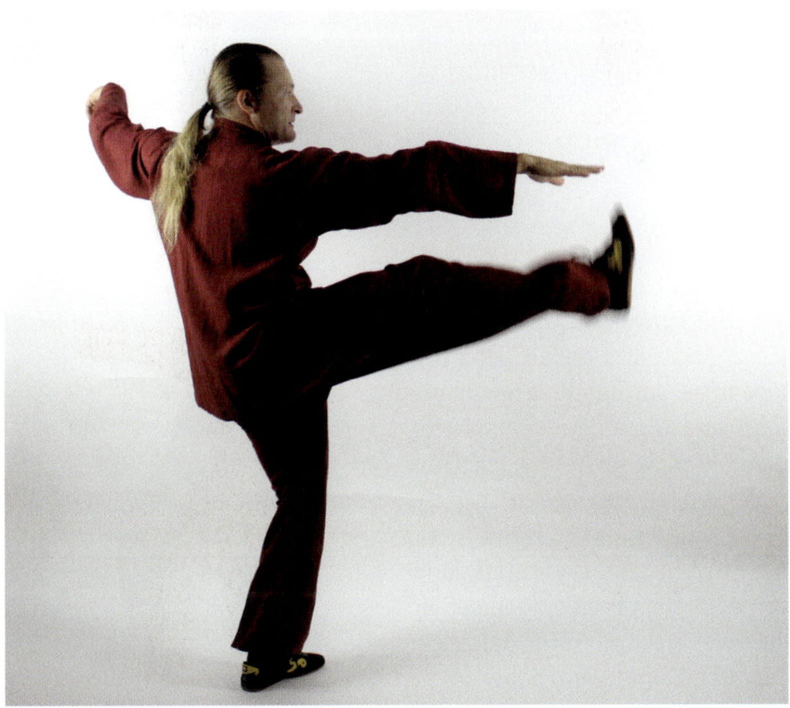

Abb. 4.140: Figur 24_5

FIGUR 25: NACH VORNE GEHEN UND NACH UNTEN SCHLAGEN

Das rechte Bein wird, mit der Fußspitze nach außen zeigend, nach vorne abgesetzt. Die rechte Hand kreist dabei halbkreisförmig auf eine Position an der rechten Hüfte. Die Hakenhand der linken Hand wird aufgelöst und es wird eine halbkreisförmige Bewegung nach vorne ausgeführt.

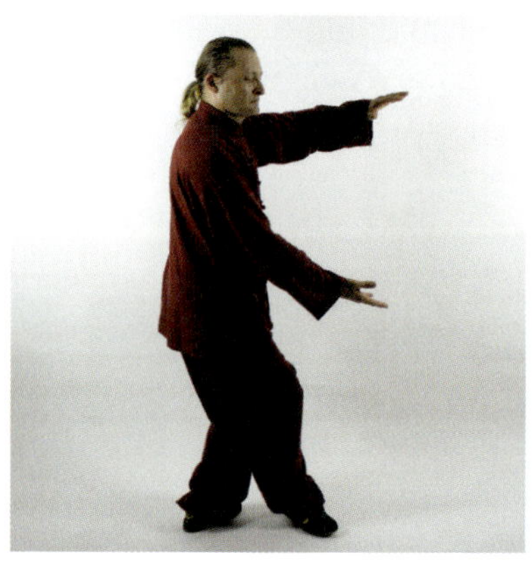

Abb. 4.141: Figur 25_1

Das linke Bein wird nun nach vorne nachgezogen und für eine Schützestellung platziert. Die linke Hand kreist weiter, bis sie eine tiefe Position vor dem Körper erreicht hat. Die rechte Hand führt die angefangene Kreisbewegung weiter, bis sie in einer Position seitlich hinter dem Kopf angekommen ist.

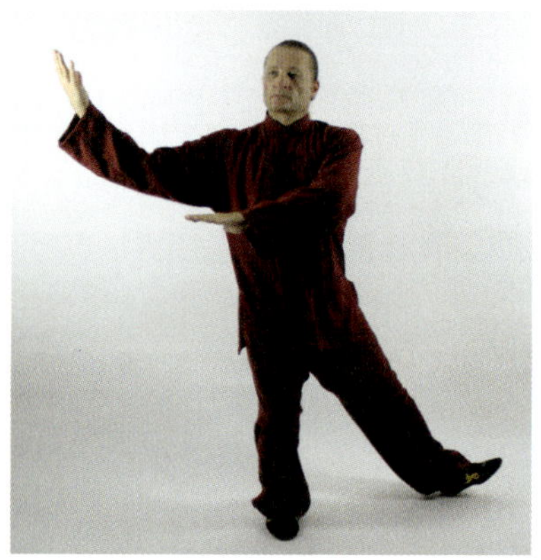

Abb. 4.142: Figur 25_2

Mit dem Verwurzeln wird die linke Hand nach links außen gebracht, indem sie um das Knie herumgeführt wird. Diese Bewegung gleicht dem Teil „Knie streifen" in der Figur „Knie streifen und stoßen". Gleichzeitig wird die rechte Hand zu einer Faust geballt. Diese wird dann von der hohen Position gerade auf ein tiefes Ziel nach vorne gestoßen. Der Oberkörper wird dabei leicht nach vorne geneigt.

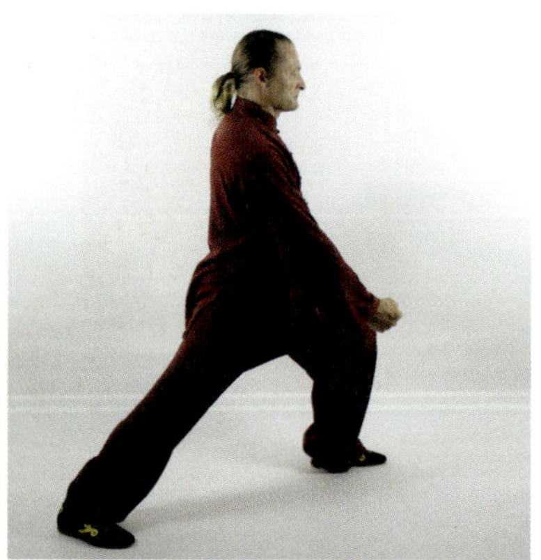

Abb. 4.143: Figur 25_3

FIGUR 26: DER DIAGONALE FLUG

Man rollt zurück auf das rechte Bein, dreht die Fußspitze des linken Beins nach außen, belastet es wieder und zieht das nun unbelastete rechte Bein nah an das linke heran. Dabei formen die Hände eine linke Ballhaltung.

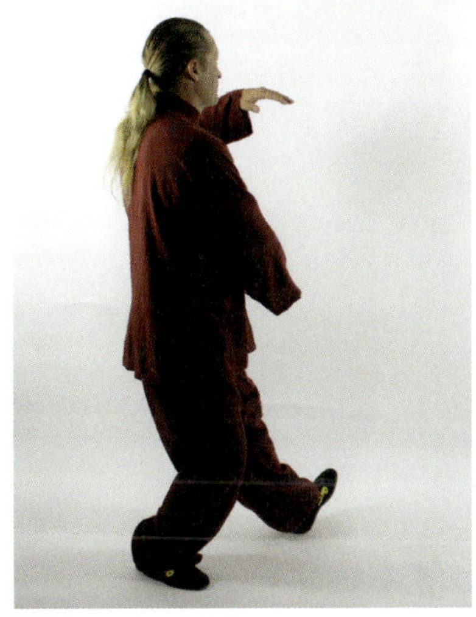

Abb. 4.144: Figur 26_1

Das rechte Bein wird nun für eine Schützestellung nach vorne gesetzt. Mit dem Verwurzeln werden die Arme geöffnet. Die rechte Hand wird nach rechts oben genommen. Die Handfläche zeigt nach oben. Die linke Hand wird nach links unten bewegt und steht in der Endposition auf Hüfthöhe mit der Handfläche nach unten. Der Blick folgt der linken Hand und betont somit die Rolle der rechten Schulter.

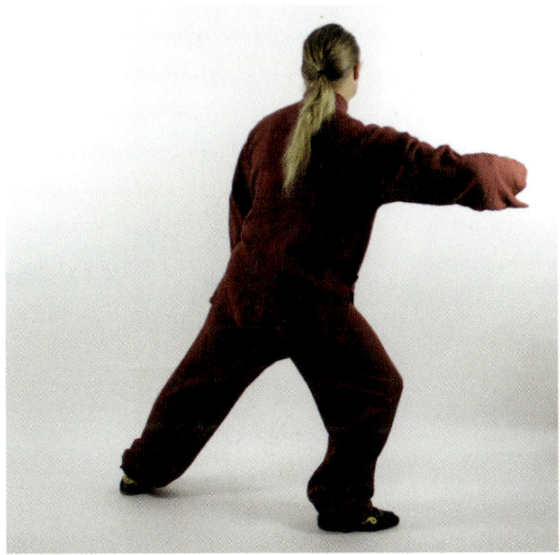

Abb. 4.145: Figur 26_2

FIGUR 27: HINABSTEIGEN AUF DAS LINKE BEIN

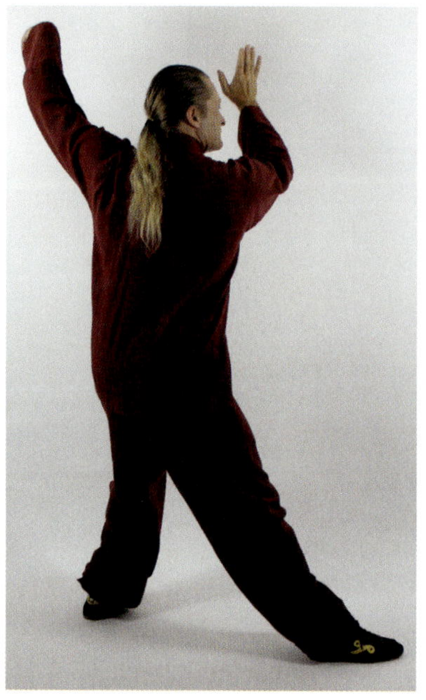

Abb. 4.146: Figur 27_1

Mit Zurücknehmen des Körpergewichts auf das linke Bein wird eine tiefe Schützestellung bzw. eine geduckte Stellung eingenommen (vgl. Band 1). Die linke Hand wird dabei zu einer Hakenhand geformt, während die rechte eine halbkreisförmige Bewegung nach unten ausführt. Die Handfläche zeigt dabei schräg nach unten.

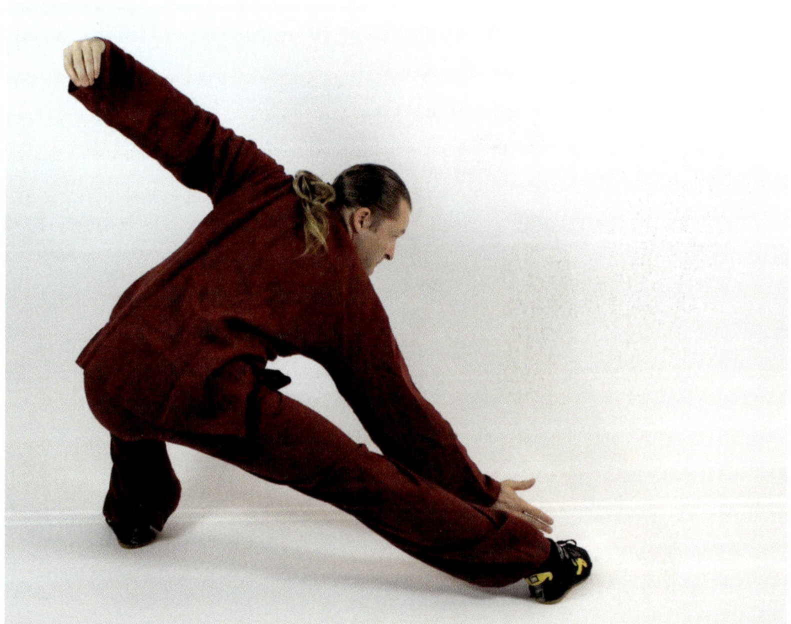

Abb. 4.147: Figur 27_2

FIGUR 28: DER GOLDENE HAHN STEHT AUF EINEM BEIN

Die rechte Hand wird mit der Handfläche nach außen nach vorne bewegt. Durch Strecken des linken Beins wird der Körper in eine rechte Schützestellung in Richtung Westen aufgerichtet. Die rechte Hand dreht sich am Ende der Bewegung so, dass die Handfläche nach vorne zeigt. Die linke Hand bleibt in Form der Hakenhand, die Fingerspitzen zeigen allerdings jetzt nach hinten oben.

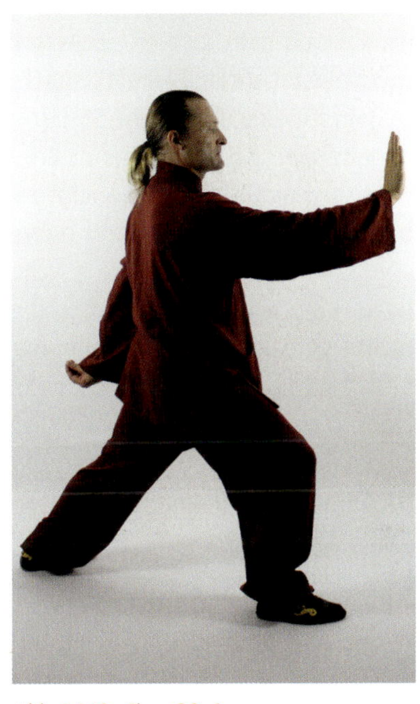

Abb. 4.148: Figur 28_1

Das linke Bein wird nun angehoben (der Oberschenkel ist mindestens waagerecht!), sodass ein einbeiniger Stand entsteht. Gleichzeitig öffnet sich die linke Hand und der Arm führt eine vertikale Kreisbewegung aus, bis die Hand eine Position auf Kopfhöhe einnimmt, die Handfläche zeigt dabei nach außen. Die rechte Hand wird in eine Ruhestellung an der rechten Hüfte zurückgezogen, die Handfläche zeigt dabei nach unten.

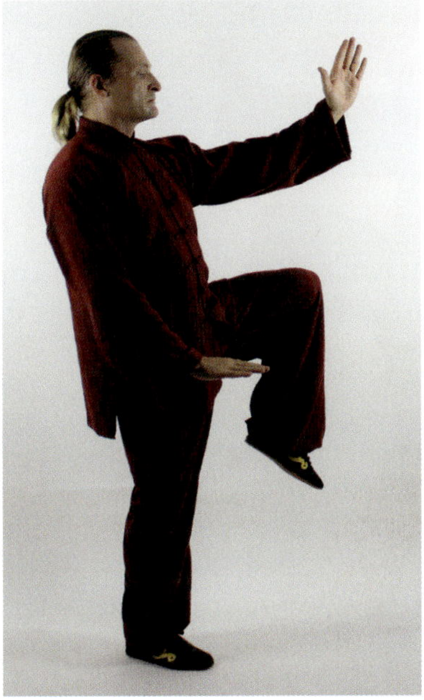

Abb. 4.149: Figur 28_2

Die Auslage wird nun auf der Stelle gewechselt, d. h., das linke Bein wird neben dem rechten abgesetzt und belastet, danach wird das rechte Bein für eine einbeinige Stellung angehoben. Bei diesem Auslagewechsel werden die Knie leicht gebeugt. Die Hände wechseln dabei ebenfalls ihre Position, d. h., die linke Hand wird abgesenkt und die rechte wird angehoben. Beim Anheben der rechten Hand zeigt die Handfläche zuerst nach oben und wird erst am Ende der Bewegung zur Seite gedreht.

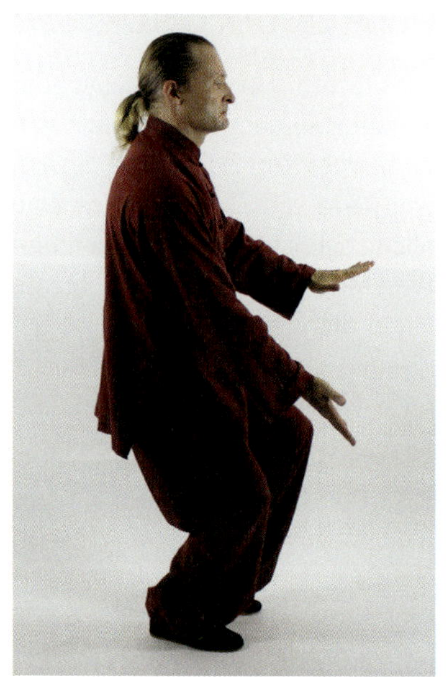

Abb. 4.150: Figur 28_3

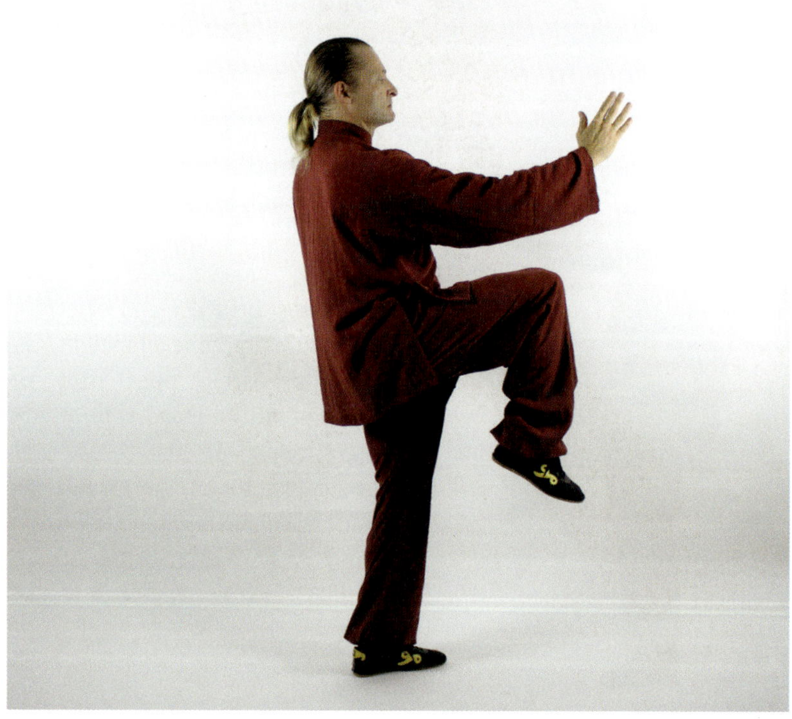

Abb. 4.151: Figur 28_4

FIGUR 29: ZURÜCKSCHREITEN UND DIE HANDFLÄCHE AUSSTRECKEN

Das rechte Bein wird weit nach hinten gesetzt, sodass eine linke Schützestellung entsteht. Die linke Hand wird gleichzeitig nach vorne gestoßen, dabei wird die Handfläche so gedreht, dass sie in der Endposition nach oben zeigt. Die rechte Hand wird mit der Handfläche nach unten in eine Position unter dem linken Ellbogen zurückgezogen.

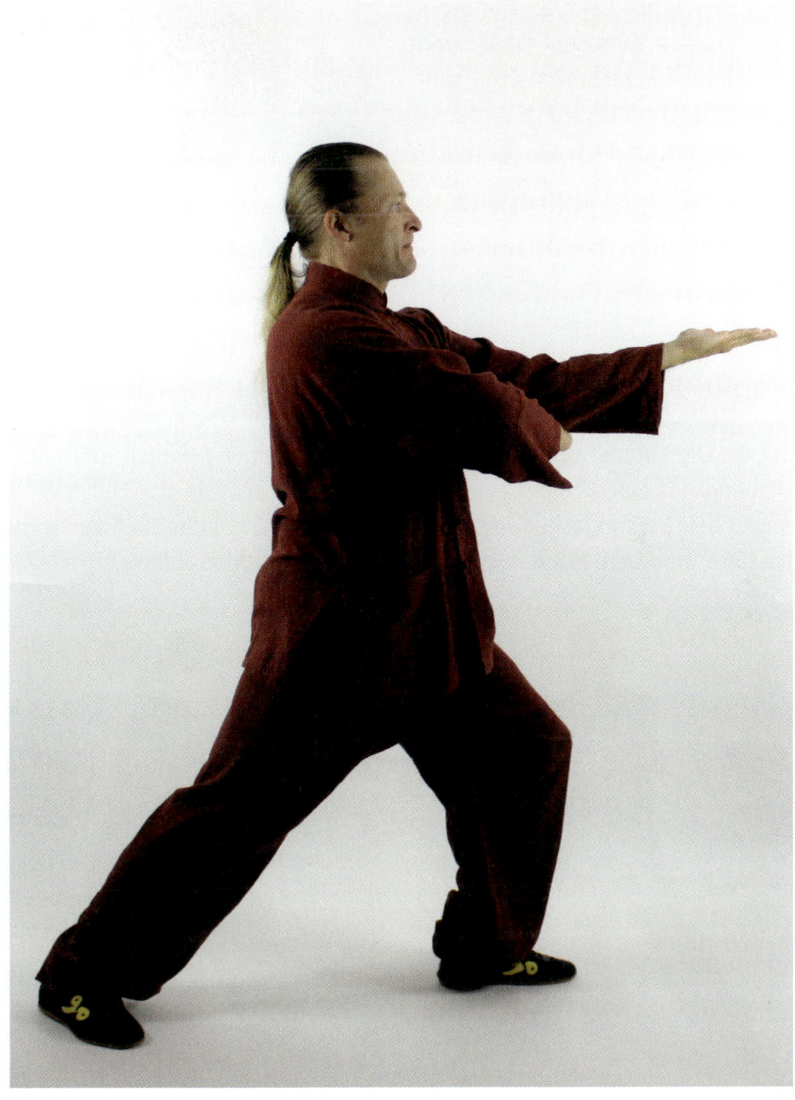

Abb. 4.152: Figur 29_1

TEIL 4

FIGUR 30: DIE HANDFLÄCHE IN LEEREM SCHRITT NACH UNTEN SCHIEBEN

Mit Belasten des rechten Beins wird eine Drehung um 180° in Richtung Osten eingeleitet. Dabei wird der rechte Unterarm angezogen, sodass zwischen Ober- und Unterarm ein rechter Winkel entsteht.

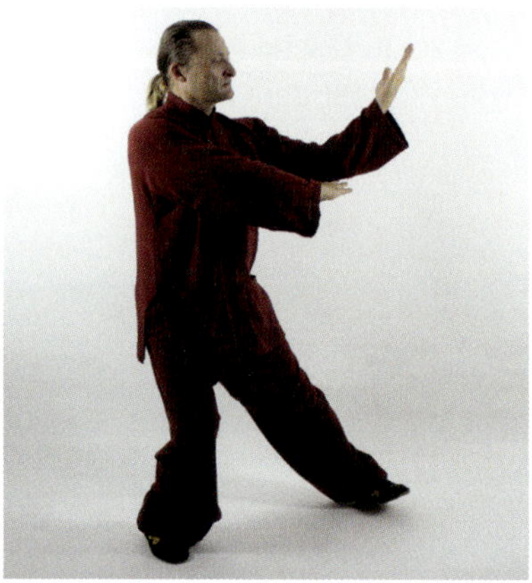

Abb. 4.153: Figur 30_1

Die Fußspitze des rechten Beins wird für die Drehung weit eingedreht, das linke Bein danach belastet. Die Drehung endet in einem rechten leeren Schritt. Die Hände werden in der Position zueinander gehalten und unter Drehung des Oberkörpers weit nach rechts abgesenkt. In der Endstellung zeigen beide Handflächen nach unten, die linke Hand steht über dem rechten Knie, die rechte Hand in einer tiefen Stellung an der rechten Körperseite.

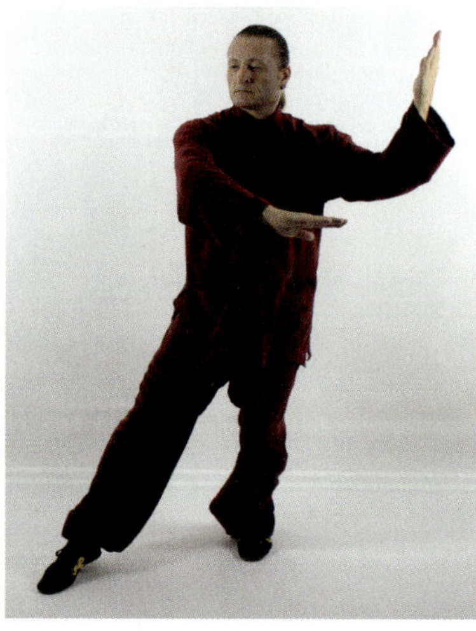

Abb. 4.154: Figur 30_2

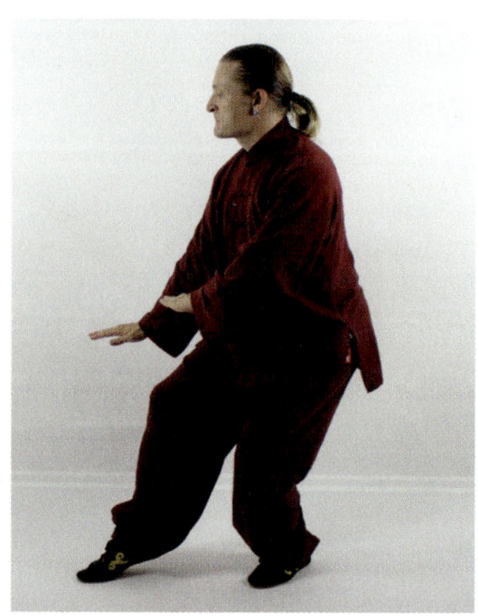

Abb. 4.155: Figur 30_3

FIGUR 31: DIE HANDFLÄCHE HEBEN UND AUF EINEM BEIN STEHEN

Das rechte Bein wird angehoben in einen einbeinigen Stand. Die rechte Hand wird gedreht und harmonisch mit dem Aufrichten auf das linke Bein von unten nach oben auf Schulterhöhe angehoben („Schöpfbewegung"). Gleichzeitig wird die linke Hand in eine Position vor die linke Brust zurückgenommen. Die Handfläche zeigt nach außen.

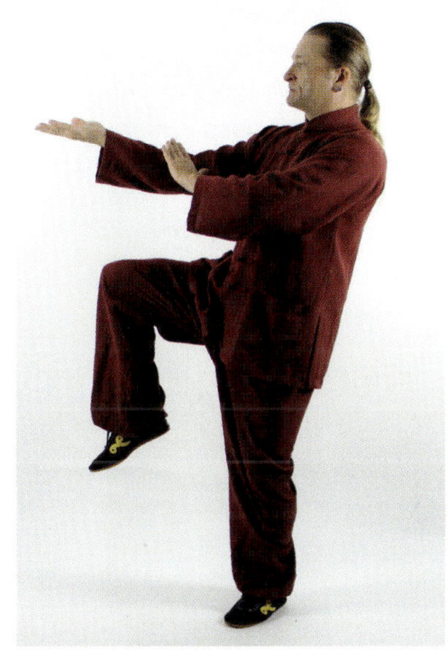

Abb. 4.156: Figur 31_1

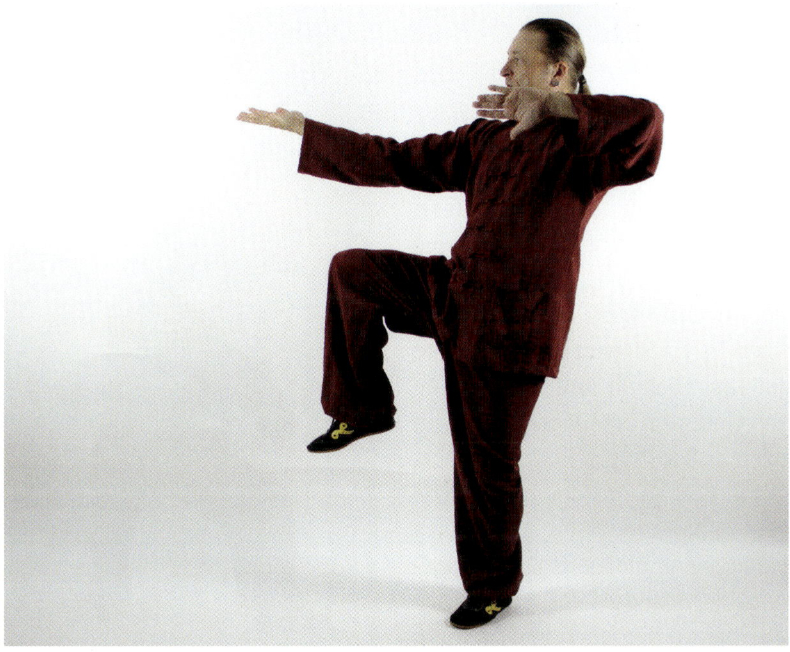

Abb. 4.157: Figur 31_2

FIGUR 32: MIT DEM KÖRPER SCHIEBEN IN HALBER REITERSTELLUNG

Beim angehobenen rechten Bein wird die Fußspitze weit gedreht, sodass sie nach Süden zeigt. Das Bein wird dann nach vorne abgesetzt. Dies leitet eine gegensätzliche Drehbewegung der Arme ein: Der linke Arm kreist zunächst nach oben und dann nach unten, der rechte wird zunächst nach unten und dann nach oben geführt.

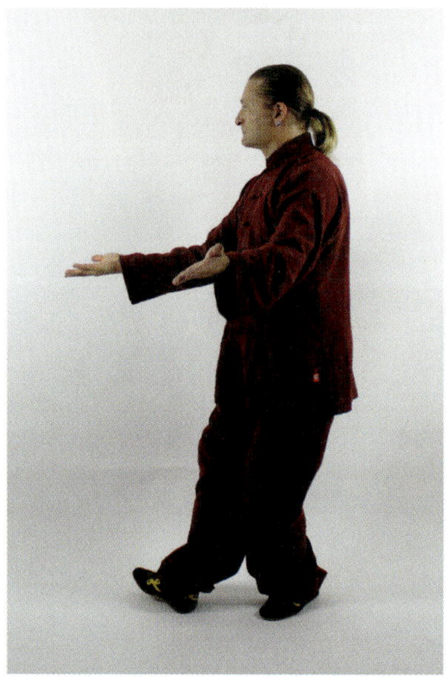

Abb. 4.158: Figur 32_1

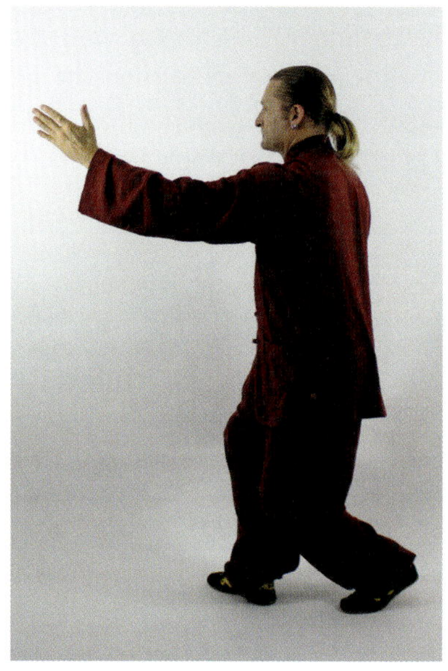

Abb. 4.159: Figur 32_2

Mit Belastung des rechten Beins wird das linke nach vorne in eine halbe Reiterstellung ausgesetzt, d. h., die Fußspitze zeigt nach vorn (vgl. Band 1). Dabei wird die linke Hand zur Faust geballt und mit dem linken Unterarm eine Blockbewegung nach außen ausgeführt. Die rechte Hand wird mit der Handfläche zum Unterarm nahe am linken Handgelenk platziert. Die Endstellung der Hände folgt harmonisch aus der vorhergehenden Drehung der Arme.

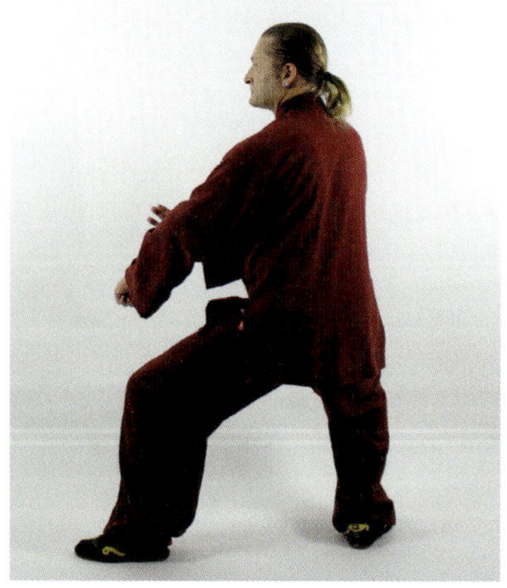

Abb. 4.160: Figur 32_3

FIGUR 33: DEN KÖRPER DREHEN UND MIT DEM ARM ABWEHREN

Das Körpergewicht wird auf das rechte Bein zurückgenommen. Gleichzeitig werden die Arme parallel nach rechts hinten geführt. Die linke Faust wird zur Handfläche geöffnet.

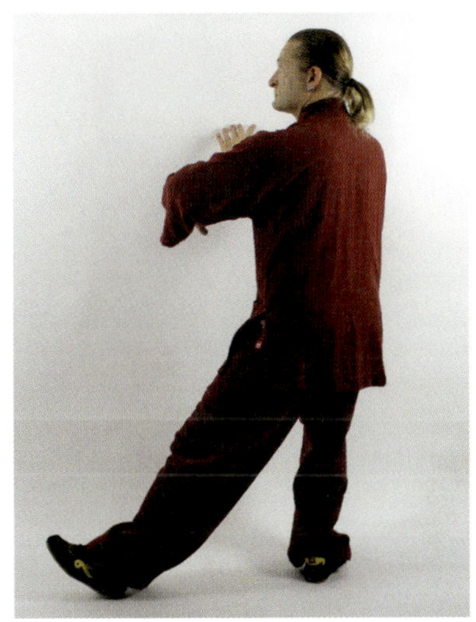

Abb. 4.161: Figur 33_1

Mit Belasten des linken Beins wird eine vollständige Körperdrehung eingeleitet: Das rechte Bein wird mit maximal eingedrehter Fußspitze vor das linke Bein gesetzt, dann führt man mit der Drehung des Körpers nach hinten einen weiteren Schritt mit dem linken Bein in eine linke Schützestellung aus. Diese zeigt leicht schräg in Richtung Südosten. Die Arme haben während der Drehung eine feste Position: Der rechte Arm ist in Schulterhöhe natürlich gestreckt, die Handfläche zeigt nach oben, der linke steht auf gleicher Höhe und die Handfläche zeigt in Richtung Ellbogen des rechten Arms. Mit Verwurzeln in die Schützestellung werden die Hände zu Fäusten geballt. Die linke Faust wird an der linken Hüfte positioniert. Gleichzeitig wird mit dem linken Unterarm eine Blockbewegung nach innen ausgeführt.

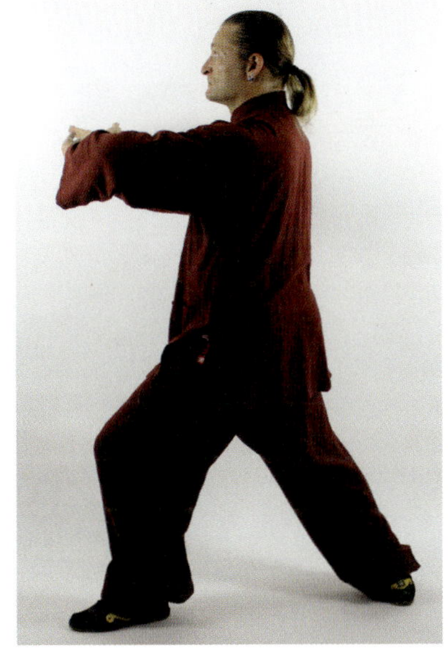

Abb. 4.162: Figur 33_2

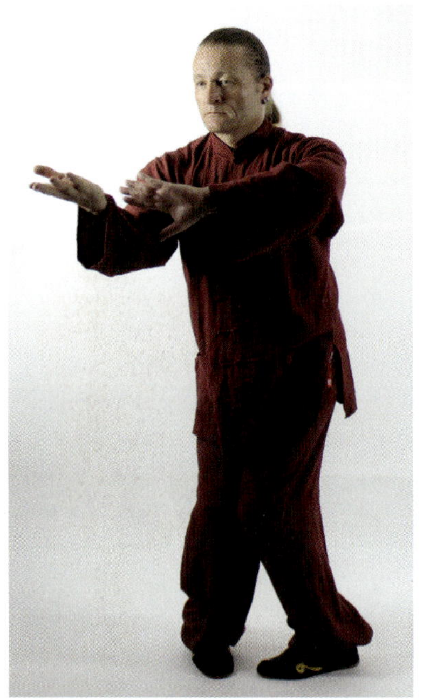

Abb. 4.163: Figur 33_3

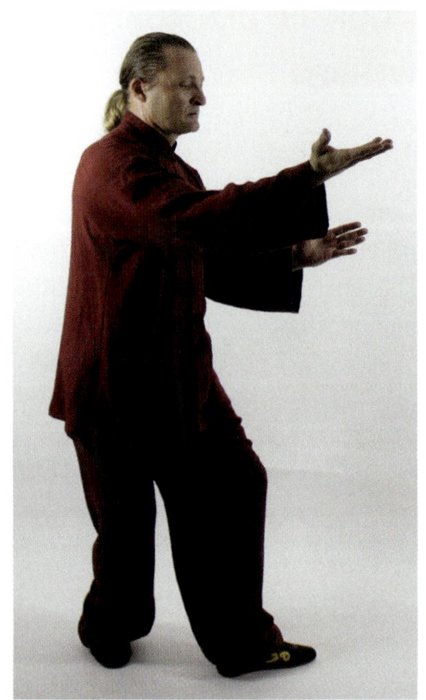

Abb. 4.164: Figur 33_4

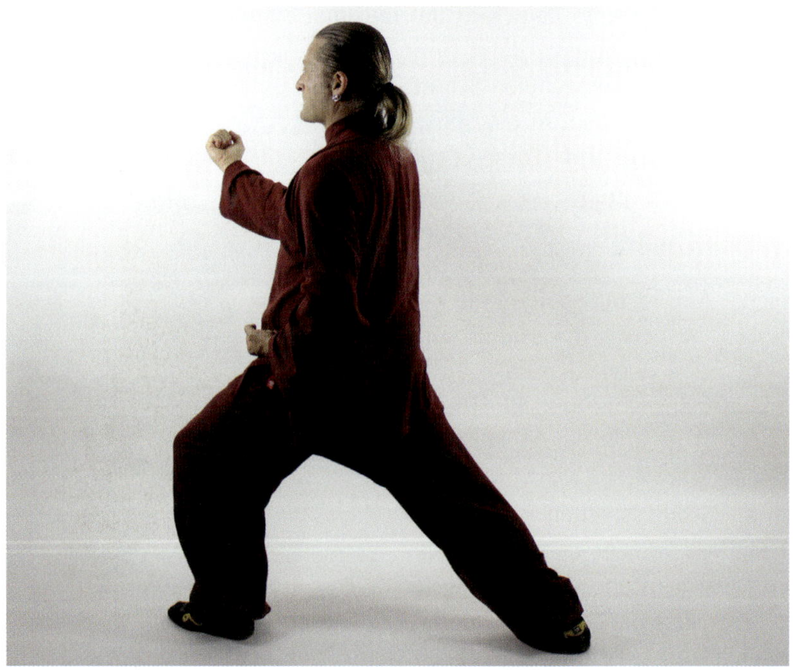

Abb. 4.165: Figur 33_5

FIGUR 34: FESTHALTEN UND ZUSTOSSEN IN KREUZSCHRITT-STELLUNG

Das Körpergewicht wird auf das hintere Bein transferiert. Dabei beginnt der rechte Arm eine Kreisbewegung nach hinten oben. Der linke Arm wird zunächst halbkreisförmig leicht nach hinten genommen und dann gerade nach vorne gestreckt.

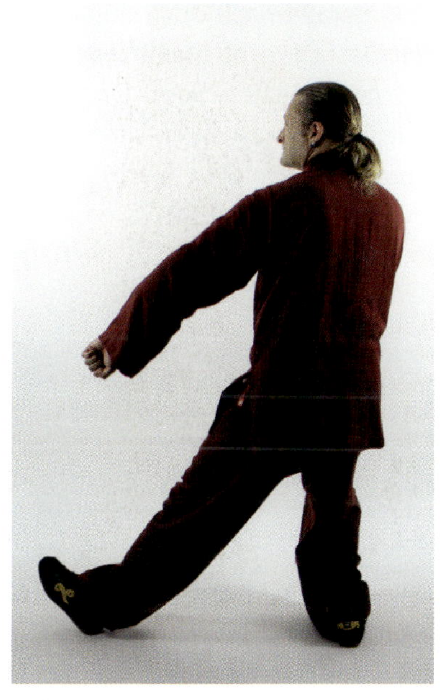

Abb. 4.166: Figur 34_1

Das rechte Bein wird nach vorne für einen tiefen Kreuzschritt ausgestellt. Mit Absenken des Körpers in die tiefe Stellung wird die linke Hand an den Körper herangezogen, während die rechte Hand einen Fauststoß nach vorne unten ausführt. In der Endstellung ist die linke Faust unter dem rechten Ellbogen platziert.

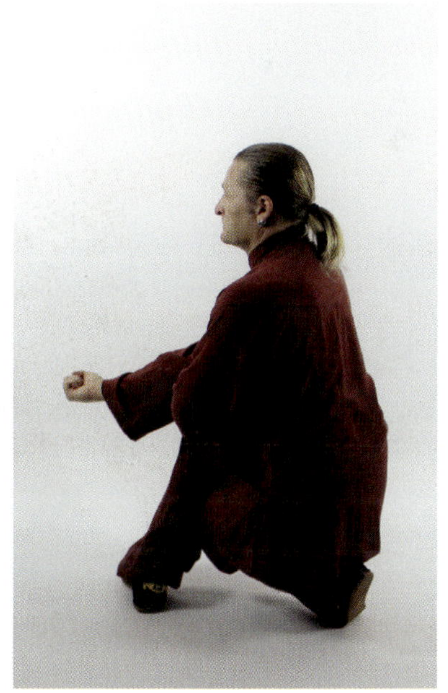

Abb. 4.167: Figur 34_2

FIGUR 35: HINABSTEIGEN AUF DAS RECHTE BEIN

Der Körper wird aus der Kreuzstellung gerade nach oben aufgerichtet. Das Gewicht bleibt weiterhin auf dem rechten Bein. Das linke Bein wird nach vorne ausgestellt. Die Arme werden hierbei nach rechts hinten gestreckt. Die Fäuste werden geöffnet. Der Blick folgt den Händen.

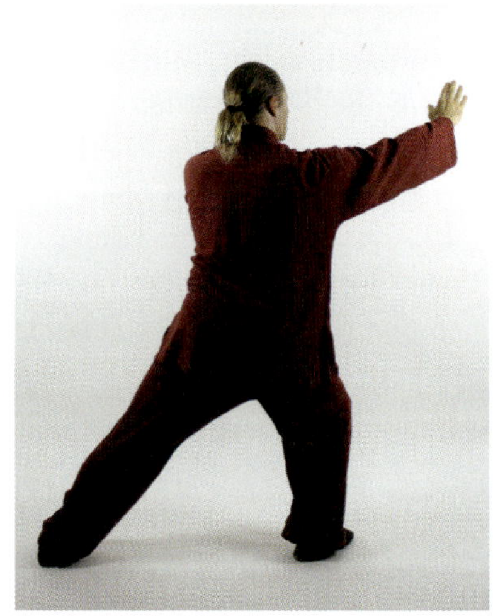

Abb. 4.168: Figur 35_1

Der Körper wird nun in eine tiefe Schützestellung abgesenkt. Die linke Hand führt dabei eine kreisförmige Bewegung nach unten aus (die Handfläche zeigt nach unten), die rechte wird mit der Handfläche zum Körper gedreht und folgt dann der linken Hand.

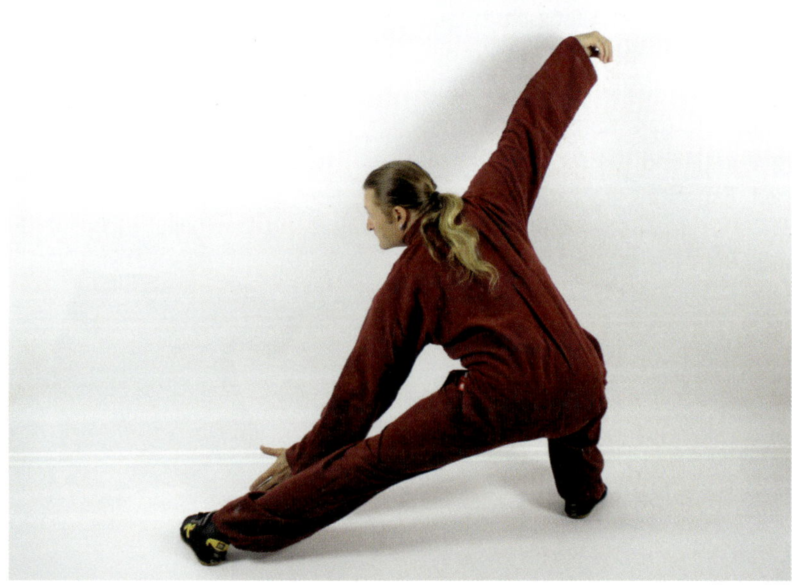

Abb. 4.169: Figur 35_2

FIGUR 36: NACH VORNE GEHEN UND SIEBEN STERNE FORMEN

Durch Strecken des rechten Beins wird der Körper in eine linke Schützestellung in Richtung Osten aufgerichtet. Die linke Hand wird dabei so gedreht, dass der Unterarm nach vorne zeigt. Die rechte Hand hält zunächst ihre Position und wird dann auf eine Ruheposition an der rechten Hüfte zurückgenommen. Die Handfläche zeigt nach unten.

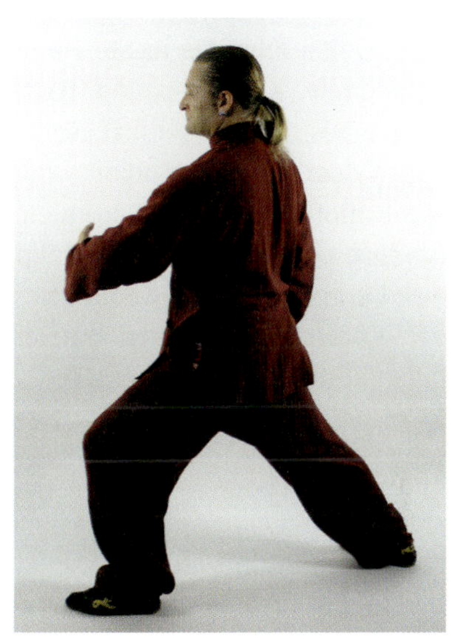

Abb. 4.170: Figur 36_1

Die Fußspitze des linken Beins wird nach außen gedreht. Das rechte Bein wird unbelastet nach vorne in eine leere Schrittstellung gesetzt. Nur der Fußballen hat Kontakt zum Boden. Gleichzeitig ballt man beide Hände zu Fäusten. Der rechte Arm wird unter dem linken nach vorne oben geschoben. Beide Fäuste sind jetzt vor dem Kopf in gekreuzter Stellung.

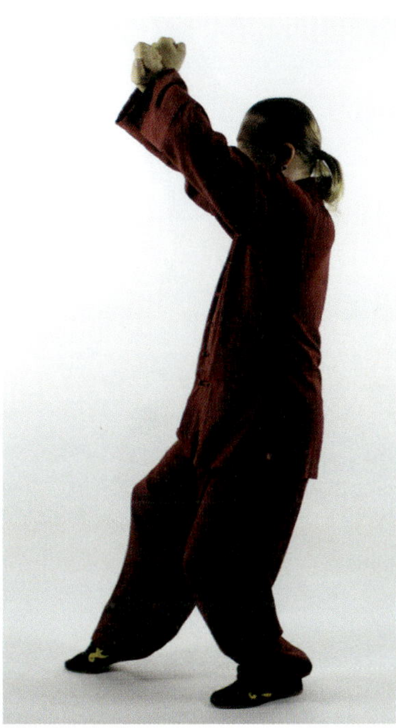

Abb. 4.171: Figur 36_2

FIGUR 37: DEN TIGER REITEN

Das rechte Bein wird für einen linken leeren Schritt nach hinten gesetzt. Dabei führt die rechte Hand eine große Kreisbewegung nach hinten aus, bis sie seitlich rechts neben dem Kopf positioniert wird. Die Handfläche zeigt nach innen. Gleichzeitig führt die linke Hand eine kleine Halbkreisbewegung vor dem Körper aus und endet in einer tiefen Position vor dem Körper.

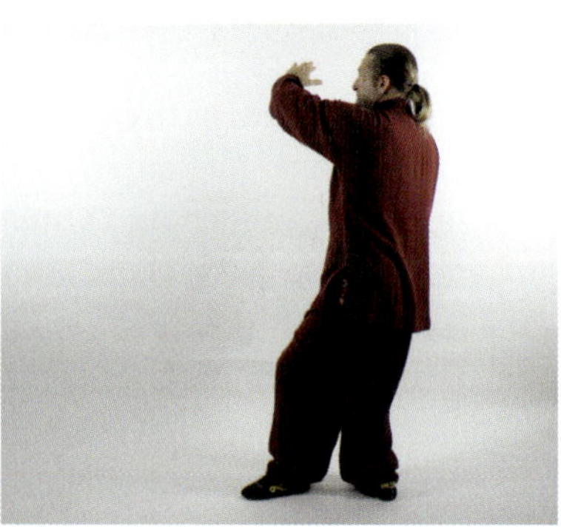

Abb. 4.172: Figur 37_1

Der Körper wird nun im leeren Schritt leicht abgesenkt. Dabei wird die Kreisbewegung der rechten Hand harmonisch fortgeführt, sodass sie in einer tiefen Stellung über dem linken Bein endet. Die Handfläche zeigt nach oben. Die linke Hand wird nach hinten links geführt, die Handfläche zeigt dabei nach unten.

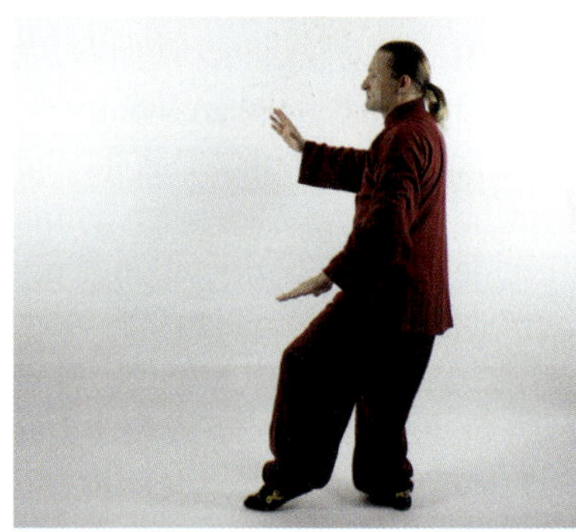

Abb. 4.173: Figur 37_2

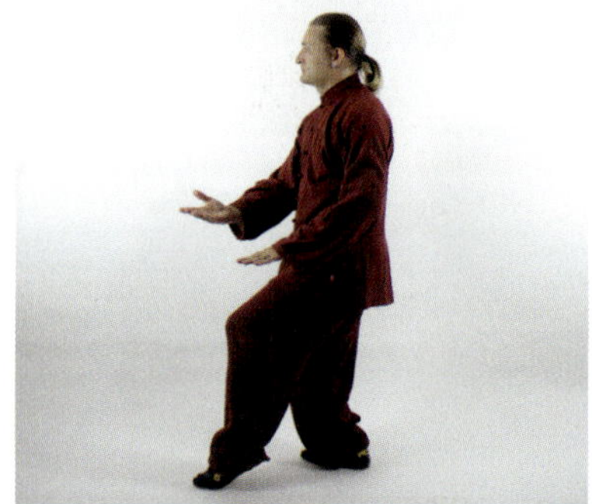

Abb. 4.174: Figur 37_3

Das linke Bein wird nun angehoben, sodass eine einbeinige Stellung entsteht. Das Bein ist dabei etwas mehr gestreckt als üblich. Mit dem Aufrichten in die einbeinige Stellung wird die linke Hand zur Hakenhand geformt und schräg nach oben auf Kopfhöhe geführt. Die rechte Hand wird, mit der Handfläche nach vorne zeigend, gestreckt.

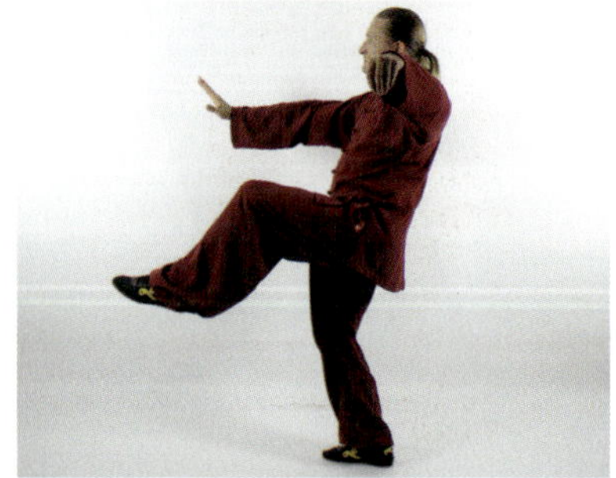

Abb. 4.175: Figur 37_4

FIGUR 38: DEN KÖRPER DREHEN UND LOTUS-FUSSTRITT

Die Fußspitze des linken Beins wird für eine anschließende 180°-Drehung stark nach innen gedreht. Das linke Bein wird dann vor dem rechten abgesetzt. Die Hakenhand wird zur Handfläche aufgelöst. Mit dem Belasten des linken Beins wird die Körperdrehung nach Westen in einen rechten leeren Schritt abgeschlossen. Der rechte Arm führt eine große, halbkreisförmige Bewegung erst nach unten und dann nach oben aus. Die Hand endet auf Kopfhöhe. Die linke Hand wird in einem kleinen Halbkreis auf eine Position unter dem rechten Ellbogen geführt. Die Handfläche zeigt nach unten.

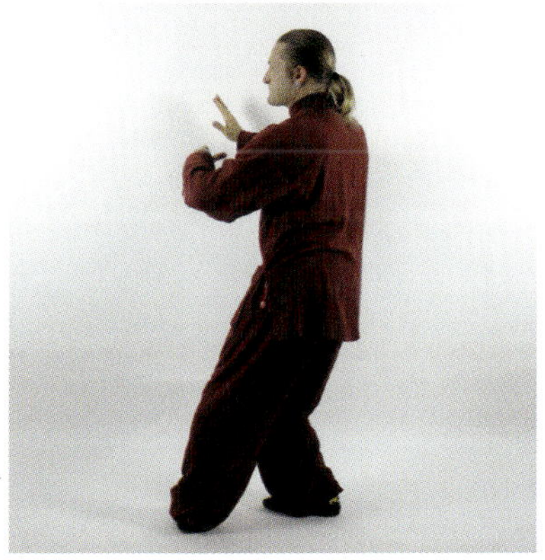

Abb. 4.176: Figur 38_1

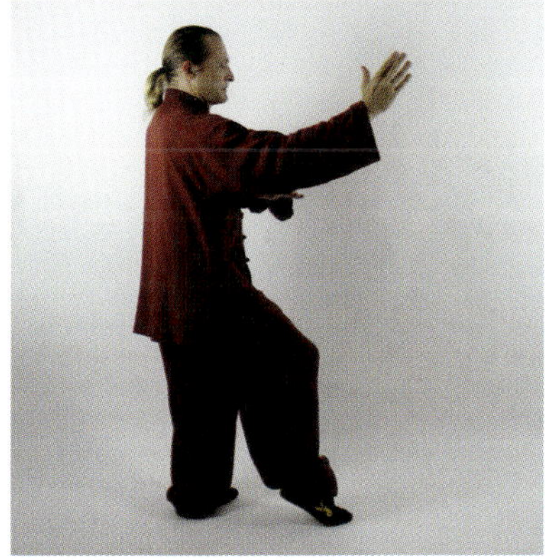

Abb. 4.177: Figur 38_2

Mit dem rechten Bein wird nun der Lotus-Fußtritt von innen nach außen ausgeführt. Ziel ist die rechte Hand. Beim Fußtritt werden beide Arme gestreckt.

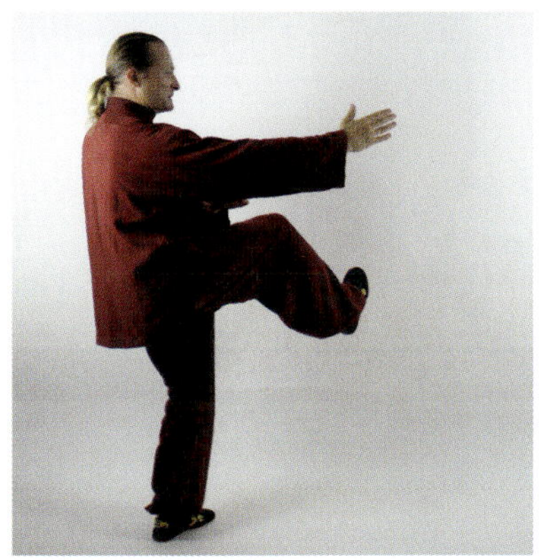

Abb. 4.178: Figur 38_3

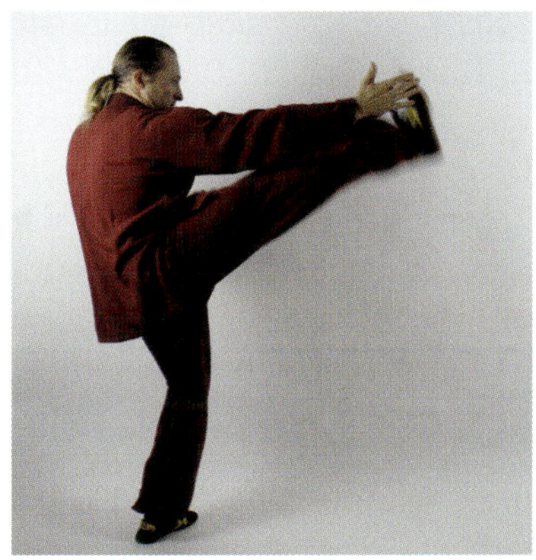

Abb. 4.179: Figur 38_4

FIGUR 39: DEN BOGEN SPANNEN, UM DEN TIGER ZU SCHIESSEN

Das rechte Bein wird nach dem Fußtritt für eine Schützestellung in Richtung Norden ausgesetzt.

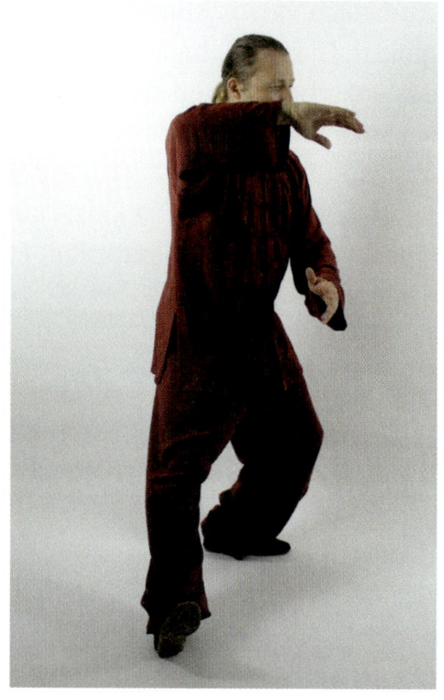

Abb. 4.180: Figur 39_1

Mit dem Belasten des rechten Beins führen die Arme eine Pendelbewegung nach unten und dann zur rechten Körperseite aus. Mit dem Verwurzeln führt man die eigentliche „Bogenschießen"-Bewegung aus: Dazu werden die Hände zu Fäusten geballt. Der linke Arm wird auf Schulterhöhe schräg seitlich nach vorne gestreckt. In der Bogenschießenanalogie ist es der Arm, der den Bogen hält. Der rechte Arm wird gebeugt und seitlich nach hinten oben bewegt. Er stellt den Arm dar, der die Bogensehne spannt. Der Oberkörper zeigt bei dieser Bewegung nach Westen.

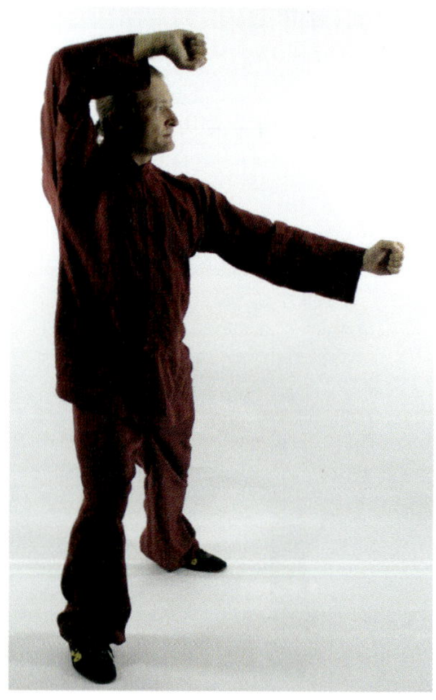

Abb. 4.181: Figur 39_2

FIGUR 40: DEN SCHWALBENSCHWANZ FANGEN, LINKS

Der Körperschwerpunkt wird auf das hintere Bein verlagert. Die Fußspitze des rechten Beins kann nun nach außen gedreht werden.

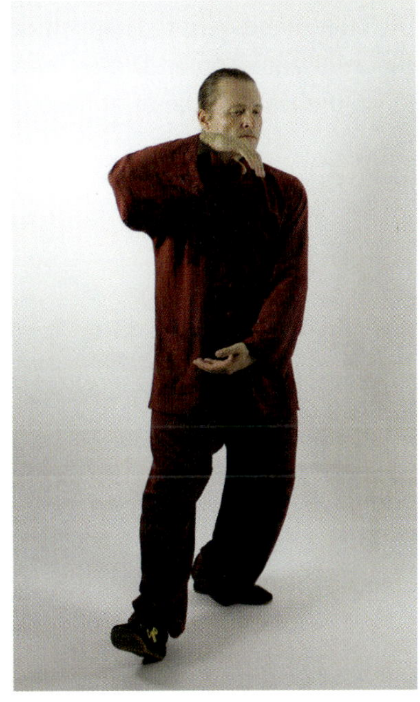

Abb. 4.182: Figur 40_1

Das rechte Bein wird nun belastet, das linke nah an dieses herangezogen. Gleichzeitig formen die Arme eine rechte Ballhaltung.

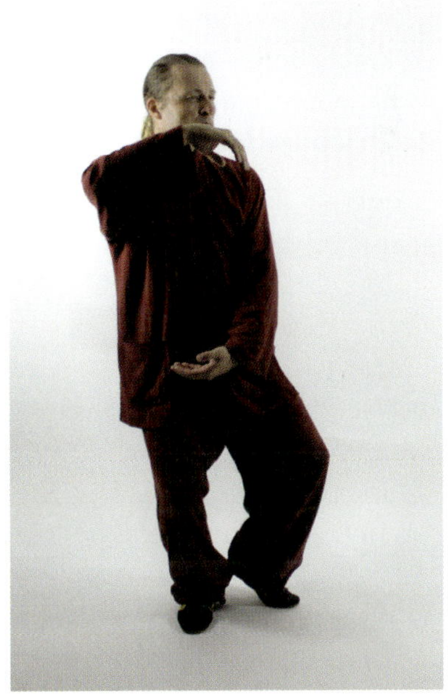

Abb. 4.183: Figur 40_2

Das linke Bein wird nun nach Westen für eine Schützestellung ausgesetzt. Mit Belastung des vorderen Beins bewegen sich die Hände auseinander. Die linke Hand geht in Linie mit dem Unterarm nach vorne, die Handfläche zeigt zum Körper. Die rechte wird nach hinten auf Hüfthöhe abgesenkt, die Handfläche zeigt nach unten.

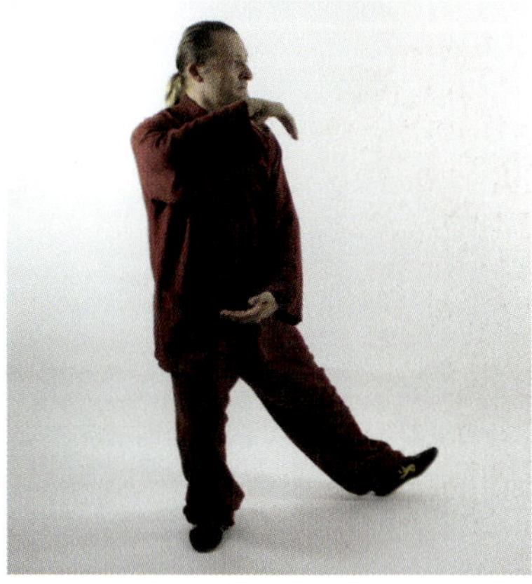

Abb. 4.184: Figur 40_3

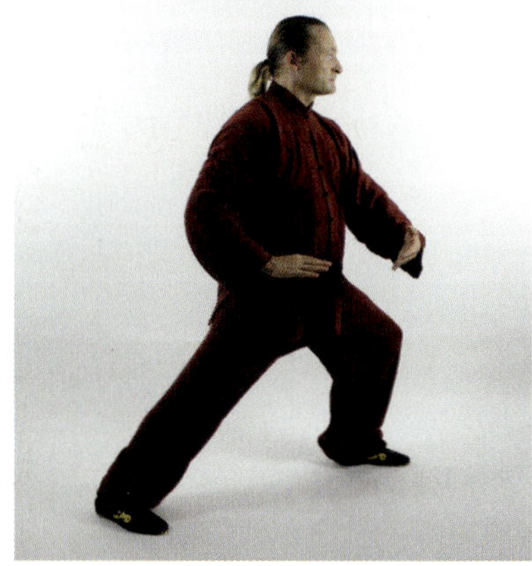

Abb. 4.185: Figur 40_4

Der linke Unterarm wird nun nach vorne außen bewegt, sodass die Handfläche zur Seite zeigt. Der rechte Arm folgt dieser Bewegung tendenziell, indem die Handfläche so geführt wird, dass sie zum linken Arm zeigt. Beide Arme werden nun in einer Pendelbewegung halbkreisförmig weit am Körper vorbei nach hinten geführt. Der Körperschwerpunkt wird dabei harmonisch mit der Armbewegung auf das rechte Bein verlagert. Der Blick folgt den Armen.

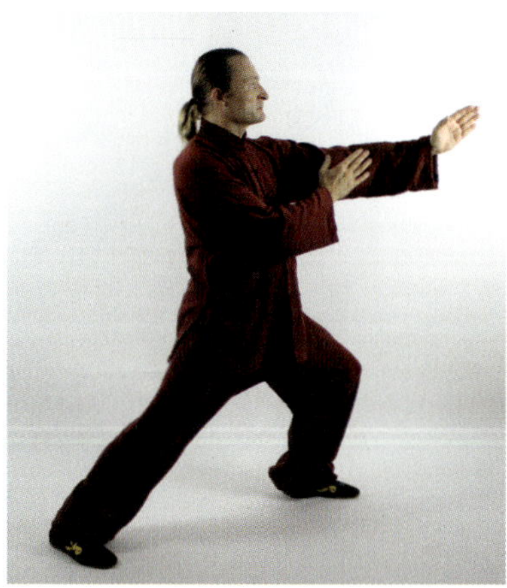

Abb. 4.186: Figur 40_3

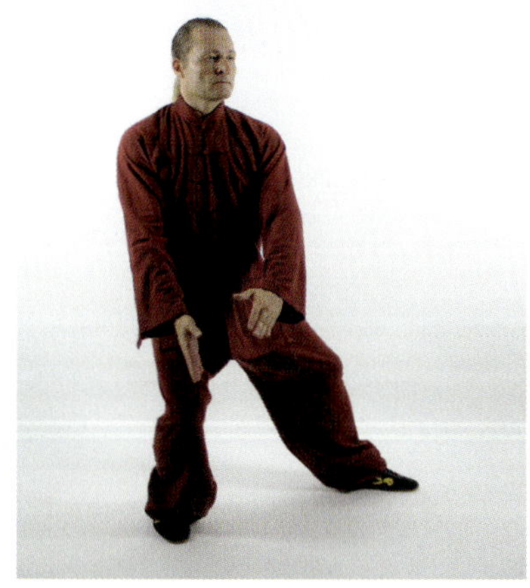

Abb. 4.187: Figur 40_4

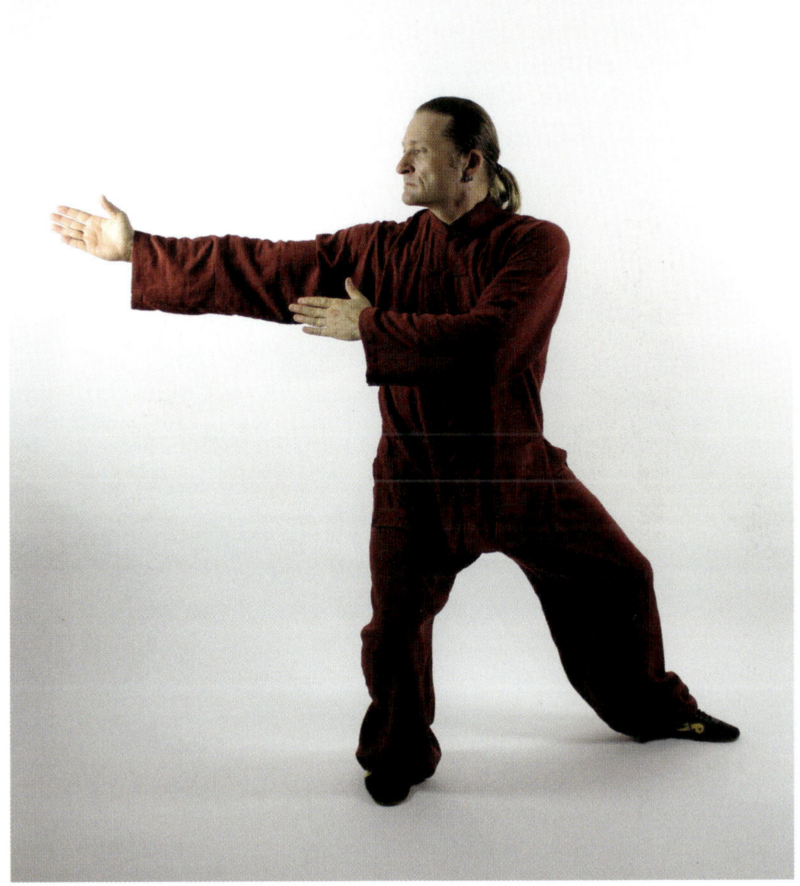

Abb. 4.188: Figur 40_7

Der Oberkörper dreht sich nach links zurück in Richtung Westen. Der linke Unterarm wird dabei waagerecht vor dem Körper positioniert. Die Handfläche zeigt zum eigenen Körper. Die rechte Hand wird so zum linken Handgelenk geführt, dass die Handfläche nach außen zur Seite zeigt. Mit Einnehmen einer linken Schützestellung werden die Hände in der oben beschriebenen Form nach vorne geschoben.

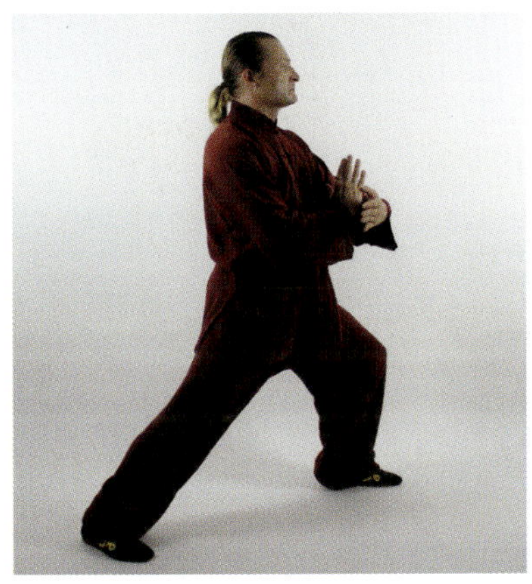

Abb. 4.189: Figur 40_8

Die Hände werden nun gedreht und dann gekreuzt (rechts über links), die Handflächen zeigen nach unten. Man nimmt die Hände nun auf ihre jeweilige Seite und löst damit die Kreuzstellung auf. Mit Zurücknehmen des Körperschwerpunkts auf das rechte Bein werden die Hände erst horizontal zurück und dann halbkreisförmig nach unten bewegt.

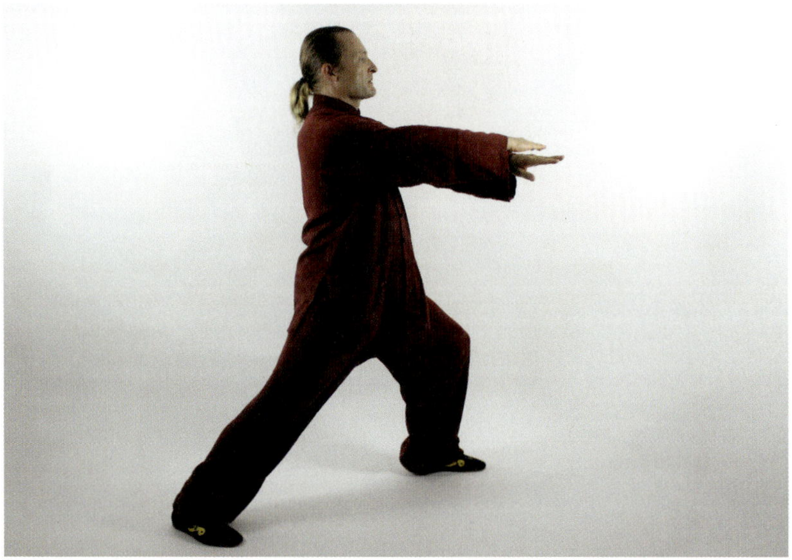

Abb. 4.190: Figur 40_9

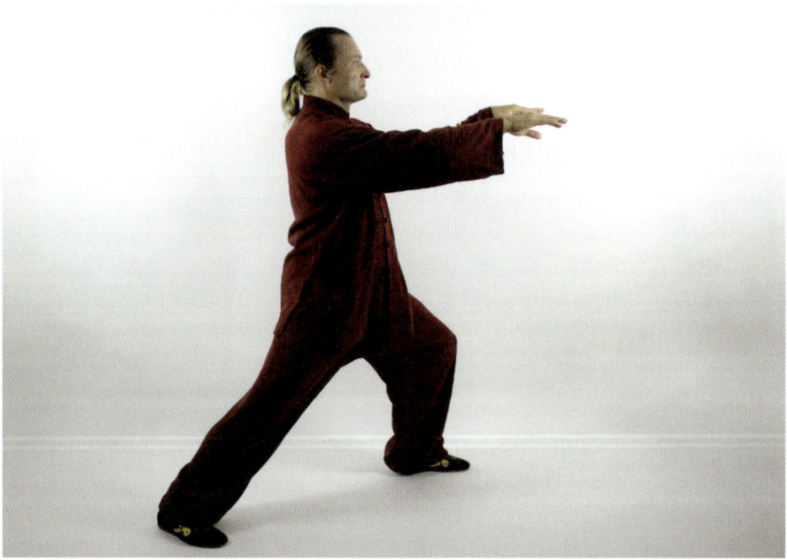

Abb. 4.191: Figur 40_10

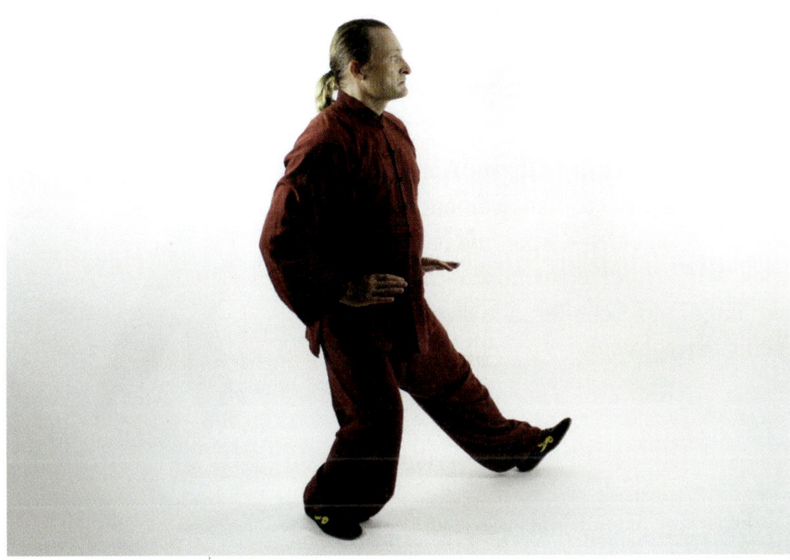

Abb. 4.192: Figur 40_11

Mit Verlagerung des Körperschwerpunkts nach vorne in eine Schützestellung schiebt man diagonal von der Hüfte aufwärts mit beiden Händen. In der Endposition sind die Hände auf Schulterhöhe.

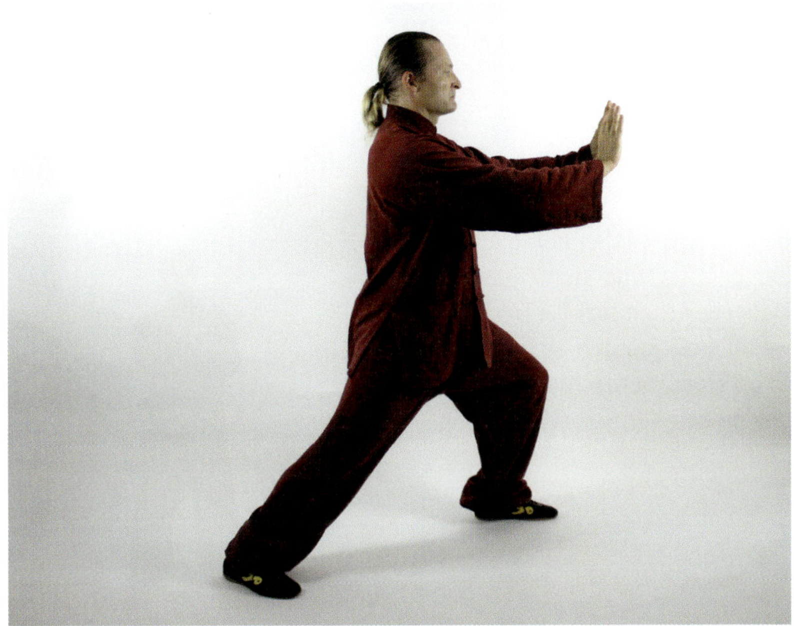

Abb. 4.193: Figur 40_12

FIGUR 41: DIE HÄNDE KREUZEN

Das Gewicht wird auf das rechte Bein verlagert. Die Fußspitze des linken Beins wird in Richtung Norden ausgerichtet. Der linke Arm bleibt auf seiner Position, während der rechte mit der Körperdrehung nach Norden auf einer horizontalen Bahn auf Schulterhöhe nach rechts bewegt wird.

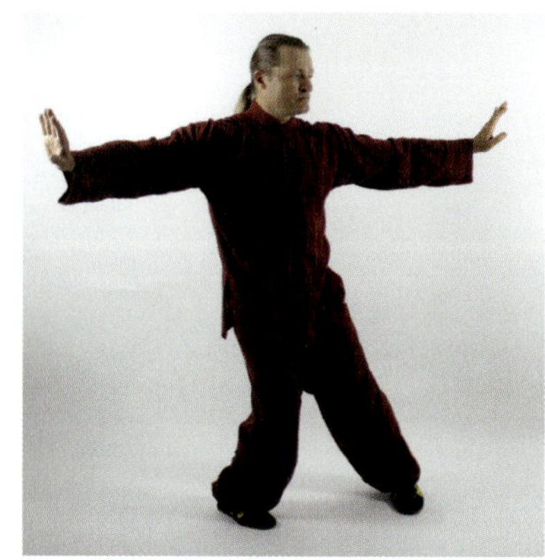

Abb. 4.194: Figur 41_1

Der Körperschwerpunkt wird zurück auf das linke Bein verlagert. Das rechte Bein wird nun in eine schulterbreite, parallele Stellung gesetzt. Die Arme bewegen sich dabei halbkreisförmig auf ihren jeweiligen Seiten nach unten.

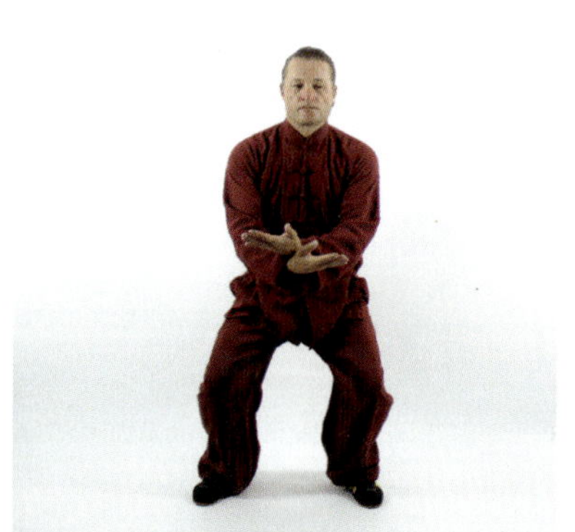

Abb. 4.195: Figur 41_2

Beide Beine werden nun gleichmäßig belastet und dann gestreckt. Dabei bewegen sich die Unterarme weiter und kreuzen sich vor dem Oberkörper. Der rechte Arm ist dabei außen.

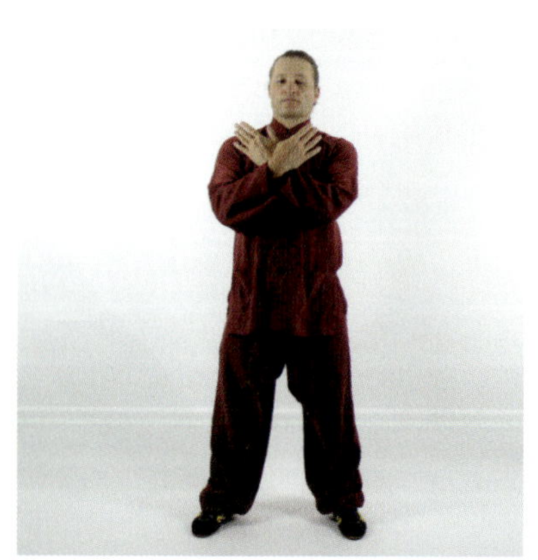

Abb. 4.196: Figur 41_3

FIGUR 42: DER ABSCHLUSS

Die Arme werden nun entkreuzt, indem die Hände, mit den Handflächen nach unten zeigend, auf die jeweilige Seite in Schulterhöhe positioniert werden. Man senkt die Hände dann in ihrer jeweiligen natürlichen Schulterlinie bis auf Hüfthöhe ab. Diese Bewegung verläuft entgegengesetzt zur Anfangsbewegung der Form.

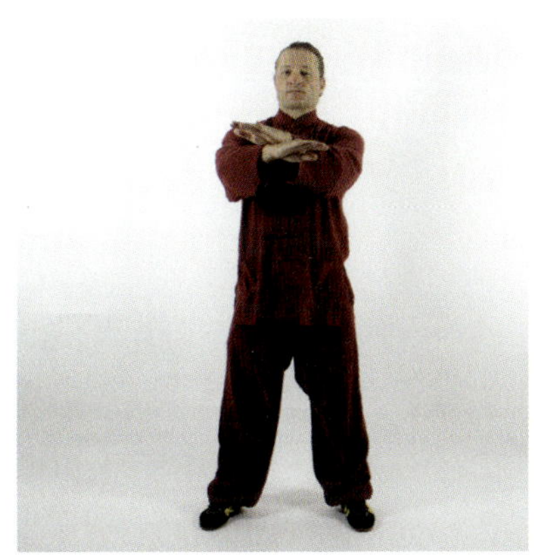

Abb. 4.197: Figur 42_1

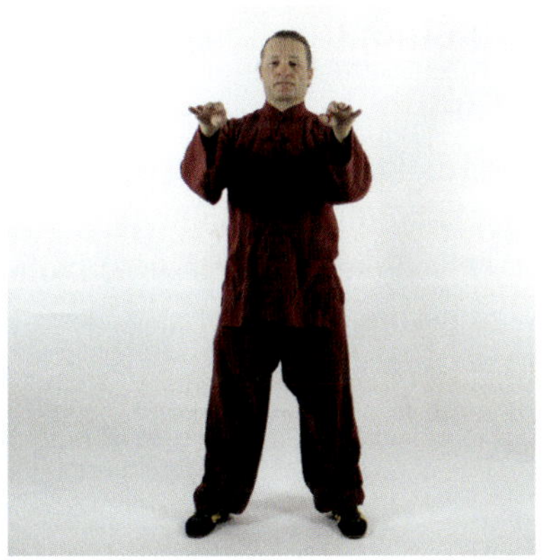

Abb. 4.198: Figur 42_2

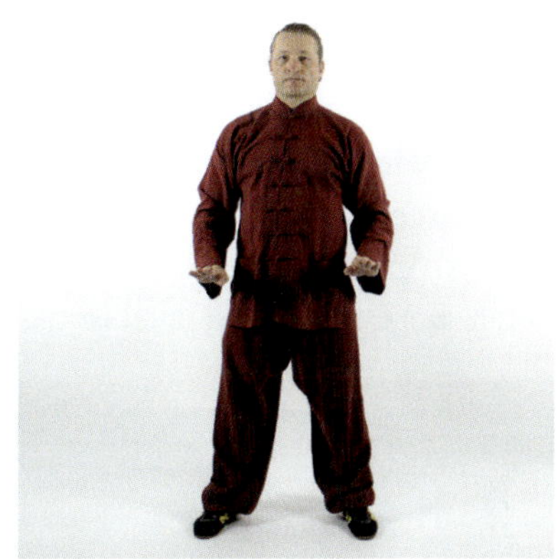

Abb. 4.199: Figur 42_3

Nun wird das rechte Bein belastet und das linke in eine geschlossene Stellung seitlich zum rechten gezogen. Die Handflächen werden weiter abgesenkt und zum Körper hin gedreht. Man steht nun am Ende der Form in der gleichen Stellung, aus der die Form begonnen wurde.

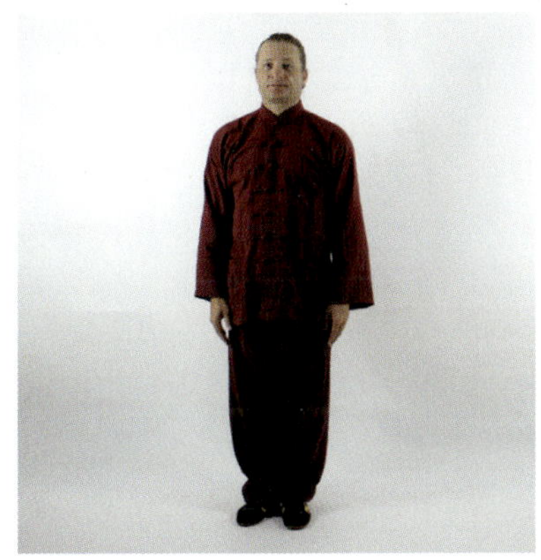

Abb. 4.200: Figur 42_4

太極拳

5 37ER-WU-STIL-FORM

VIDEO ZU 37ER-WU-STIL-FORM

MIT QR-CODE INFORMATIONEN

Als Ende des 19. Jahrhunderts verstärkt chinesische Arbeiter nach Brasilien emigrierten, hätte wahrscheinlich noch niemand voraussehen können, dass sich in der Stadt São Paulo eine der größten asiatischen Enklaven in Südamerika entwickeln sollte. Da ich aus beruflichen Gründen einige Jahre in São Paulo gelebt habe, konnte ich von dieser Entwicklung profitieren. Ein Ergebnis für mich ist die nun zu besprechende Form.

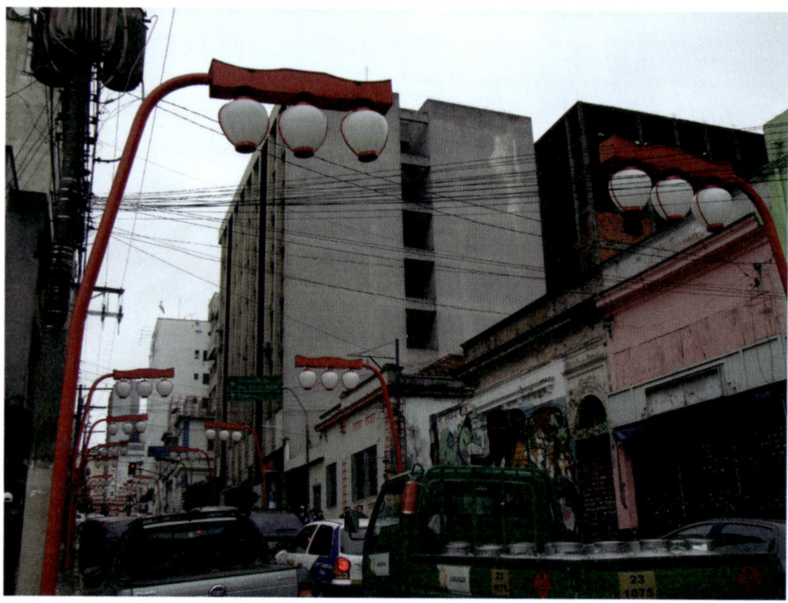

Abb. 5.1: Chinatown „Liberdade" in Sao Paulo/Brasilien

Mein damaliger Lehrer hat sie nach eigenen Angaben in seiner Geburtsstadt Peking gelernt. Obwohl ich mich schon seit Mitte der 1990er-Jahre intensiv mit Tai Chi beschäftigt hatte, war die Art des Unterrichts für mich ungewöhnlich. Zusätzlich zum Erlernen der Form wurde jede Figur in Partnerübungen trainiert. Dies waren nicht die bekannten Tui-Shou-Pushing Hand-Drills, sondern eine Art weiche Form von Selbstverteidigungsübungen. Ich möchte deshalb diese Erfahrung nutzen und zu jeder Figur eine entsprechende Übung beifügen. Es muss dazu gesagt werden, dass diese Anwendungen natürlich kein starres Muster sind, sondern immer nur Interpretationen der Bewegung der Form sein können. In dieser Hinsicht kann man sagen, dass dies ein kreatives Element im Tai Chi darstellt. Es gibt also durchaus verschiedene Möglichkeiten, die gleiche Figur umzusetzen. Kenntnisse im chinesischen Chin Na, also in der Anwendung von Hebel- und Wurftechniken oder anderer entsprechender Kampfsysteme, sind hier natürlich hilfreich.

Die vorliegende 37-Figuren-Wu-Stil-Form ist eine moderne Variante klassischer Wu-Stil-Formen und zeichnet sich durch hohe Variabilität ihrer Techniken aus. Auf lange, immer gleiche Wiederholungssequenzen wurde bewusst verzichtet, was die Form zu einer sehr interessanten Bewegungs-und Techniksammlung macht.

5.1 GRUNDLAGEN

Wu-Stil-Tai-Chi (Ton 2), wie es in der vorliegenden Form praktiziert wird, ist für viele Tai-Chi-Treibende eine angenehme Alternative zu anderen Stilen, da die Bewegungen und Stellungen in einer bewusst natürlichen Körperhaltung ausgeführt werden, weder besonders groß noch besonders klein. Es gibt allerdings einige Eigentümlichkeiten, die angesprochen werden müssen.

Etwas ungewöhnlich, besonders für Praktikanten des Yang- oder Chen-Stils, ist die Tendenz, das Köpergewicht etwas stärker vorne zu haben. Insgesamt ergibt sich dadurch aber eine klare Linie vom hinteren Bein bis hin zum Kopf. Diese Haltung hat natürlich auch mit den Besonderheiten in der Schrittarbeit zu tun (vgl. Band 1), bei der oft die Ferse des belasteten Beins über den Ballen nach vorne gedreht wird. Damit wiederum ergibt sich eine weitere Tendenz im Wu-Stil, nämlich die, den Kopf bei manchen Bewegungen relativ weit zur Seite zu drehen.

Für einige mag auch die Tatsache, dass nicht bei jeder Bewegung der Arme eine unterstützende Körperbewegung bzw. Schrittarbeit ausgeführt wird, ein spezielles Merkmal darstellen.

Auffällig ist auch die relativ hohe Anzahl an Fußtechniken in der Form. Neben dem Lotus-Fußtritt finden wir Fußtritte und Fußstöße mit der Ferse. Außerdem gib es, für Tai Chi eher ungewöhnlich, seitliche Fußstöße. Im Gegensatz zu den schon bekannten Fußtechniken werden diese in seitlicher Richtung zum Körper ausgeführt.

5.2 BESCHREIBUNG DER FORM

FIGUR 1: DER ANFANG

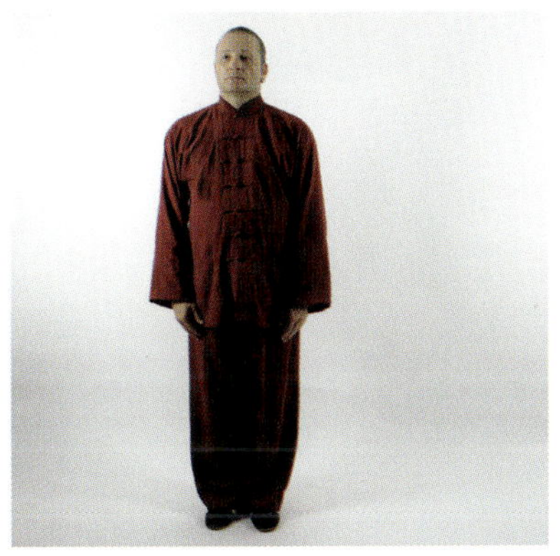

Abb. 5.2: Figur 1_1

Man steht in entspannter Haltung in enger Position in Richtung Norden. Die Arme hängen seitlich nahe am Körper.

Das Körpergewicht wird auf das rechte Bein transferiert. Das linke Bein wird schulterbreit seitlich nach links gesetzt und dann werden die beiden Beine gleichmäßig belastet.

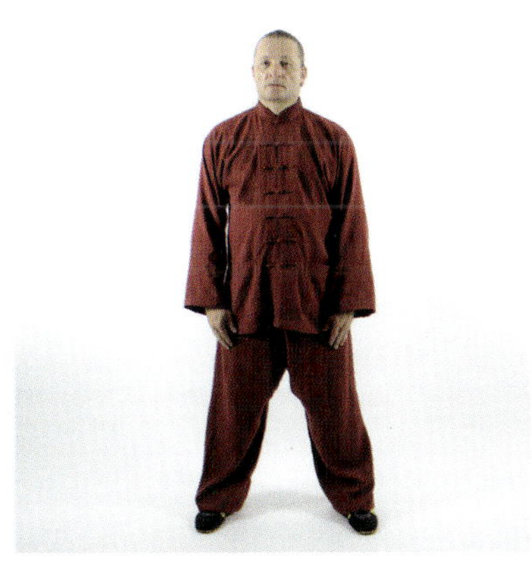

Abb. 5.3: Figur 1_2

Man hebt nun die Arme in ihrer natürlichen Schulterlinie an, bis die Hände, die Handflächen zeigen nach unten, auf Höhe der Schultern sind.

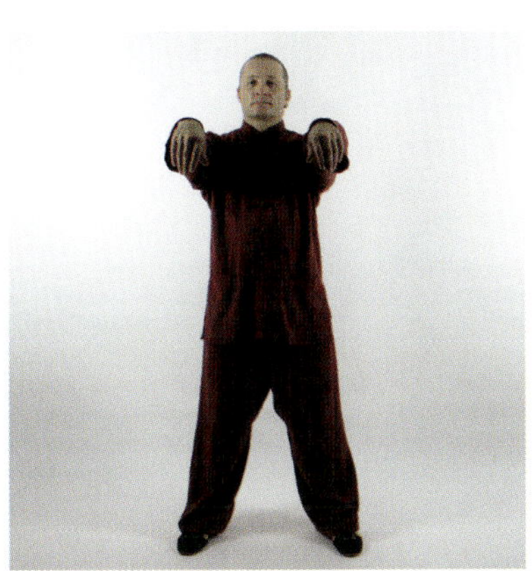

Abb. 5.4: Figur 1_3

Mit Absenken der Hände auf Höhe der Chi-Linie lässt man den Körperschwerpunkt ebenfalls nach unten sinken.

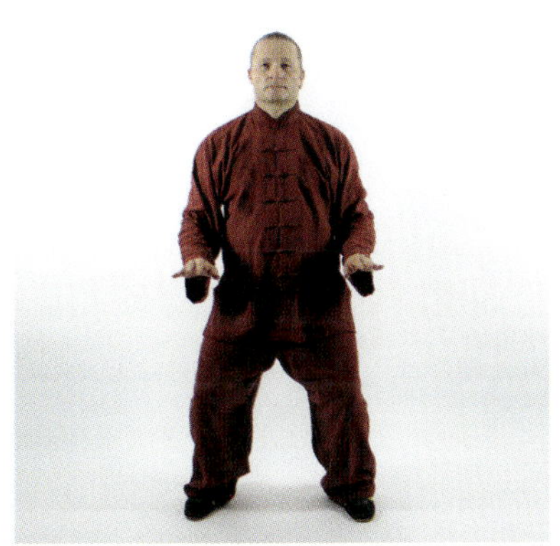

Abb. 5.5: Figur 1_4

FIGUR 2: DEN SCHWALBENSCHWANZ FANGEN

Das Körpergewicht wird auf das linke Bein transferiert. Man dreht sich nach rechts. Die rechte Fußspitze wird dabei nach außen gedreht. Die Hände werden zusammen mit der Körperdrehung in paralleler Stellung nach außen auf Kopfhöhe geführt.

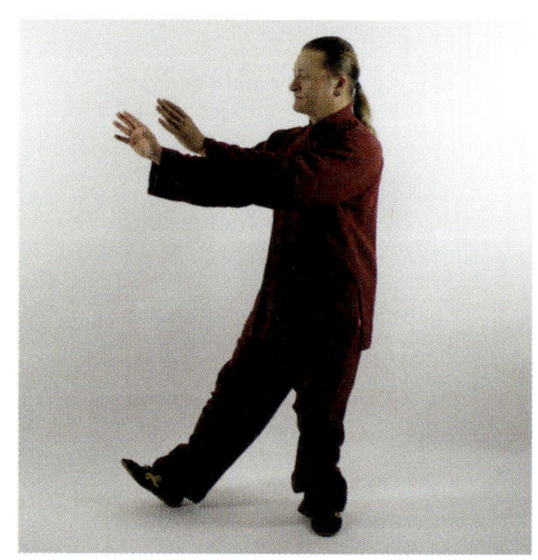

Abb. 5.6: Figur 2_1

Das rechte Bein wird nun vollständig belastet und das linke Bein nach Norden für eine Schützestellung ausgesetzt. Mit dem Abrollen in die Schützestellung wird die linke Hand, mit der Handfläche schräg nach vorne zeigend, in Kopfhöhe nach vorne geschoben. Die rechte Hand folgt der Bewegung und bleibt hinter der linken auf Höhe des linken Ellbogens.

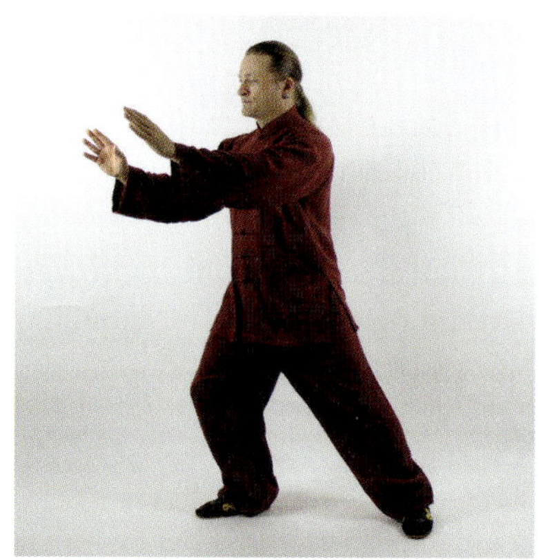

Abb. 5.7: Figur 2_2

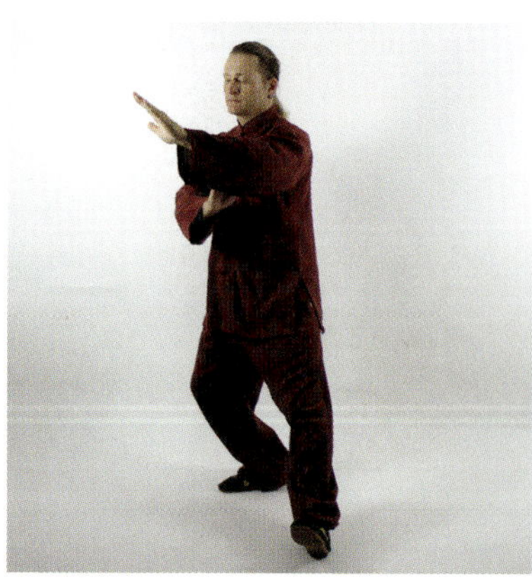

Abb. 5.8: Figur 2_3

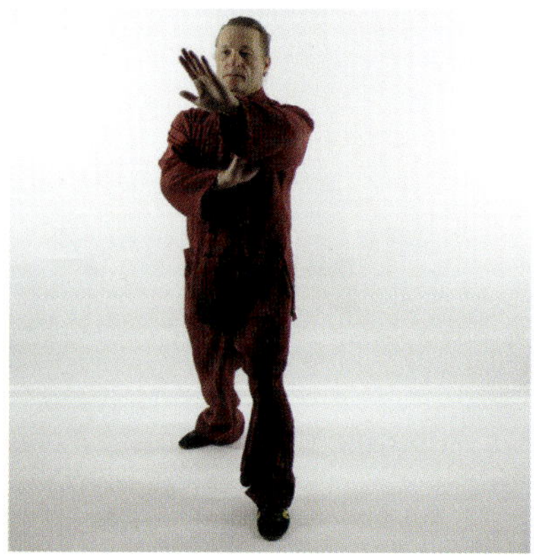

Abb. 5.9: Figur 2_4

Der linke Unterarm wird nun kreisförmig zum Körper zurückgeführt und dann nach vorne geschoben. Die rechte Hand unterstützt diese Bewegung am Handgelenk der linken Hand. Die Schützestellung wird während dieser Armbewegung nicht verändert.

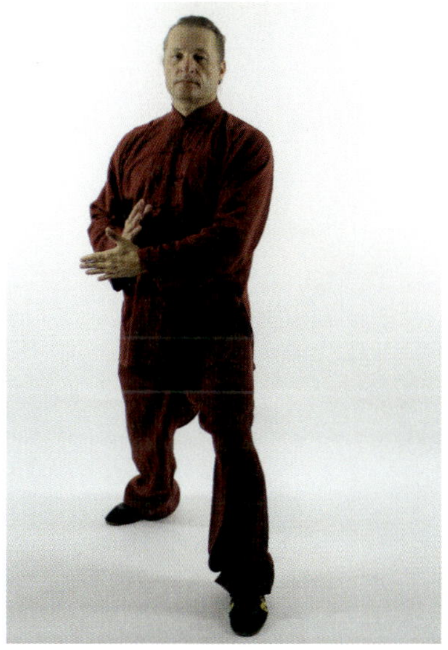

Abb. 5.10: Figur 2_5

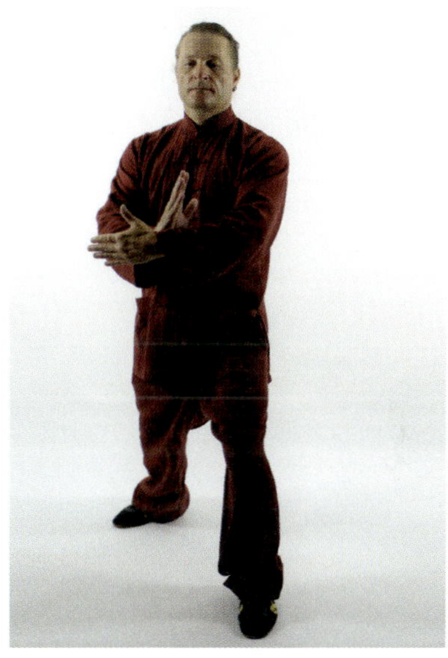

Abb. 5.11: Figur 2_6

Das Gewicht wird dann vollständig auf das vordere linke Bein verlagert. Das rechte Bein wird für eine Schützestellung nach Osten ausgesetzt. Der rechte Arm wird in gebeugter Stellung auf Schulterhöhe angehoben, die linke Hand wird dabei auf Höhe des rechten Ellbogens auf der Innenseite platziert.

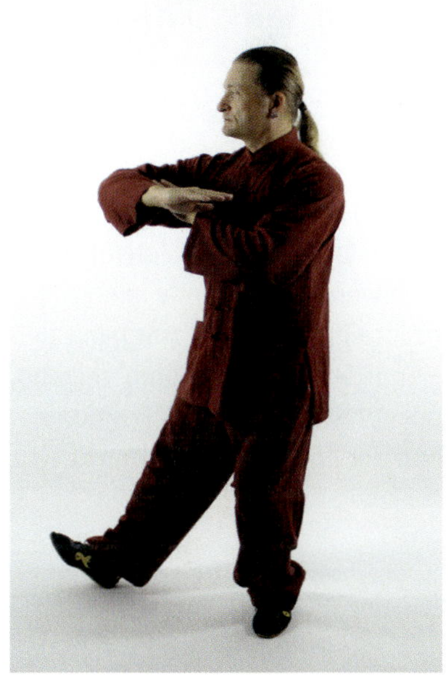

Abb. 5.12: Figur 2_7

Mit dem Verwurzeln wird zunächst diese Konstellation der Arme nach vorne geschoben. In der rechten Schützestellung bewegen sich die Arme weiter, ohne dass die Stellung verändert wird: Beginnend mit einer Streckung des vorderen rechten Arms, werden beide Hände an eine Position neben der rechten Hüfte geführt.

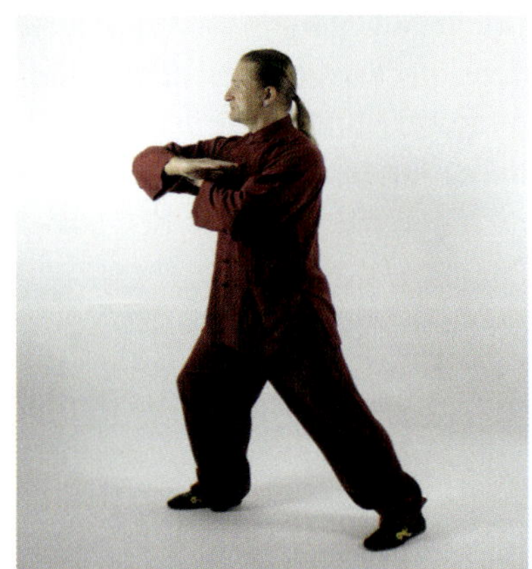

Abb. 5.13: Figur 2_8

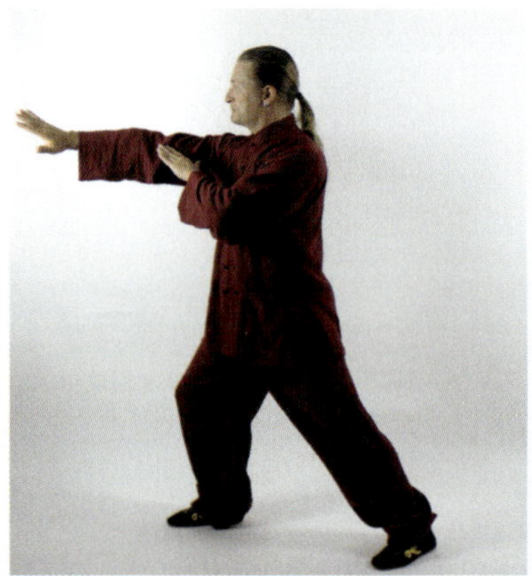

Abb. 5.14: Figur 2_9

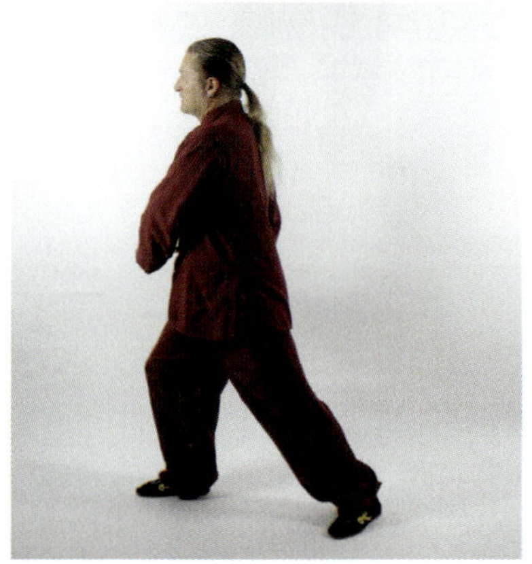

Abb. 5.15: Figur 2_10

Mit einer Verlagerung des Körpergewichts zurück auf das hintere Bein werden die Hände in einer horizontalen Kreisbewegung, mit den Handflächen nach unten zeigend, um den Körper an eine Position neben der linken Hüfte gebracht.

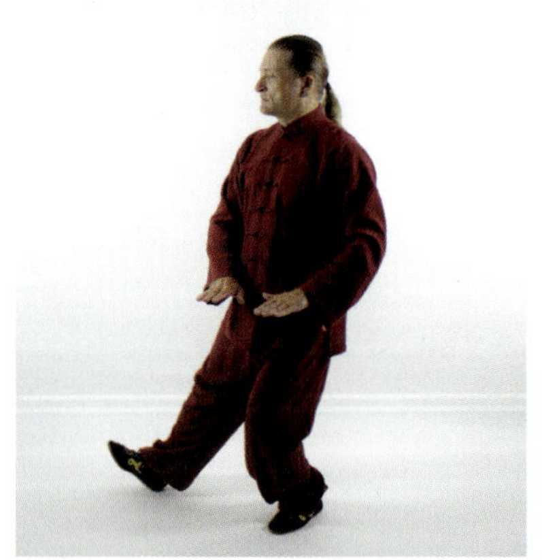

Abb. 5.16: Figur 2_11

Mit einem erneuten Verwurzeln werden die Arme nach vorne geschoben. Die rechte vordere Hand wird dabei gedreht, sodass sie am Ende mit der Handfläche nach oben in einer kopfhohen Position endet. Die linke Hand wird unterstützend am rechten Handgelenk positioniert.

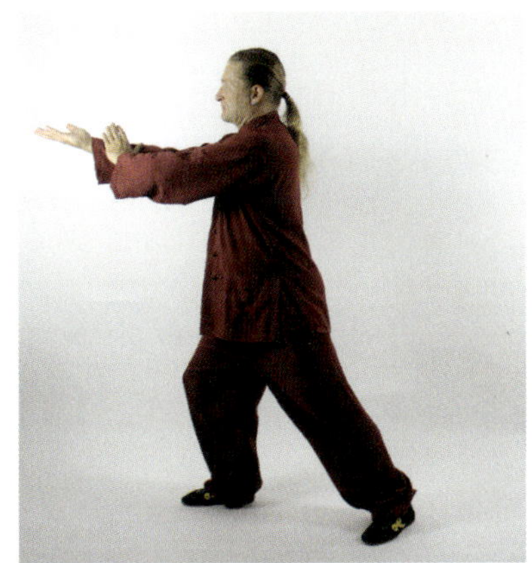

Abb. 5.17: Figur 2_12

Das Gewicht wird nun wiederum auf das hintere Bein verlagert. Diese Verlagerung ist die Einleitung einer 180°-Drehung nach Westen. Die Arme werden halbkreisförmig nach rechts oben geführt, dabei steht die rechte Hand höher als die linke. Die Handflächen zeigen nach außen.

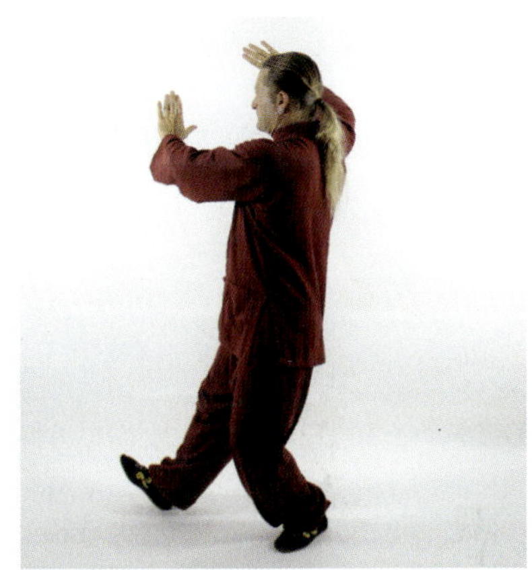

Abb. 5.18: Figur 2_13

Die Fußspitze des unbelasteten rechten Beins wird stark nach innen gedreht. Dann wird das Bein belastet und die 180°-Drehung nach Westen in einen linken leeren Schritt ausgeführt. Die Hände bewegen sich harmonisch mit der Drehung, indem sie in einer kreisförmigen Bewegung nach links geführt werden.

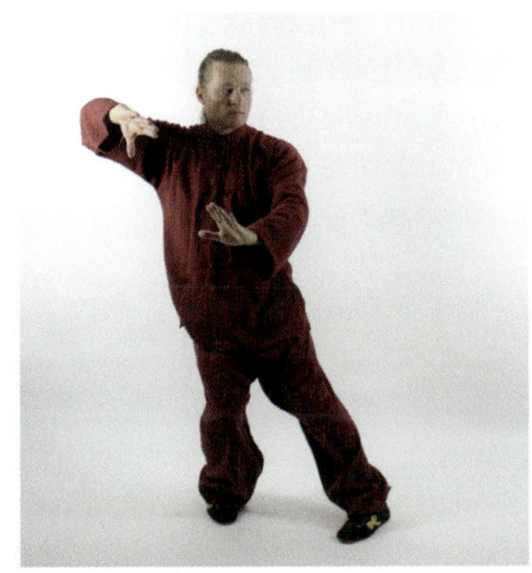

Abb. 5.19: Figur 2_14

FIGUR 3: DAS KNIE STREIFEN UND DREHSCHRITT

Die rechte Hand wird zu einer Hakenhand geformt und an der rechten Körperseite auf Kopfhöhe angehoben. Die linke Hand wird, mit der Handfläche nach unten zeigend, tief vor dem Körper platziert.

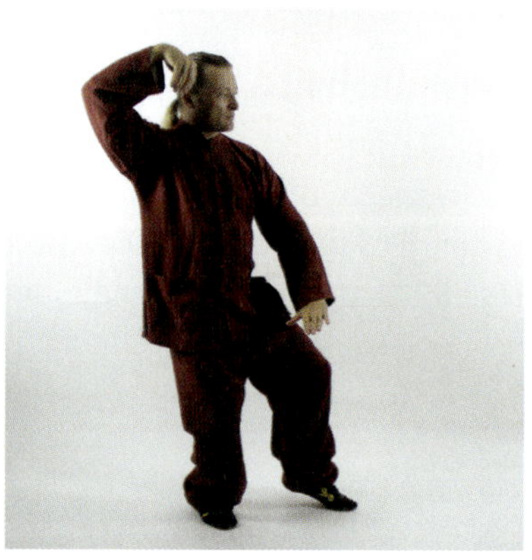

Abb. 5.20: Figur 3_1

Das linke Bein wird nun nach vorne für eine Schützestellung ausgestellt. Mit dem Verwurzeln wird die linke Hand halbkreisförmig am Knie vorbei nach links geführt. Die rechte Hand stößt gerade auf Schulterhöhe nach vorne.

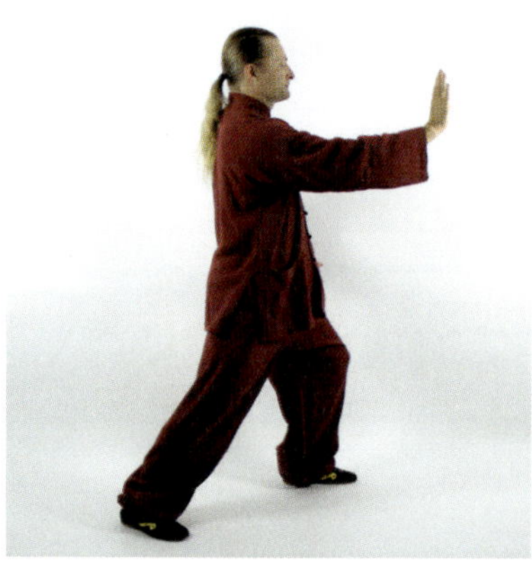

Abb. 5.21: Figur 3_2

Die Ferse des linken Beins wird unter dem Fußballen nach vorne gedreht, die Spitze des linken Fußes zeigt nun 45° nach außen. Gleichzeitig wird die rechte Hand auf eine tiefe Position vor dem Körper abgesenkt. Die Handfläche zeigt nach unten. Die linke Hand wird auf Kopfhöhe angehoben und zur Hakenhand geformt.

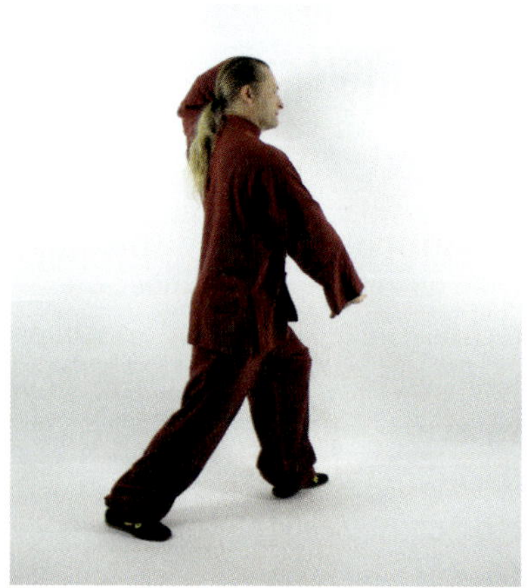

Abb. 5.22: Figur 3_3

Das rechte Bein wird in einer halbkreisförmigen Bewegung nach vorne gesetzt. Mit dem Abrollen in eine rechte Schützestellung wird die rechte Hand halbkreisförmig am Knie vorbei nach rechts geführt. Die linke Hand stößt gerade auf Schulterhöhe nach vorne.

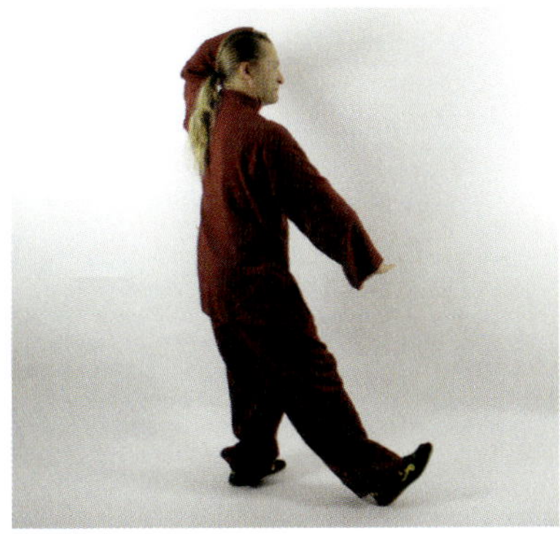

Abb. 5.23: Figur 3_4

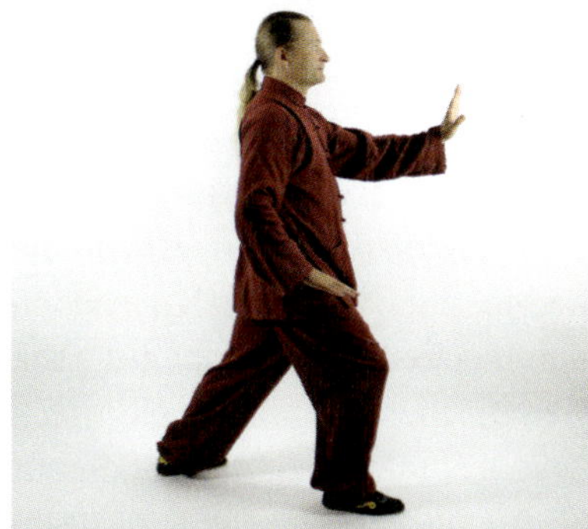

Abb. 5.24: Figur 3_5

Die gleiche Sequenz wiederholt sich noch einmal auf der anderen Seite: Die Ferse des rechten Beins wird unter dem Fußballen nach vorne gedreht, die Spitze des rechten Fußes zeigt nun 45° nach außen. Gleichzeitig wird die linke Hand auf eine tiefe Position vor dem Körper abgesenkt. Die Handfläche zeigt nach unten. Die rechte Hand wird auf Kopfhöhe angehoben und zur Hakenhand geformt.

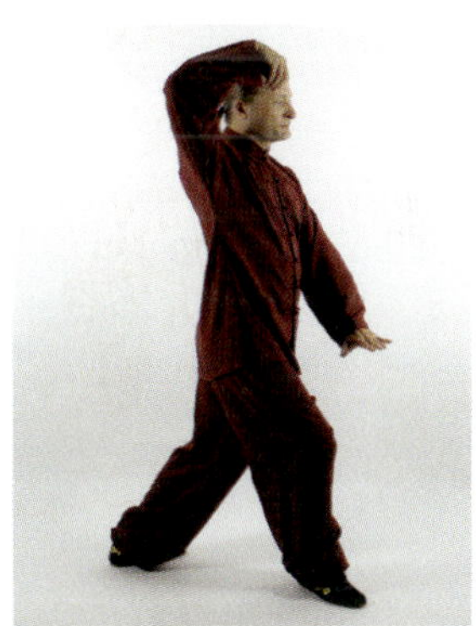

Abb. 5.25: Figur 3_6

Das linke Bein wird in einer halbkreisförmigen Bewegung nach vorne gesetzt. Mit dem Abrollen in eine linke Schützestellung wird die linke Hand halbkreisförmig am Knie vorbei nach links geführt. Die rechte Hand stößt gerade auf Schulterhöhe nach vorne.

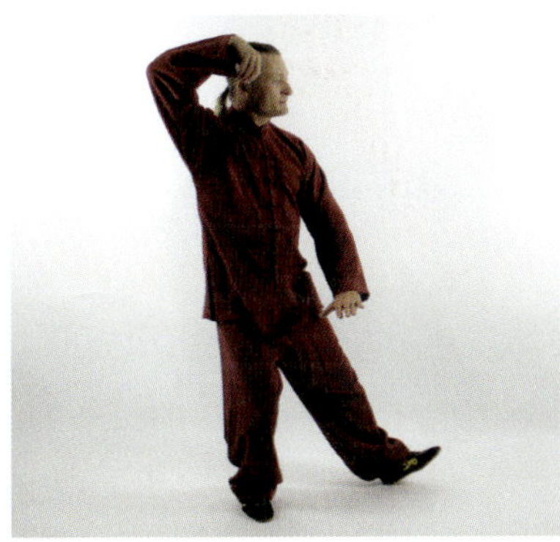

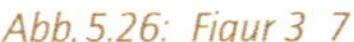

Abb. 5.26: Figur 3_7

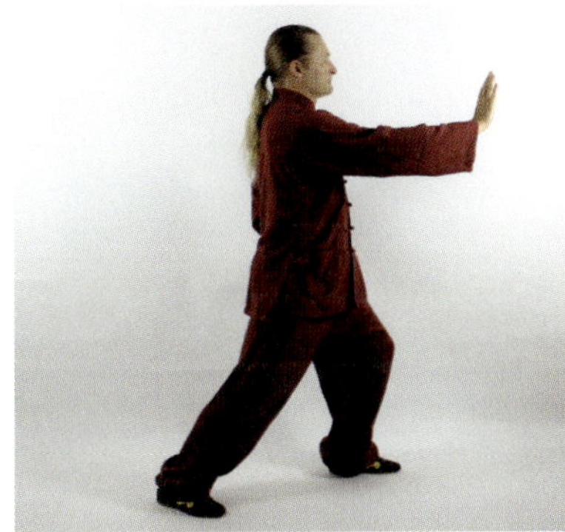

Abb. 5.27: Figur 3_8

FIGUR 4: DIE LAUTE SPIELEN

Das Gewicht wird auf das hintere Bein verlagert und es wird ein linker leerer Schritt in Richtung Westen eingenommen. Dabei werden die Hände auf ihrer jeweiligen Höhe auf die Zentrallinie geführt. Die Handflächen zeigen jeweils nach außen. Nun werden die Hände auf einer diagonalen Linie gewechselt, d. h., die rechte Hand wird abgesenkt und die linke angehoben. Diese Bewegung gleicht dem Spielen einer Laute, wo die Finger in ähnlicher Weise über die Saiten gleiten. Beim leeren Schritt steht das vordere Bein auf der Ferse, die Zehen sind angezogen.

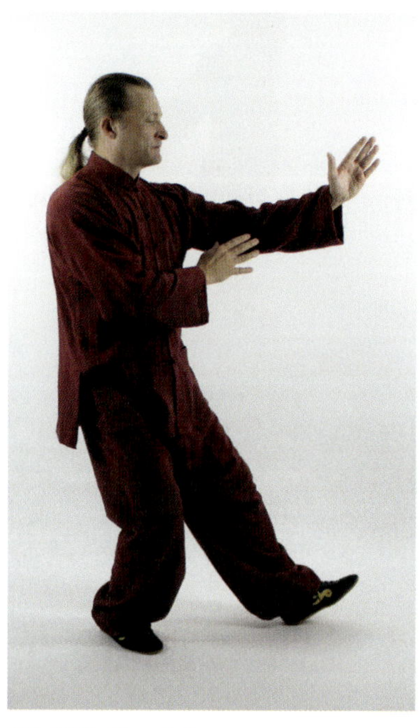

Abb. 5.28: Figur 4_1

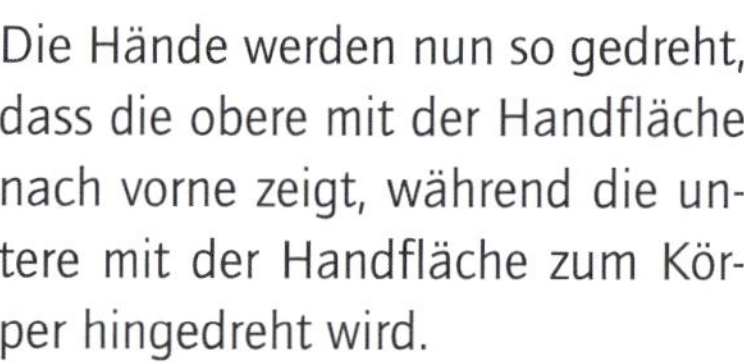

Die Hände werden nun so gedreht, dass die obere mit der Handfläche nach vorne zeigt, während die untere mit der Handfläche zum Körper hingedreht wird.

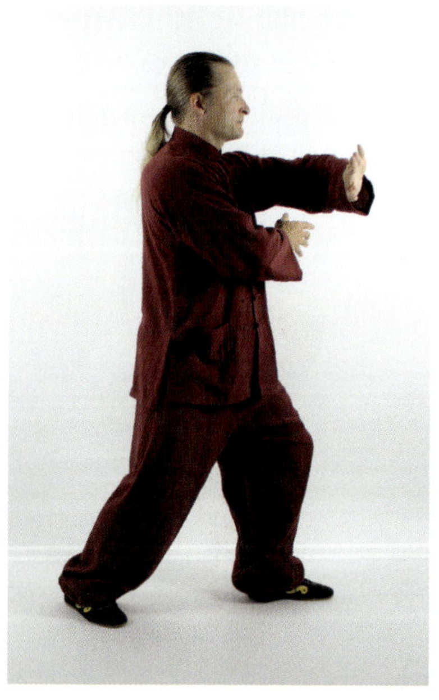

Abb. 5.29: Figur 4_2

Das Gewicht wird nun auf das vordere Bein verlagert und das hintere wird nach vorne gezogen und neben diesem platziert. Gleichzeitig streckt sich der linke Arm und die linke Hand schiebt nach außen, die rechte Hand deutet eine Zugbewegung nach unten rechts an.

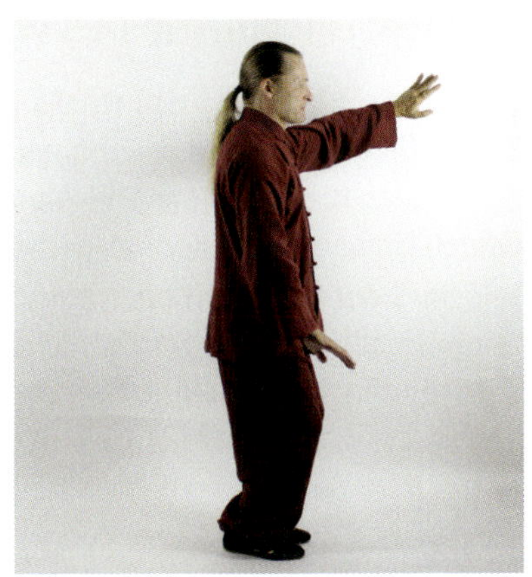

Abb. 5.30: Figur 4_3

In einer gegenläufigen Halbkreisbewegung werden die Hände jetzt in ihrer Stellung so gewechselt, dass die rechte nach oben kommt und die linke nach unten. Sie werden dann noch einmal gegenläufig auseinanderbewegt. In der Endstellung steht die linke Hand in einer tiefen Position an der rechten Hüfte, die rechte steht bei gebeugtem Arm auf Kopfhöhe.

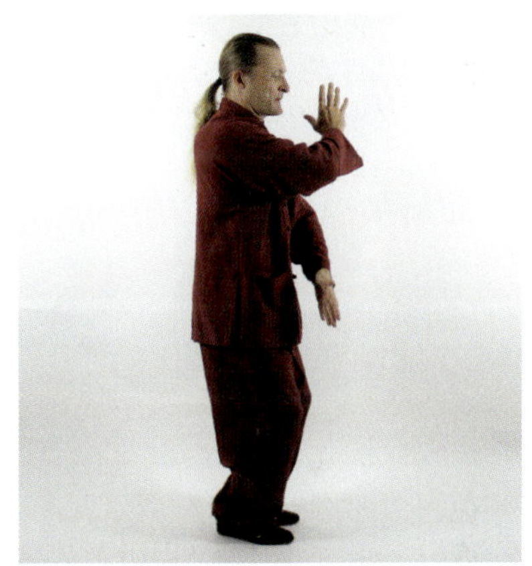

Abb. 5.31: Figur 4_4

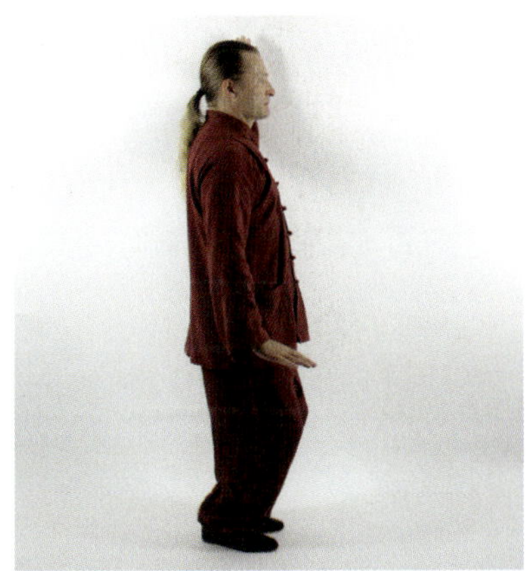

Abb. 5.32: Figur 4_5

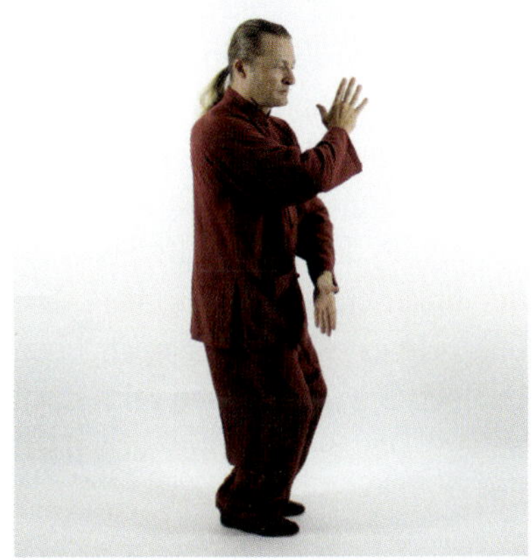

Abb. 5.33: Figur 4_6

FIGUR 5: DIE MÄHNE DES WILDPFERDS TEILEN

Das Gewicht wird auf das rechte Bein verlagert und das linke in einem Schritt für eine Schützestellung nach vorne geführt. Die rechte Hand wird dabei nach oben geführt. Die Handfläche zeigt nach außen. Gleichzeitig wird die linke Hand diagonal an die rechte Hüfte geführt. Mit dem Verwurzeln wird der linke Arm nach vorne geführt, bis der Unterarm nach vorne zeigt. Die rechte Hand wird auf eine Position an der rechten Hüfte bewegt, die Handfläche zeigt nach unten. Der Kopf wird nach rechts gedreht.

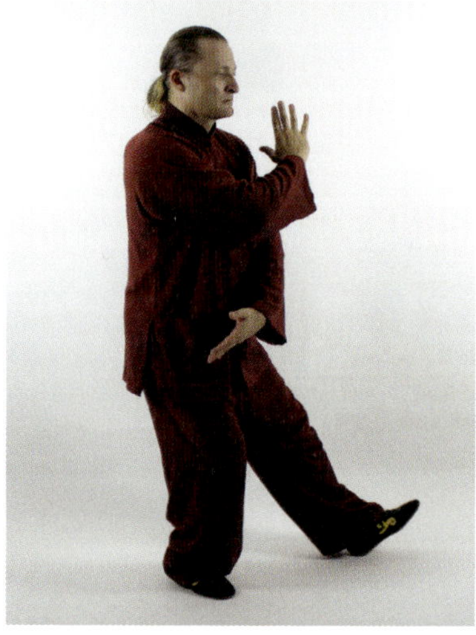

Abb. 5.34: Figur 5_1

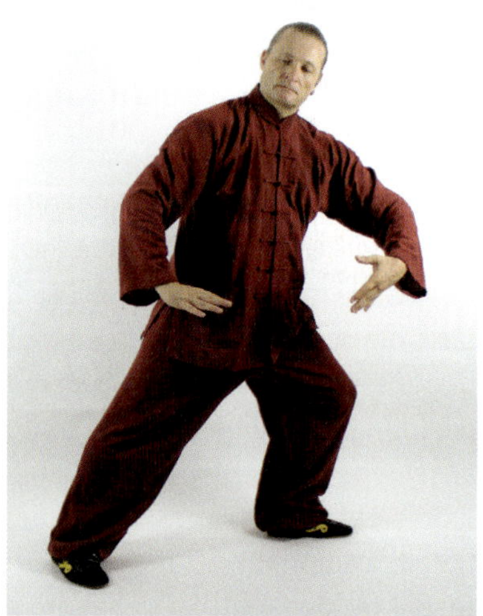

Abb. 5.35: Figur 5_2

Beginnend mit dem Kopf, wird der Oberkörper nach links gewendet. Die Ferse des linken Beins wird unter dem Fußballen nach vorne gedreht, die Spitze des linken Fußes zeigt nun 45° nach außen. Die rechte Hand folgt harmonisch der Bewegung des Körpers und wird an der linken Hüfte positioniert. Die linke Hand wird dabei nach oben geführt. Die Handfläche zeigt nach außen. Der Blick richtet sich nach links.

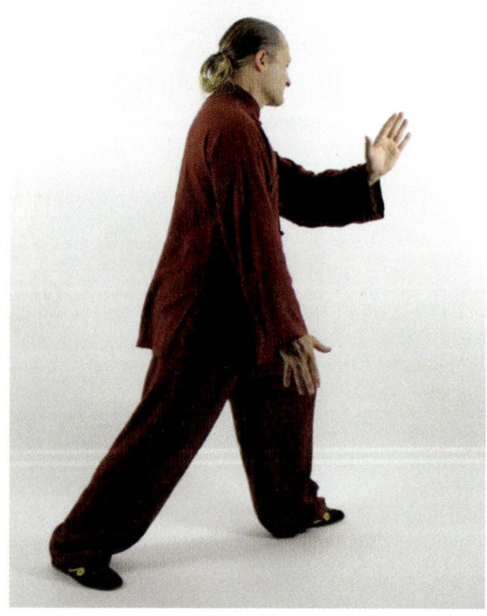

Abb. 5.36: Figur 5_3

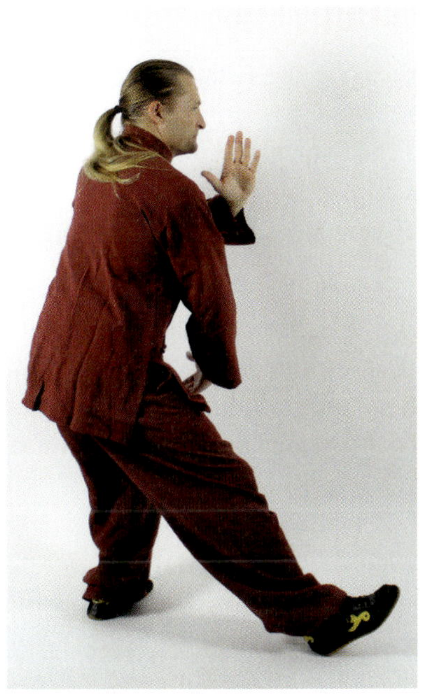

Abb. 5.37: Figur 5_4

Das rechte Bein wird nun in einem Schritt für eine Schützestellung nach vorne geführt. Mit dem Verwurzeln wird der rechte Arm nach vorne geführt, bis der Unterarm nach vorne zeigt. Die linke Hand wird auf eine Position an der linken Hüfte bewegt, die Handfläche zeigt nach unten.

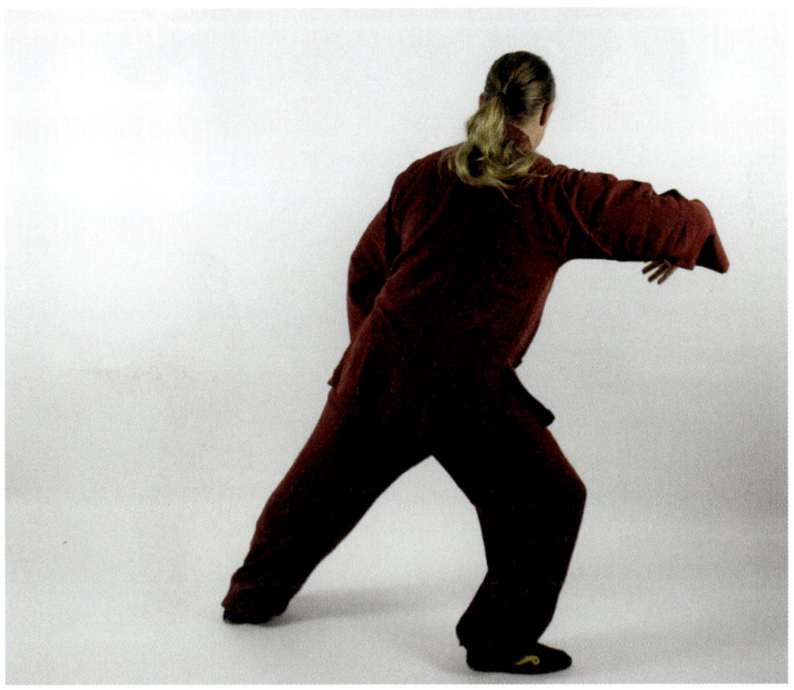

Abb. 5.38: Figur 5_5

FIGUR 6: DIE SCHÖNE AM WEBSTUHL

Diese Figur ist die längste und komplexeste in der Form. Meiner Ansicht nach repräsentiert sie in sehr schöner Weise das grundlegende Bewegungskonzept des Wu-Stils. Die eigentliche Sequenz wird mit Drehungen insgesamt viermal wiederholt. Es ist wichtig, in dieser Figur das Verlagern des Körpergewichts harmonisch mit der Drehbewegung des Oberkörpers zu synchronisieren.

Der Körper wird, beginnend mit dem Kopf, aus der Endposition der vorangegangenen Figur nach rechts gedreht. Die Arme folgen der Bewegung, indem der rechte Arm eine Position vor dem Körper einnimmt, während der linke diagonal vor dem Körper steht, d. h., linke Hand an der rechten Hüfte.

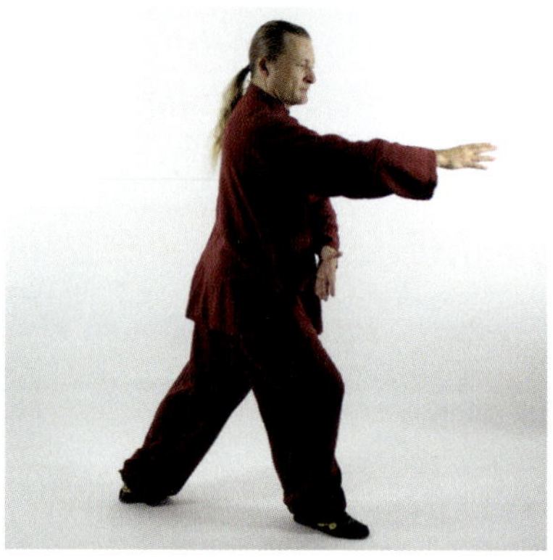

Abb. 5.39: Figur 6_1

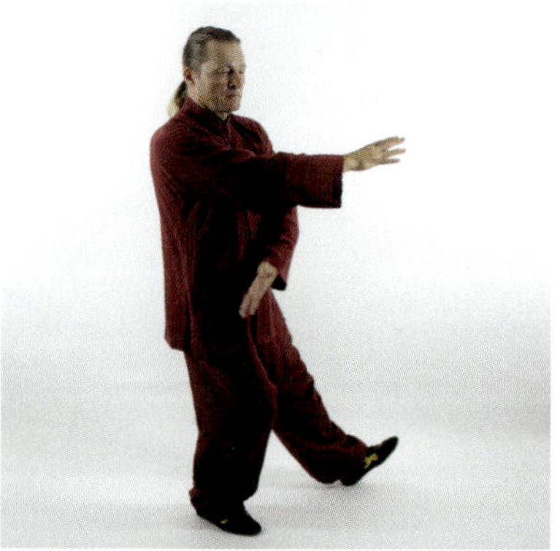

Abb. 5.40: Figur 6_2

Die Ferse des rechten Beins wird unter dem Fußballen nach vorne gedreht, die Spitze des rechten Fußes zeigt nun 45° nach außen. Das linke Bein wird dann in einem Schritt für eine Schützestellung nach vorne geführt. Mit dem Verwurzeln wird die linke Hand gerade nach vorne gestoßen und gedreht, sodass die Handfläche nach oben zeigt. Die Hand steht in der Endstellung auf Schulterhöhe. Die rechte Hand wird während dieser Bewegung am linken Unterarm positioniert. Die Handfläche zeigt zum Unterarm.

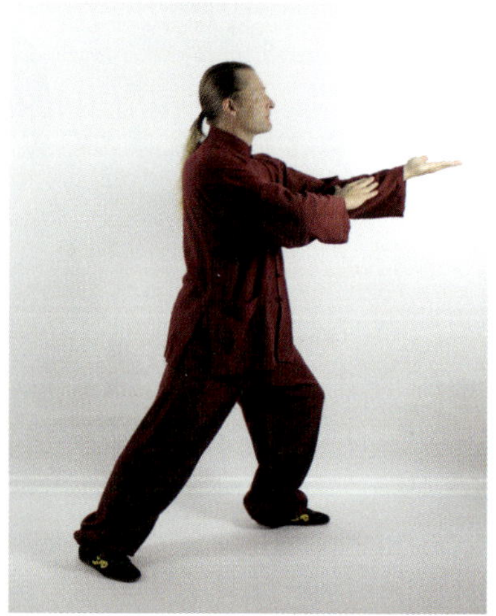

Abb. 5.41: Figur 6_3

Das Körpergewicht wird auf das hintere Bein verlagert, die Zehen des vorderen Fußes angehoben. Gleichzeitig dreht man den Oberkörper nach links. Die Arme bleiben während dieser Bewegung in ihrer Konstellation.

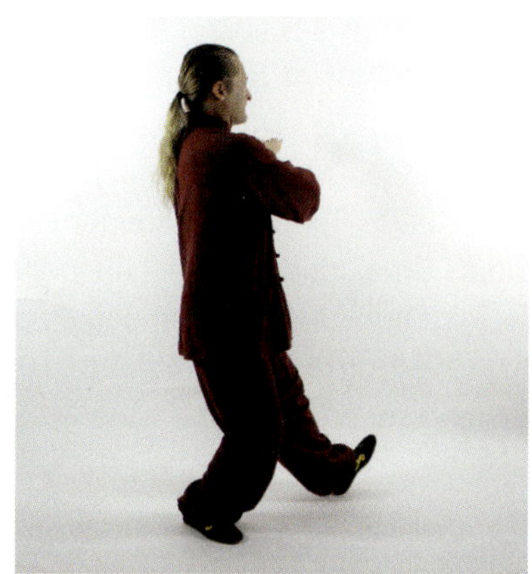

Abb. 5.42: Figur 6_4

Mit erneutem Verwurzeln in Schützestellung lösen sich die Arme aus der festen Position: Der rechte Arm wird auf Schulterhöhe nach vorne gestreckt. Die Handfläche zeigt nach vorne. Die linke Hand wird bei gebeugtem Arm in eine Position schräg links über dem Kopf geführt.

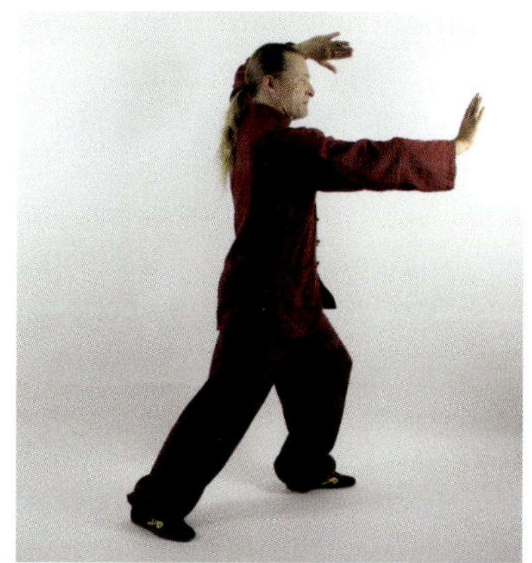

Abb. 5.43: Figur 6_5

Das Gewicht wird für eine 180°-Drehung in Richtung Osten zurück auf das hintere Bein verlagert. Die Fußspitze des unbelasteten linken Beins wird weit nach innen gedreht. Gleichzeitig wird die linke Hand, mit der Handfläche zur Seite zeigend, in eine zentrale Position vor der Brust gebracht. Die rechte Hand wird mit der Handfläche nach oben unter dem linken Ellbogen platziert.

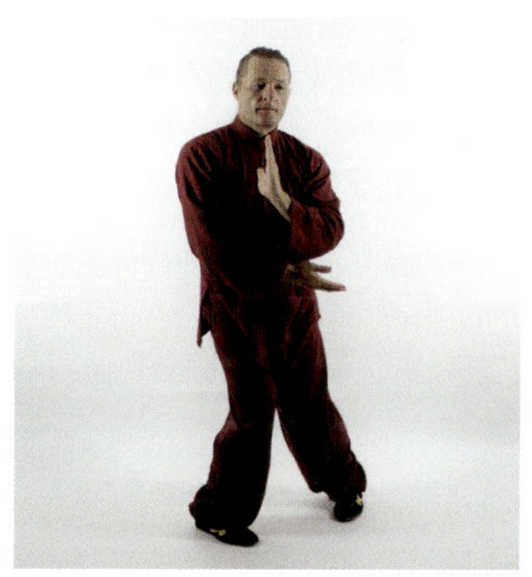

Abb. 5.44: Figur 6_6

Mit Belasten des linken Beins wird der linke Arm in Richtung Westen gestreckt. Die Handfläche zeigt nach unten. Die rechte Hand unterstützt diese Bewegung in einer Position unter dem linken Ellbogen. Es folgt nun nach der Drehung eine seitenverkehrte Wiederholung der ersten Sequenz.

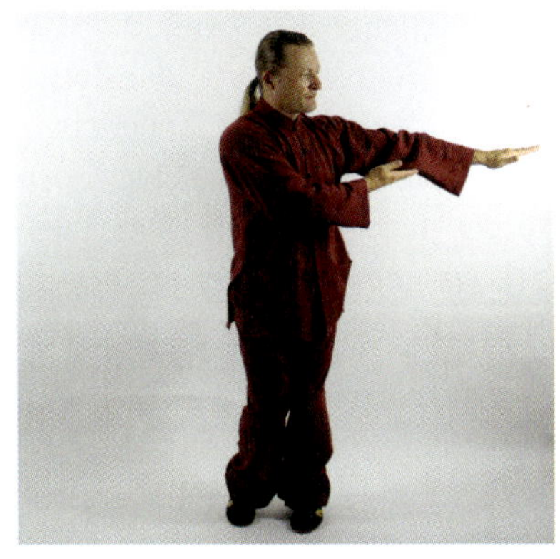

Abb. 5.45: Figur 6_7

Das rechte Bein wird für eine Schützestellung nach Osten ausgesetzt. Die Hände werden vor dem Zentrum gehalten, sodass die rechte nach oben, die linke nach unten zeigt. Mit dem Verwurzeln wird die rechte Hand gerade nach vorne gestoßen, sodass die Handfläche nach oben zeigt. Die Hand steht in der Endstellung auf Schulterhöhe. Die linke Hand wird während dieser Bewegung am linken Unterarm positioniert. Die Handfläche zeigt zum Unterarm.

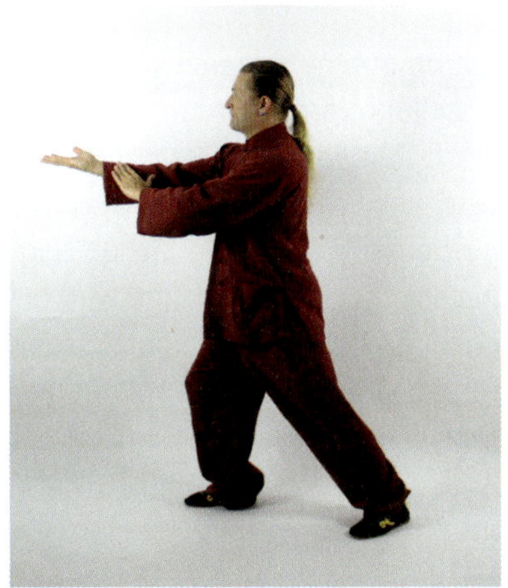

Abb. 5.46: Figur 6_8

Das Körpergewicht wird auf das hintere Bein verlagert, die Zehen des vorderen Fußes angehoben. Gleichzeitig dreht man den Oberkörper nach rechts. Die Arme bleiben während dieser Bewegung in ihrer Konstellation.

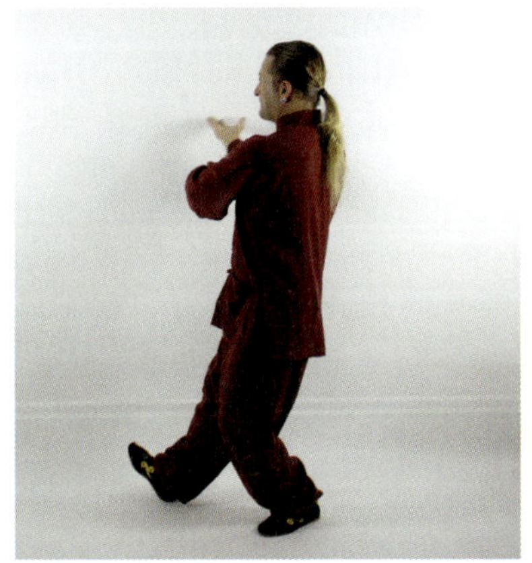

Abb. 5.47: Figur 6_9

Mit erneutem Verwurzeln in Schützestellung lösen sich die Arme aus der festen Position: Der linke Arm wird auf Schulterhöhe nach vorne gestreckt. Die Handfläche zeigt nach vorne. Die rechte Hand wird bei gebeugtem Arm in eine Position schräg rechts über dem Kopf geführt.

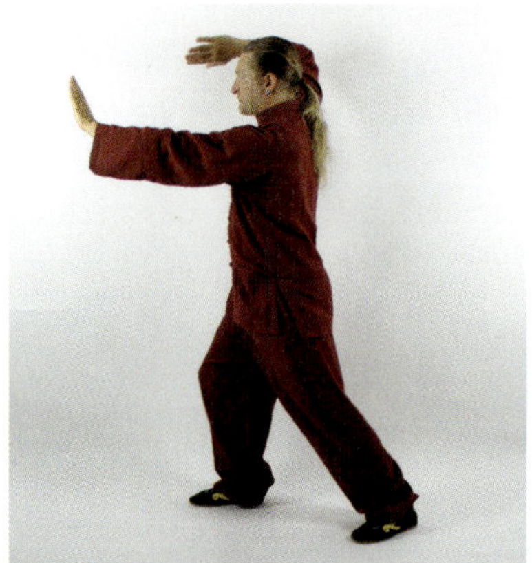

Abb. 5.48: Figur 6_10

Das Körpergewicht wird auf das hintere Bein verlagert. Der rechte Arm wird diagonal vor den Körper geführt, d. h., die rechte Hand steht vor der linken Hüfte. Die Handfläche zeigt nach oben. Die linke Hand nimmt eine Position an der linken Schulter ein, die Handfläche zeigt dabei nach außen. Der Kopf wird nach links gedreht, der Blick ist nach unten gerichtet.

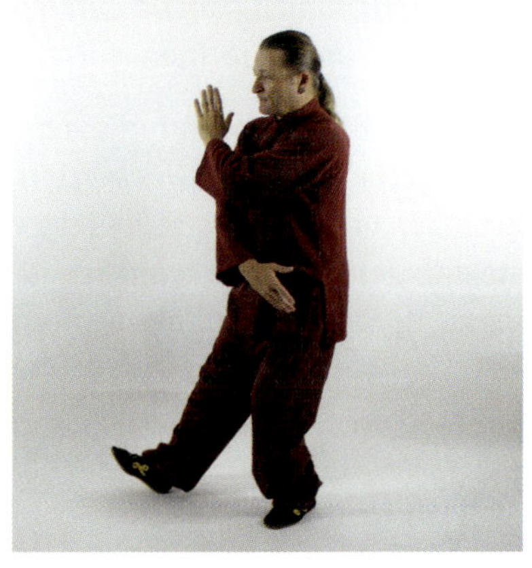

Abb. 5.49: Figur 6_11

Mit dem Verwurzeln wird der rechte Arm nach vorne geführt, bis der Unterarm nach vorne zeigt. Die linke Hand wird auf eine Position an der linken Hüfte geführt, die Handfläche zeigt nach unten.

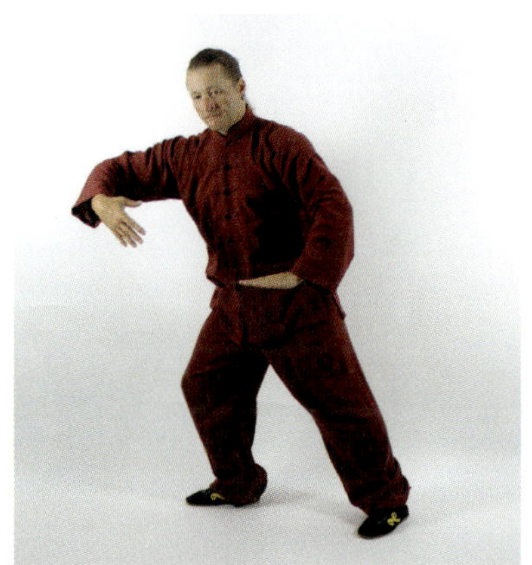

Abb. 5.50: Figur 6_12

Beginnend mit dem Kopf, wird der Oberkörper nach rechts gewendet. Die Ferse des rechten Beins wird unter dem Fußballen nach vorne gedreht, die Spitze des rechten Fußes zeigt nun 45° nach außen.

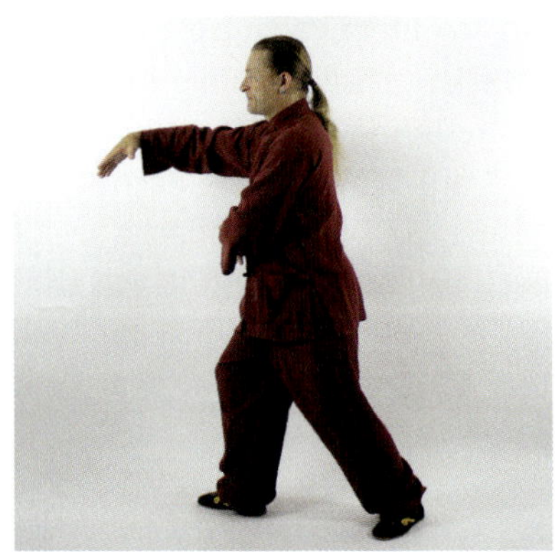

Abb. 5.51: Figur 6_13

Die Arme folgen der Bewegung, indem der rechte eine Position vor dem Körper einnimmt, während der linke diagonal vor dem Körper steht, d. h., linke Hand an der rechten Hüfte.

Das linke Bein wird nun in einem Schritt für eine Schützestellung nach vorne geführt. Mit dem Verwurzeln wird die linke Hand gerade nach vorne gestoßen und gedreht, sodass die Handfläche nach oben zeigt. Die Hand steht in der Endstellung auf Schulterhöhe. Die rechte Hand wird während dieser Bewegung am linken Unterarm positioniert. Die Handfläche zeigt zum Unterarm.

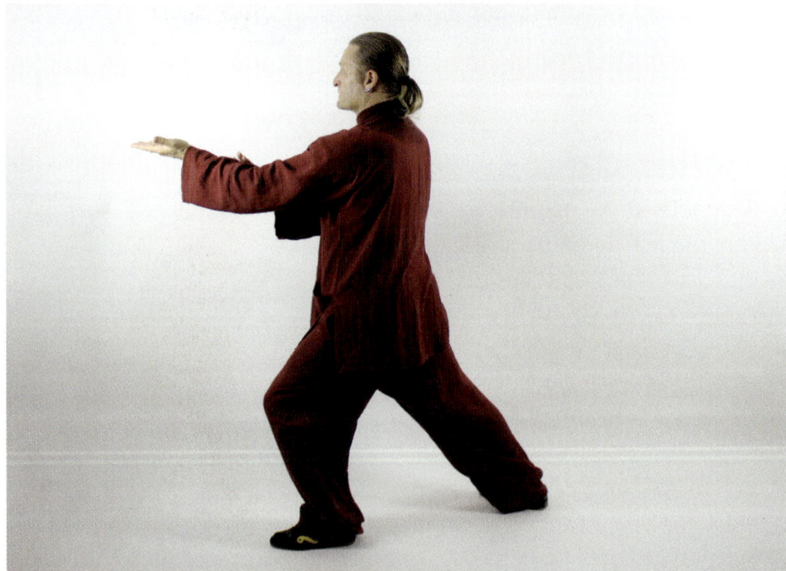

Abb. 5.52: Figur 6_14

Das Körpergewicht wird auf das hintere Bein verlagert, die Zehen des vorderen Beins angehoben. Gleichzeitig dreht man den Oberkörper nach links. Die Arme bleiben während dieser Bewegung in ihrer Konstellation.

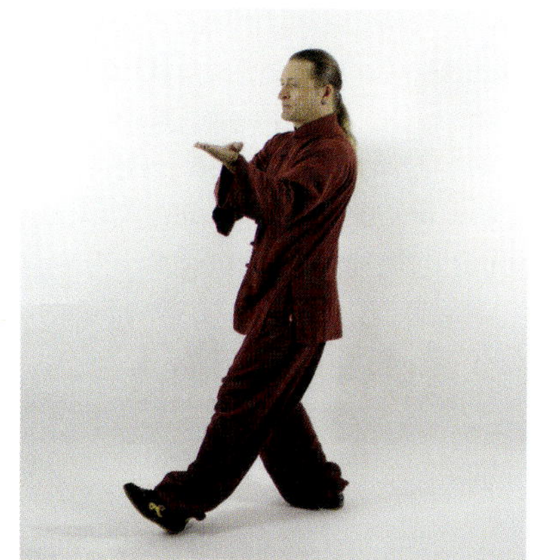

Abb. 5.53: Figur 6_15

Mit erneutem Verwurzeln in Schützestellung lösen sich die Arme aus der festen Position: Der rechte Arm wird auf Schulterhöhe nach vorne gestreckt. Die Handfläche zeigt nach vorne. Die linke Hand wird bei gebeugtem Arm in eine Position schräg links über dem Kopf geführt.

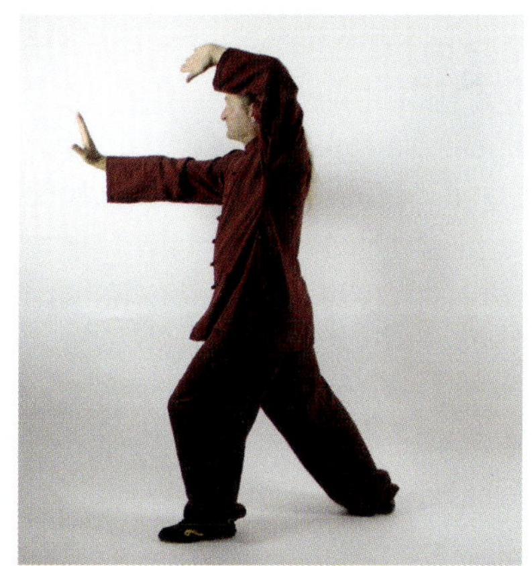

Abb. 5.54: Figur 6_16

Das Gewicht wird für eine 180°-Drehung in Richtung Westen zurück auf das hintere Bein verlagert. Die Fußspitze des unbelasteten linken Beins wird weit nach innen gedreht. Gleichzeitig wird die linke Hand, mit der Handfläche zur Seite zeigend, in eine zentrale Position vor der Brust gebracht. Die rechte Hand wird mit der Handfläche nach oben unter dem linken Ellbogen platziert.

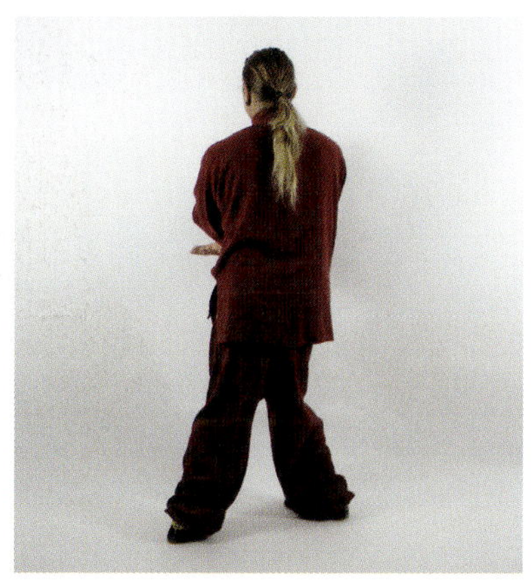

Abb. 5.55: Figur 6_17

Mit Belasten des linken Beins wird der linke Arm in Richtung Osten gestreckt. Die Handfläche zeigt nach unten. Die rechte Hand unterstützt diese Bewegung in einer Position unter dem linken Ellbogen.

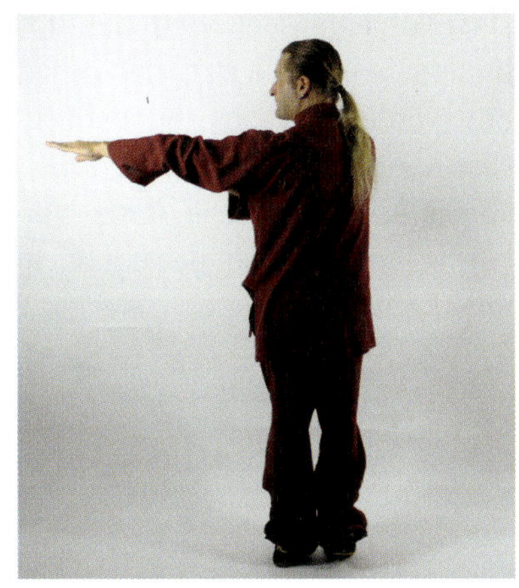

Abb. 5.56: Figur 6_18

Das rechte Bein wird für eine Schützestellung nach Westen ausgesetzt. Die Hände werden vor dem Zentrum gehalten, sodass die rechte nach oben, die linke nach unten zeigt. Mit dem Verwurzeln wird die rechte Hand gerade nach vorne gestoßen, sodass die Handfläche nach oben zeigt. Die Hand steht in der Endstellung auf Schulterhöhe. Die linke Hand wird während dieser Bewegung am linken Unterarm positioniert. Die Handfläche zeigt zum Unterarm.

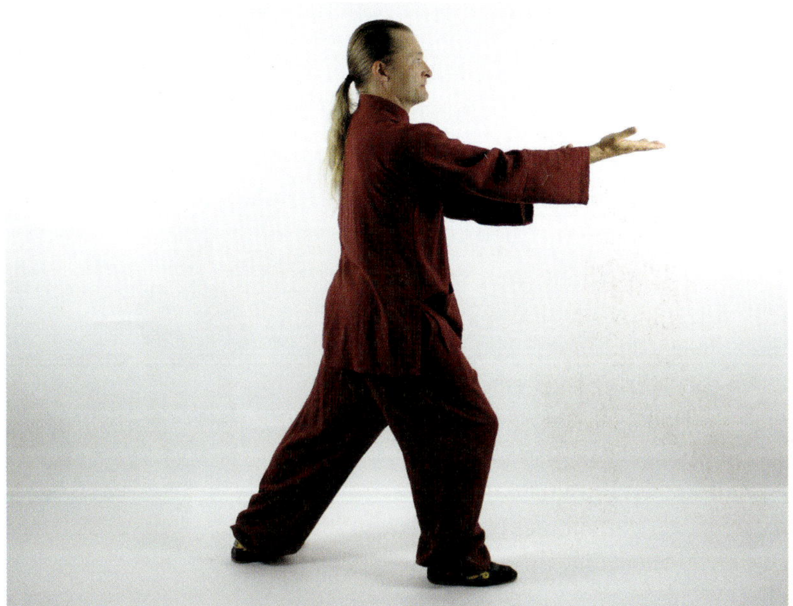

Abb. 5.57: Figur 6_19

Das Körpergewicht wird auf das hintere Bein verlagert, die Zehen des vorderen Beins angehoben. Gleichzeitig dreht man den Oberkörper nach rechts. Die Arme bleiben während dieser Bewegung in ihrer Konstellation.

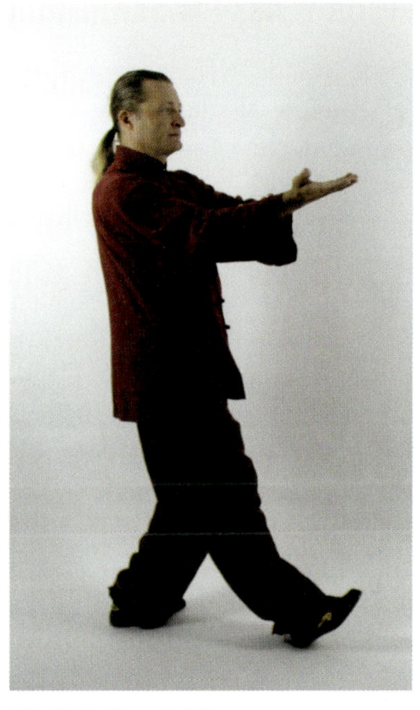

Abb. 5.58: Figur 6_20

Mit erneutem Verwurzeln in Schützestellung lösen sich die Arme aus der festen Position: Der linke Arm wird auf Schulterhöhe nach vorne gestreckt. Die Handfläche zeigt nach vorne. Die rechte Hand wird bei gebeugtem Arm in eine Position schräg rechts über dem Kopf geführt.

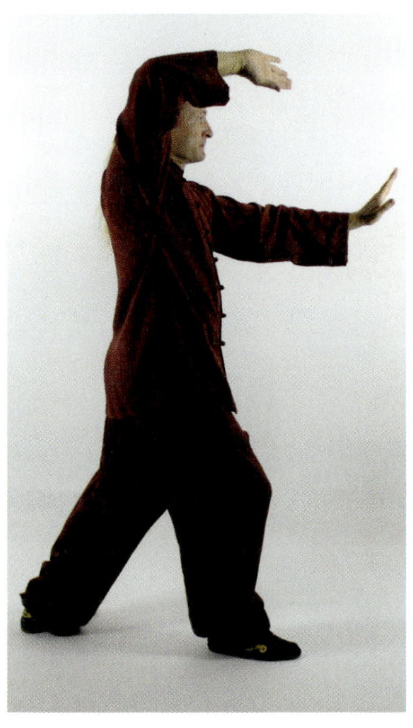

Abb. 5.59: Figur 6_21

FIGUR 7: MIT FAUST UNTER DEM ELLBOGEN ABWARTEN

Beide Hände werden in paralleler Position an die rechte Hüfte zurückgezogen. Die Handflächen zeigen nach unten. Gleichzeitig wird die Ferse des rechten Beins unter dem Fußballen nach vorne gedreht, die Spitze des rechten Fußes zeigt nun 45° nach außen. Das linke Bein wird nun in einem Schritt für eine Schützestellung nach vorne geführt. Mit dem Verwurzeln werden die Hände in der oben beschriebenen Position halbkreisförmig um den Körper geführt, sodass sie in einer Position an der linken Hüfte enden.

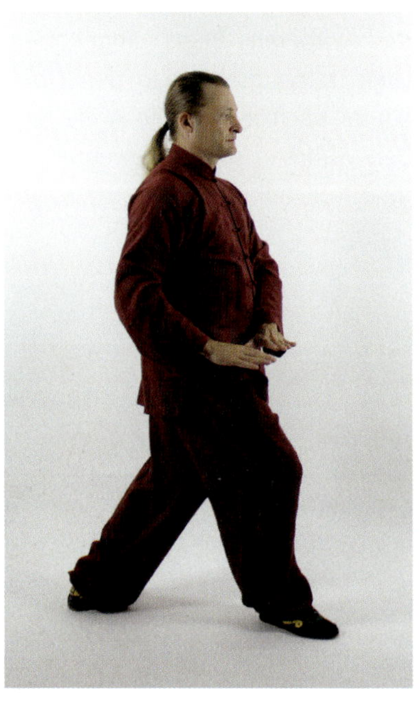

Abb. 5.60: Figur 7_1

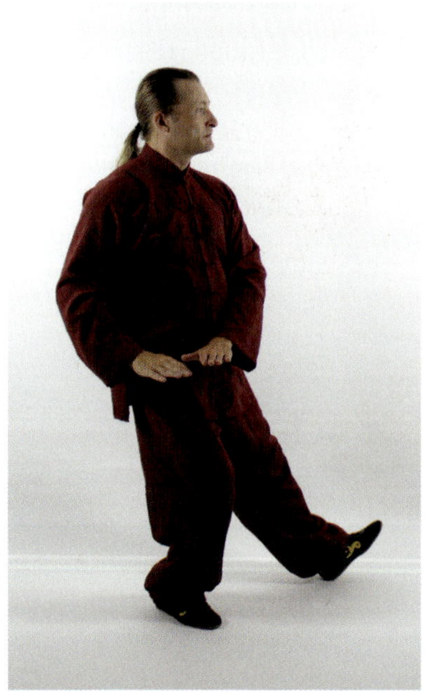

Abb. 5.61: Figur 7_2

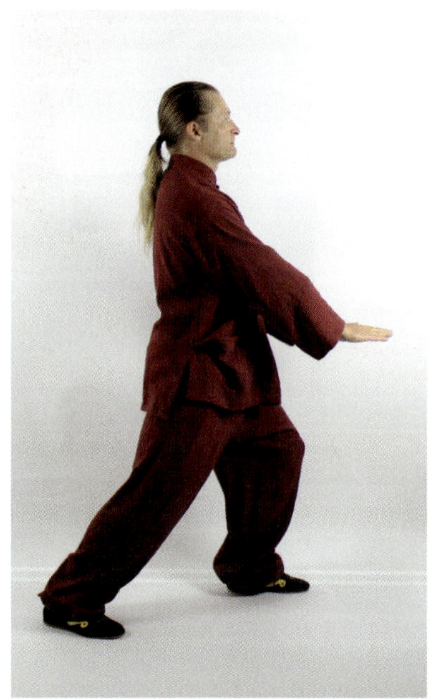

Abb. 5.62: Figur 7_3

Das Körpergewicht wird auf das hintere Bein verlagert und man nimmt einen linken leeren Schritt ein. Die Zehen des vorderen Fußes sind angezogen.

Die linke Hand formt eine Faust, diese wird in einer halbkreisförmigen Bewegung auf Schulterhöhe angehoben. Die rechte Hand wird ebenfalls zu einer Faust geformt und unter dem linken Ellbogen so platziert, dass der Handrücken nach vorne zeigt.

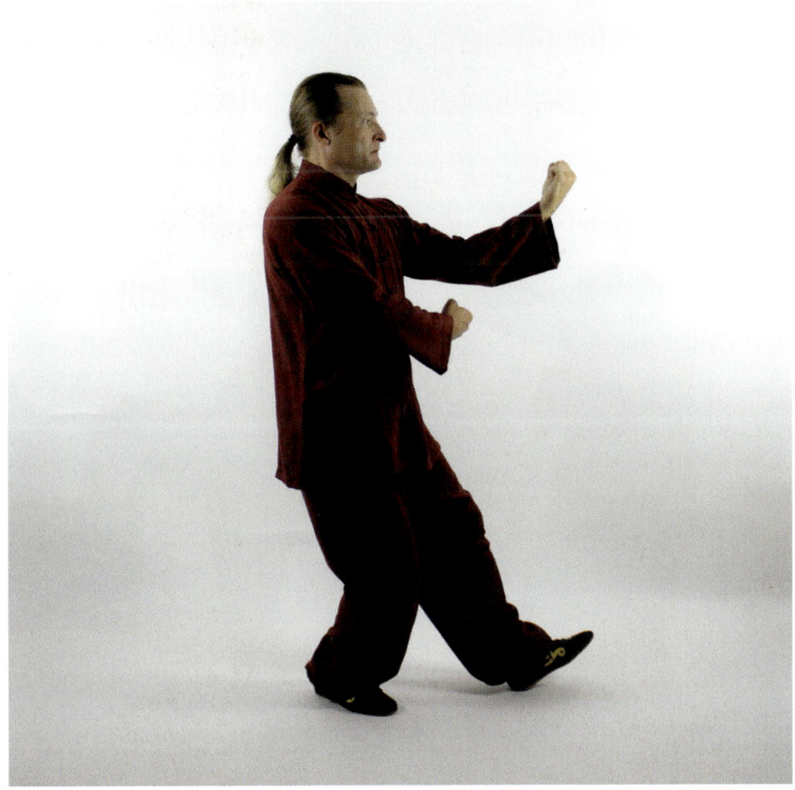

Abb. 5.63: Figur 7_4

FIGUR 8: DER GOLDENE HAHN STEHT AUF EINEM BEIN

Die Fußspitze des linken Beins wird nach außen gedreht. Anschließend wird das Bein belastet und man nimmt einen einbeinigen Stand ein, indem man das rechte Bein anhebt. Die Hände werden geöffnet und bewegen sich in einer gegenläufigen Bewegung nach unten und oben: die rechte Hand nach rechts oben, die linke Hand nach links unten. Die Handflächen zeigen jeweils 45° nach oben bzw. unten. Die Bewegung der Arme muss harmonisch mit dem Einnehmen des einbeinigen Standes koordiniert werden.

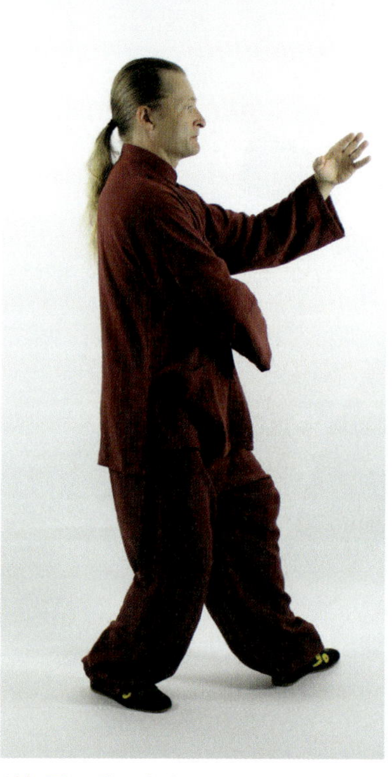

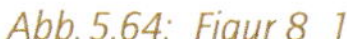

Abb. 5.64: Figur 8_1

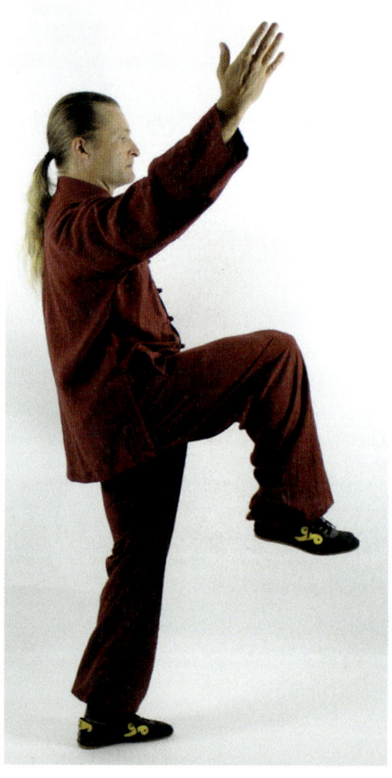

Abb. 5.65: Figur 8_2

Das rechte Bein wird nach vorne abgesetzt in eine Schützestellung. Die Hände werden dabei zur Seite geführt, sodass die Arme parallel in diagonaler Haltung vor dem Körper liegen. Das Gewicht wird nun auf das vordere rechte Bein verlagert und die Bewegung wiederholt sich auf der anderen Seite: Man nimmt einen einbeinigen Stand ein, indem man das linke Bein anhebt. Die Hände werden geöffnet und bewegen sich in einer gegenläufigen Bewegung nach unten und oben: die linke Hand nach links oben, die rechte Hand nach rechts unten. Die Handflächen zeigen jeweils 45° nach oben bzw. unten.

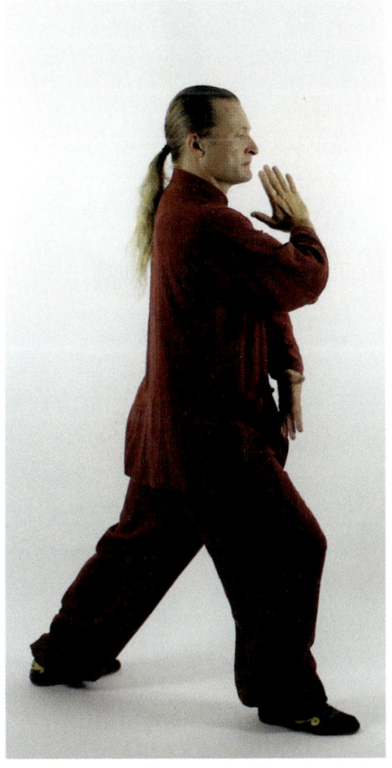

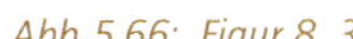

Abb. 5.66: Figur 8_3

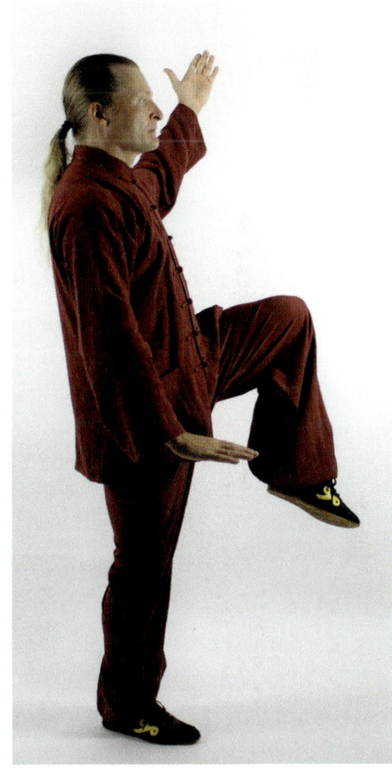

Abb. 5.67: Figur 8_4

FIGUR 9: ZURÜCKWEICHEN UND DEN AFFEN VERSCHEUCHEN

Die linke Hand formt eine Hakenhand. Gleichzeitig wird die rechte Hand so gedreht, dass die Handfläche nach vorne zeigt.

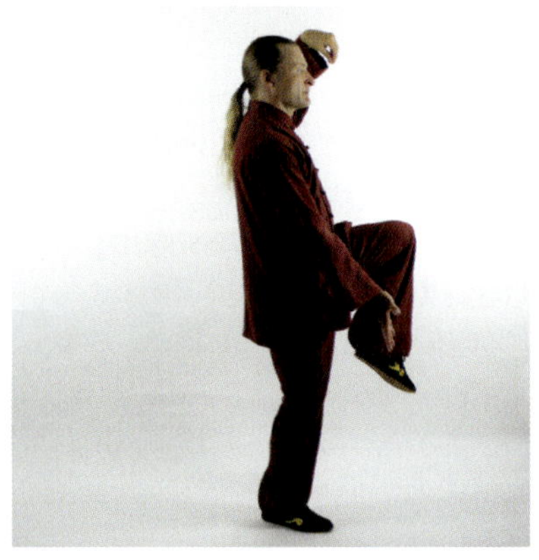

Abb. 5.68: Figur 9_1

Das linke Bein wird nach hinten abgesetzt, sodass eine rechte Schützestellung in Richtung Westen entsteht. Dabei wird die rechte Hand in einer halbkreisförmigen Bewegung zunächst nach links und dann wieder nach rechts geführt. Die linke Hand wird auf Schulterhöhe gerade nach vorne gestoßen.

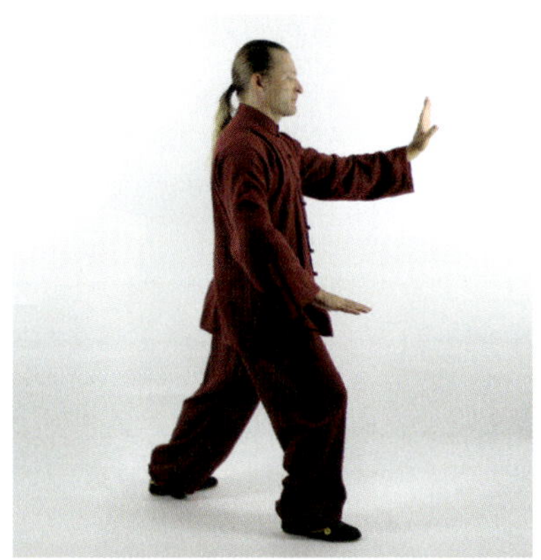

Abb. 5.69: Figur 9_2

Das Körpergewicht wird auf das hintere Bein verlagert. Die Fußspitze des vorderen rechten Beins wird nach außen gedreht. Die rechte Hand formt sich zu einer Hakenhand und wird auf eine hohe Position an der rechten Kopfseite geführt. Die linke Hand wird auf eine zentrale Position vor dem Körper abgesenkt. Die Handfläche zeigt dabei nach unten.

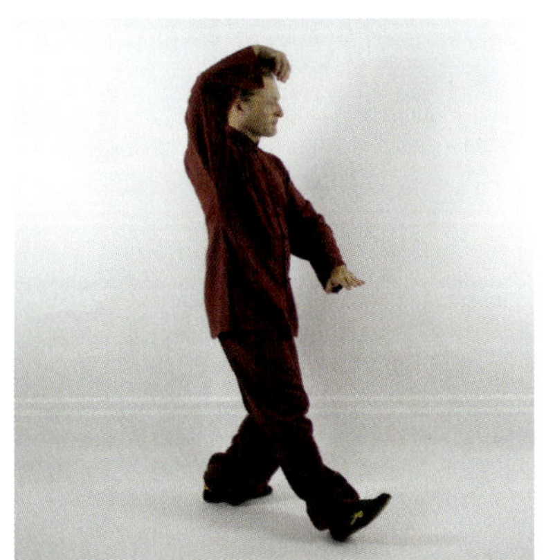

Abb. 5.70: Figur 9_3

Das rechte Bein wird nun für eine linke Schützestellung zurückgesetzt. Die rechte Hand wird auf Schulterhöhe gerade nach vorne gestoßen, während die linke Hand halbkreisförmig auf eine Position an der linken Hüfte geführt wird. Diese Bewegungssequenz wird nun viermal wiederholt, sodass, inklusive des Absetzens aus dem einbeinigen Stand, die Stoßbewegung mit der Hand fünfmal ausgeführt wird.

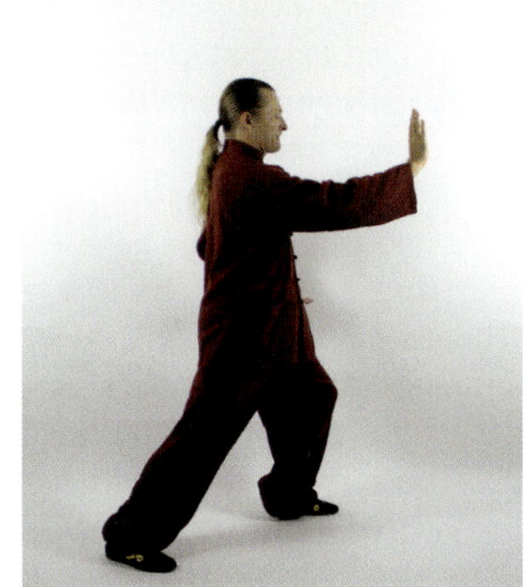

Abb. 5.71: Figur 9_4

Das Körpergewicht wird auf das hintere Bein verlagert. Die Fußspitze des vorderen linken Beins wird nach außen gedreht. Die linke Hand formt sich zu einer Hakenhand und wird auf eine hohe Position an der linken Kopfseite geführt. Die rechte Hand wird auf eine zentrale Position vor dem Körper abgesenkt. Die Handfläche zeigt dabei nach unten.

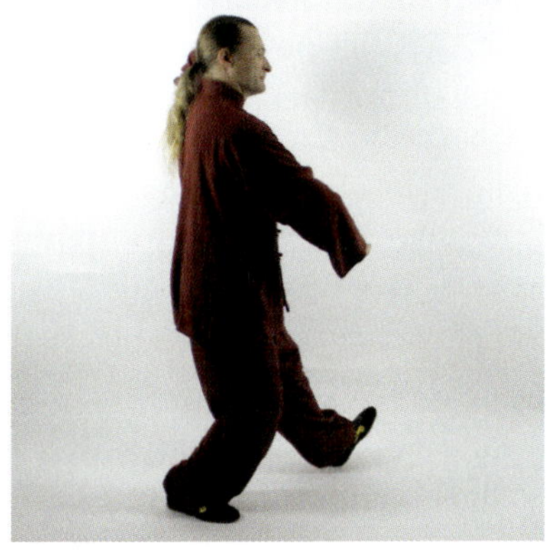

Abb. 5.72: Figur 9_5

Das linke Bein wird nun für eine rechte Schützestellung zurückgesetzt. Die linke Hand wird auf Schulterhöhe gerade nach vorne gestoßen, während die rechte Hand halbkreisförmig auf eine Position an der rechten Hüfte geführt wird.

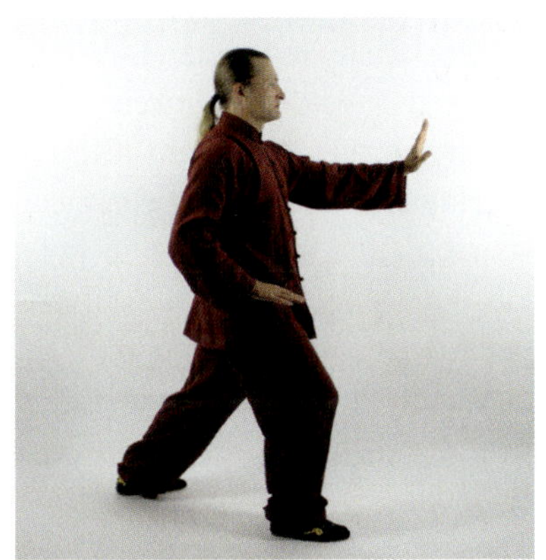

Abb. 5.73: Figur 9_6

Das Körpergewicht wird auf das hintere Bein verlagert. Die Fußspitze des vorderen rechten Beins wird nach außen gedreht. Die rechte Hand formt sich zu einer Hakenhand und wird auf eine hohe Position an der rechten Kopfseite geführt. Die linke Hand wird auf eine zentrale Position vor dem Körper abgesenkt. Die Handfläche zeigt dabei nach unten.

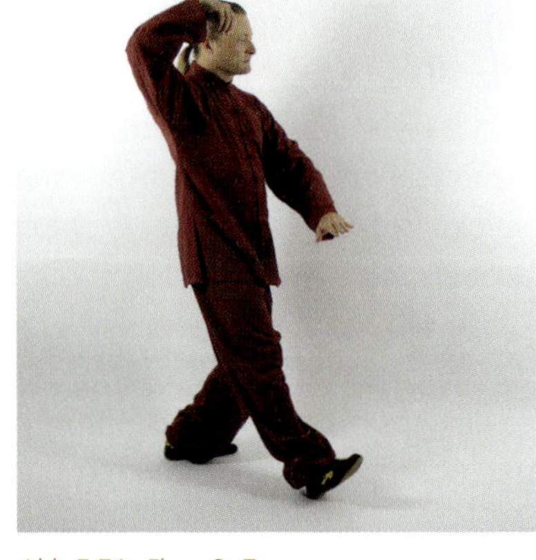

Abb. 5.74: Figur 9_7

Das rechte Bein wird nun für eine linke Schützestellung zurückgesetzt. Die rechte Hand wird auf Schulterhöhe gerade nach vorne gestoßen, während die linke Hand halbkreisförmig auf eine Position an der linken Hüfte geführt wird.

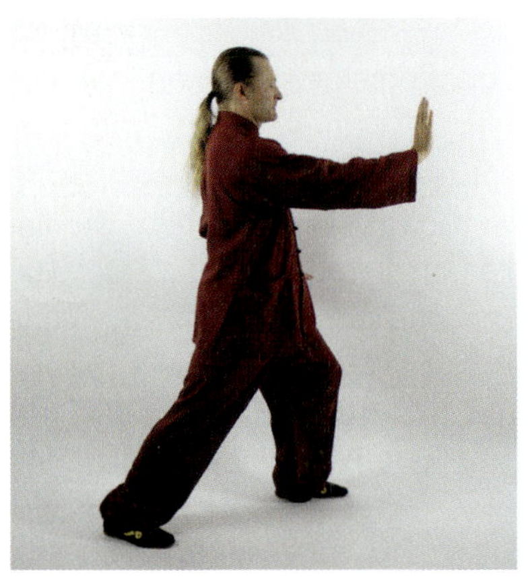

Abb. 5.75: Figur 9_8

Das Körpergewicht wird auf das hintere Bein verlagert. Die Fußspitze des vorderen linken Beins wird nach außen gedreht. Die linke Hand formt sich zu einer Hakenhand und wird auf eine hohe Position an der linken Kopfseite geführt. Die rechte Hand wird auf eine zentrale Position vor dem Körper abgesenkt. Die Handfläche zeigt dabei nach unten.

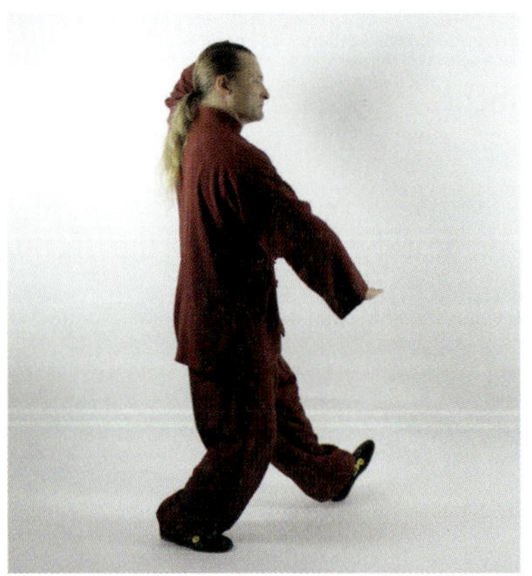

Abb. 5.76: Figur 9_9

Das linke Bein wird nun für eine rechte Schützestellung zurückgesetzt. Die linke Hand wird auf Schulterhöhe gerade nach vorne gestoßen, während die rechte Hand halbkreisförmig auf eine Position an der rechten Hüfte geführt wird.

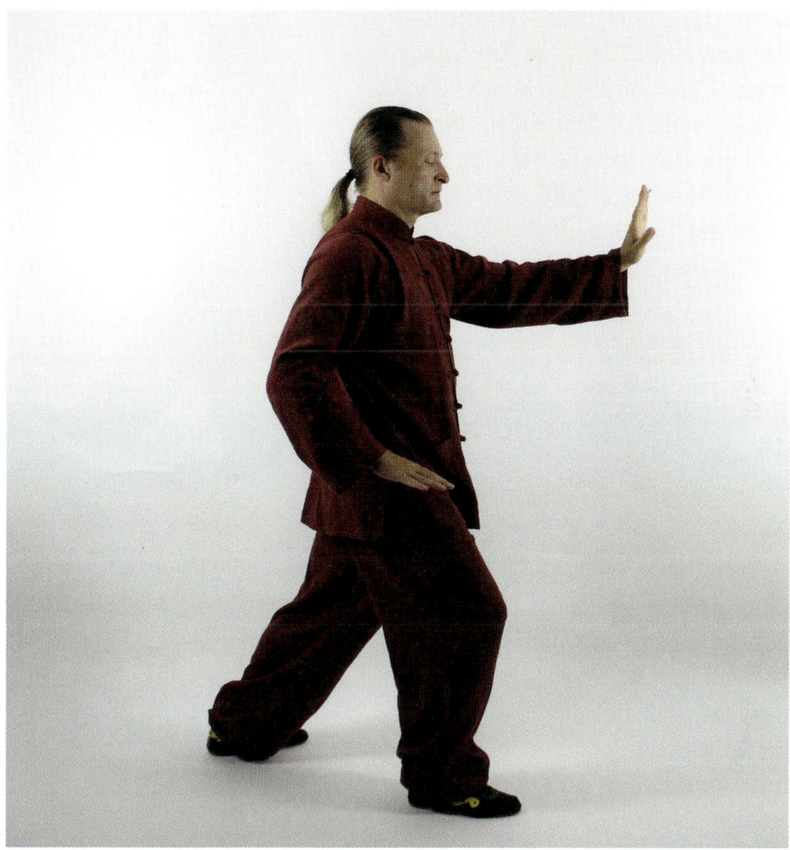

Abb. 5.77: Figur 9_10

FIGUR 10: DER DIAGONALE FLUG

Das Gewicht wird noch stärker auf das schon belastete vordere rechte Bein transferiert. Das linke Bein wird schräg links nach Nordwesten ausgesetzt. Der linke Arm wird in einer Position diagonal vor dem Körper platziert. Die linke Hand wird auf eine zentrale Position vor dem Körper abgesenkt, die Handfläche zeigt nach außen.

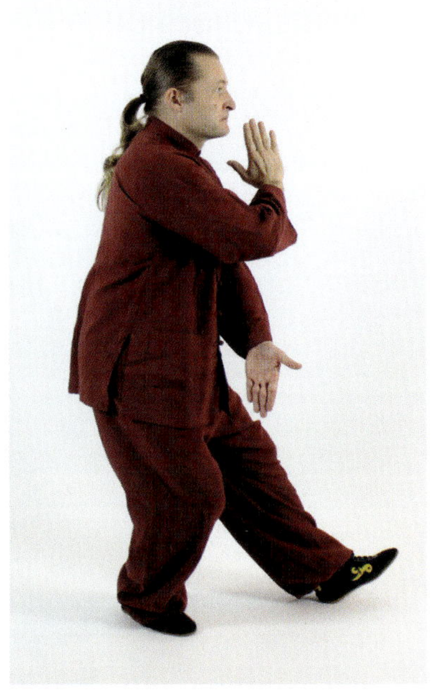

Abb. 5.78: Figur 10_1

Das linke Bein wird nun mit ca. 60 % des Körpergewichts belastet. Die Stellung gleicht einer Schützestellung, ist aber mit dem belasteten Bein nach schräg hinten ausgerichtet, d. h., der Blick geht in Richtung Norden. Die Arme werden in einer großen, diagonal gegenläufigen Bewegung auseinandergenommen. Die linke Hand endet in einer hohen Position hinter dem Kopf, die rechte in einer tiefen Stellung.

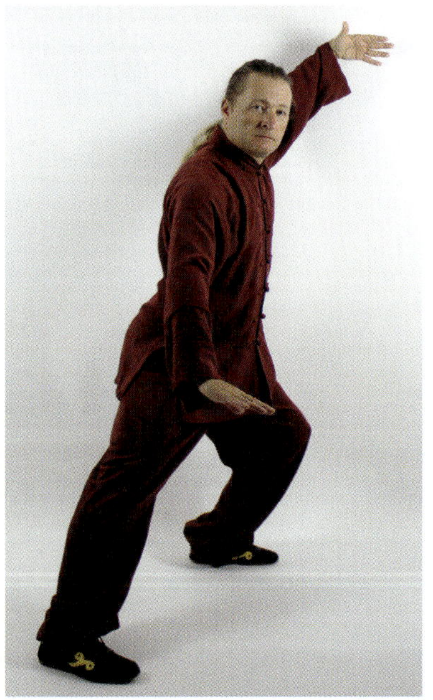

Abb. 5.79: Figur 10_2

FIGUR 11: DIE HAND HEBEN

Das Körpergewicht wird nun vollständig auf das hintere linke Bein transferiert. Man nimmt einen rechten leeren Schritt ein. Dabei wird der rechte Unterarm in Hüfthöhe vor dem Körper platziert. Die linke Hand wird auf eine zentrale Position vor dem Körper abgesenkt, die Handfläche zeigt nach vorn.

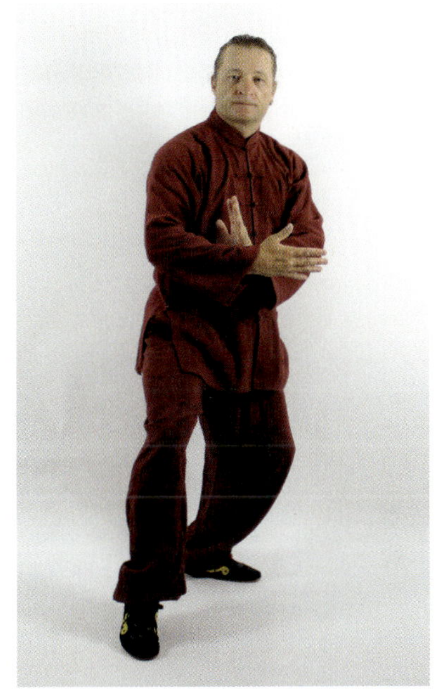

Abb. 5.80: Figur 11_1

Das rechte Bein wird für die Schützestellung in Richtung Norden ausgesetzt. Mit dem Verwurzeln wird der rechte Unterarm horizontal nach vorne geschoben. Die linke Hand unterstützt diese Bewegung in einer Position am rechten Handgelenk.

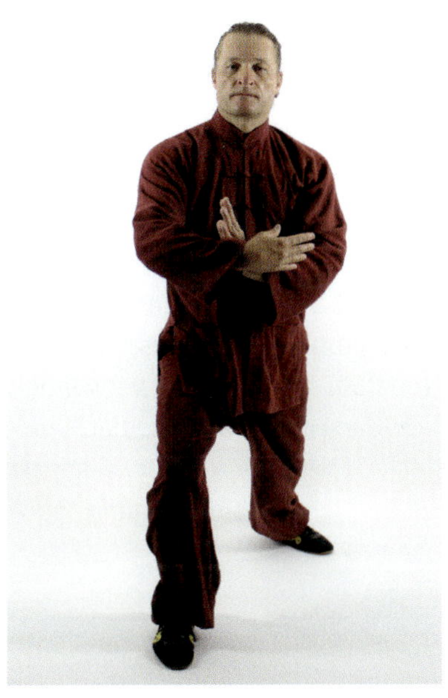

Abb. 5.81: Figur 11_2

Das Körpergewicht wird zunächst vollständig auf das rechte Bein verlagert, das linke wird nun in eine enge Parallelstellung nachgezogen. Gleichzeitig wird die linke Hand in eine tiefe Position vor dem Körper platziert. Die Handfläche zeigt nach unten. Die rechte Hand wird als Hakenhand auf der Zentrallinie gerade nach oben bewegt.

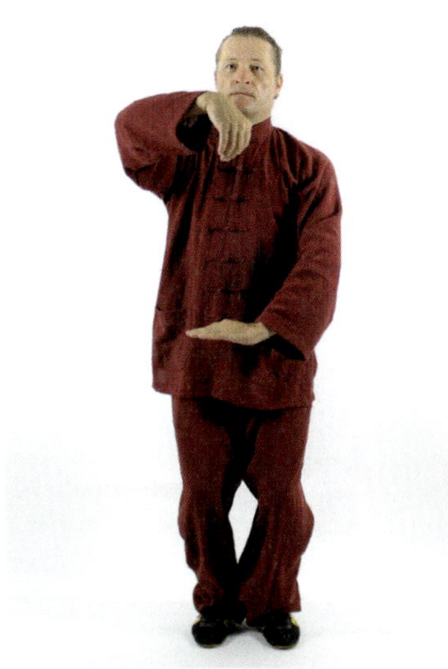

Abb. 5.82: Figur 11_3

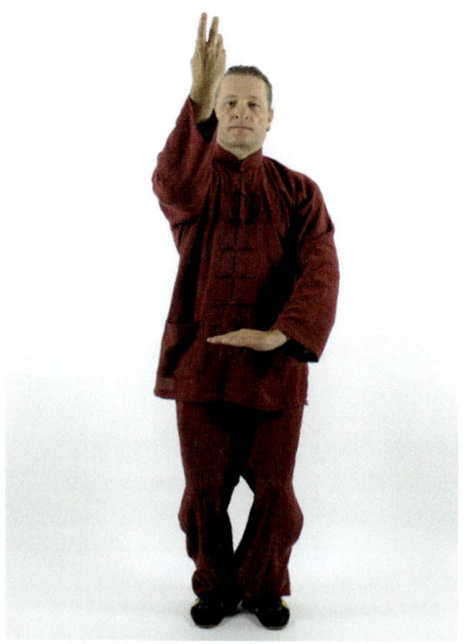

Abb. 5.83: Figur 11_4

Mit dem gleichmäßigen Belasten beider Beine in der engen Stellung wird die rechte Hakenhand aufgelöst und die Handfläche entlang der Zentrallinie spiralförmig nach oben bewegt. Die linke Hand hält ihre Position. Das Timing dieser Bewegung ist recht anspruchsvoll: Ungefähr ab Kopfhöhe verwandelt sich die Hakenhand in die Handfläche. Die Knie können gestreckt werden, um die Bewegung nach oben zu unterstützen.

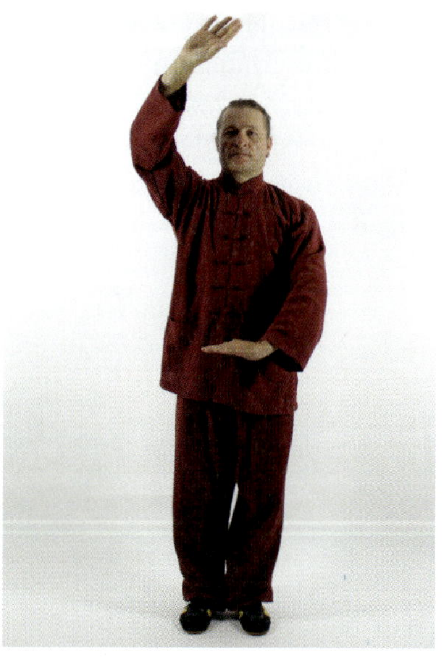

Abb. 5.84: Figur 11_5

FIGUR 12: DER STORCH BREITET SEINE FLÜGEL AUS

Man lässt sich in den Knien absinken in eine tiefe Stellung, der enge Stand an sich bleibt aber unverändert. Die Hände werden auf die linke Körperseite abgeknickt. Sie stehen ca. eine Schulterbreite auseinander, die Handflächen zeigen nach Westen.

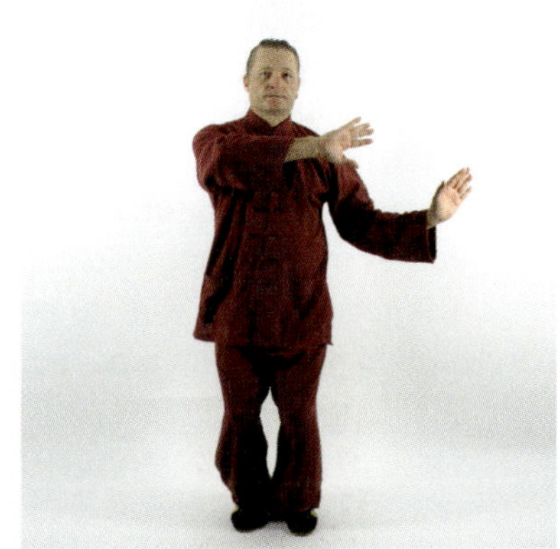

Abb. 5.85: Figur 12_1

Die Hände werden nun in dieser Position halbkreisförmig nach oben in eine Stellung über dem Kopf bewegt. Dabei streckt man die Knie und hebt den Körperschwerpunkt.

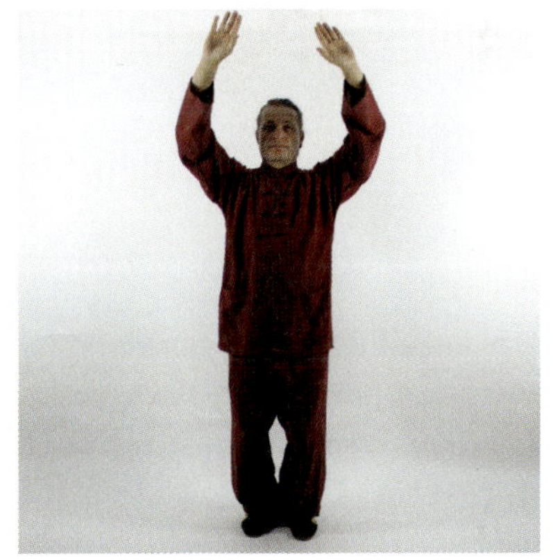

Abb. 5.86: Figur 9_2

Nachdem eine natürliche Streckung des Körpers erreicht ist, kehrt sich die Bewegung wieder um: Die Handflächen werden zum Körper gedreht, dann werden die Arme zusammen mit dem ganzen Körper abgesenkt. In der Endstellung steht man mit gebeugten Knien in Richtung Norden. Die Hände sind in Kopfhöhe, die Arme gebeugt, die Ellbogen stehen dicht am Körper und zeigen nach unten.

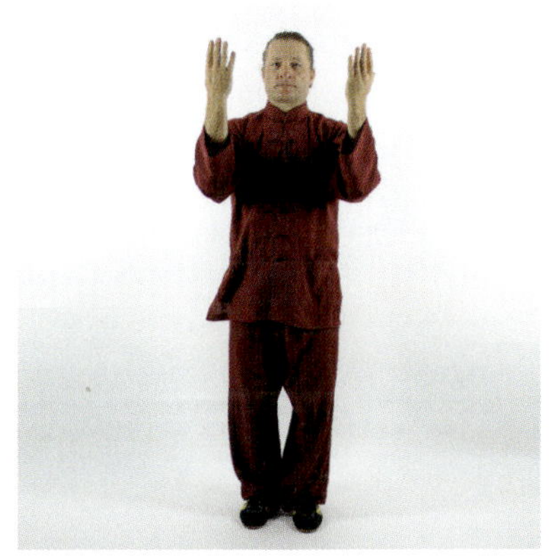

Abb. 5.87: Figur 12_3

FIGUR 13: DIE NADEL VOM MEERESBODEN AUFHEBEN

Das Körpergewicht wird auf das rechte Bein verlagert. Der Oberkörper wird dabei nach links gedreht. Die linke Hand wird nach rechts außen geführt, sodass die Handfläche in Richtung Norden zeigt. Die rechte Hand wird zu einer Hakenhand geformt und auf eine tiefe Position abgesenkt.

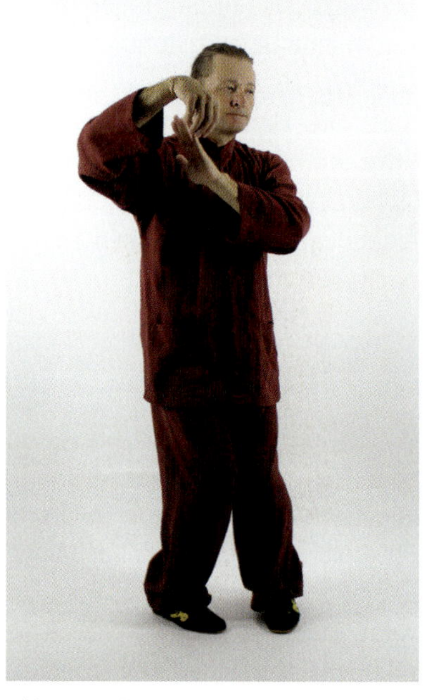

Abb. 5.88: Figur 13_1

Das linke Bein wird nach vorne für eine Schützestellung ausgesetzt. Mit dem Verwurzeln streckt sich der rechte Arm, die Hakenhand wird zur Handfläche, welche gerade nach vorne gestoßen wird. Die linke Hand wird in eine Position an der linken Hüfte bewegt, die Handfläche zeigt nach unten.

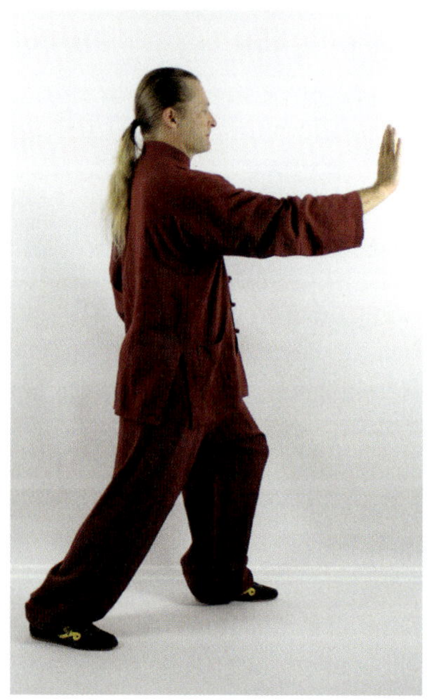

Abb. 5.89: Figur 13_2

Mit dem Zurücknehmen des Körpergewichts auf das hintere Bein wird eine leere Schritthaltung in Richtung Westen eingenommen. Dabei wird die rechte Hand in einer halbkreisförmigen Bewegung zurückgezogen. Der Handrücken zeigt dabei nach außen bzw. in Richtung Norden. Die linke Hand beginnt eine halbkreisförmige Bewegung nach oben.

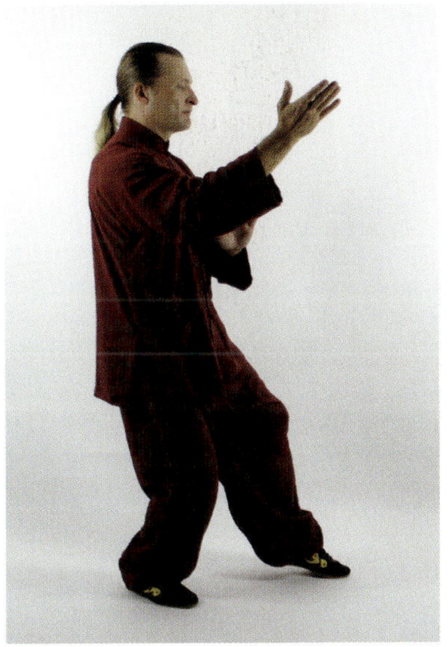

Abb. 5.90: Figur 13_3

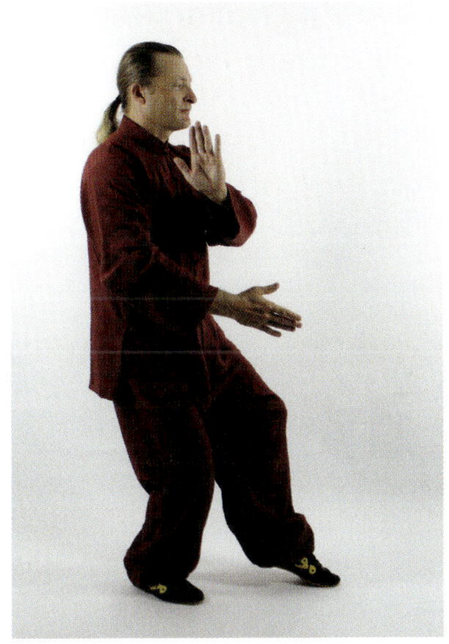

Abb. 5.91: Figur 13_4

In der leeren Schrittstellung wird der Oberkörper nach vorne gebeugt. Dabei wird die rechte Hand geradlinig nach vorne unten geführt. Die linke Hand beendet ihre Bewegung auf Höhe der rechten Schulter. Die Handfläche zeigt nach außen bzw. in Richtung Norden.

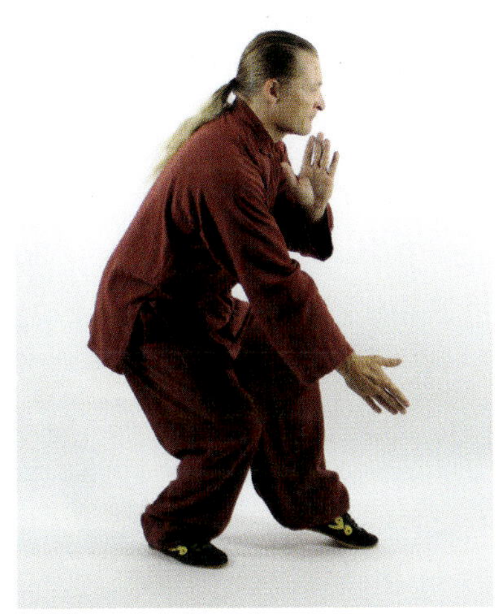

Abb. 5.92: Figur 13_5

FIGUR 14: DEN FÄCHER AUFKLAPPEN

Der Oberkörper wird aufgerichtet. Dabei wird der gestreckte rechte Arm in eine horizontale Position angehoben. Die linke Hand steht nun nahe am rechten Oberarm.

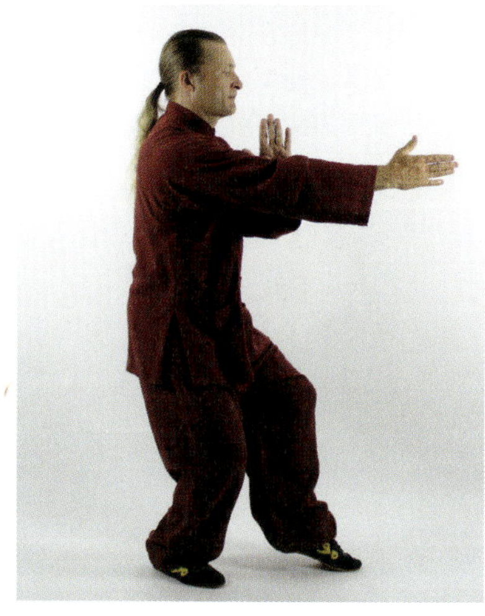

Abb. 5.93: Figur 14_1

Das linke Bein wird nach Westen ausgesetzt und eine Reiterstellung (vgl. Band 1) wird eingenommen. Der Oberkörper zeigt nach Norden, aber der Blick geht nach Westen. Mit dem Verwurzeln wird der linke Arm gestreckt, dabei zeigt die Handfläche in Richtung Westen. Die rechte Hand wird in eine Stellung schräg über dem Kopf zurückgezogen.

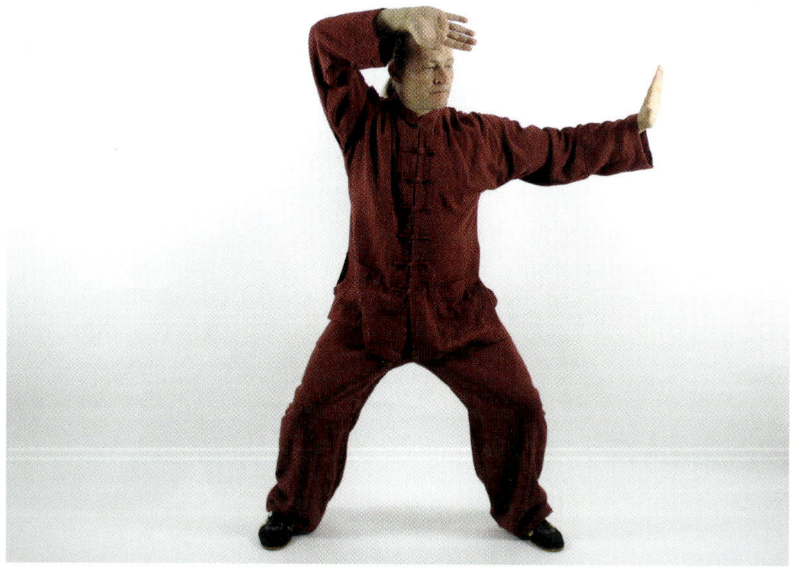

Abb. 5.94: Figur 14_2

FIGUR 15: LINKS UND RECHTS ZUTRETEN

Das Gewicht wird kurzzeitig auf das linke Bein verlagert, sodass der rechte Fuß nach innen gedreht werden kann. Daraufhin wird das Gewicht auf das rechte Bein zurücktransferiert und das linke für die Schützestellung in Richtung Westen ausgesetzt. Die Hände werden dabei so vor dem Körper platziert, dass die Handflächen vertikal zueinander zeigen. Die linke Hand ist dabei unten und die rechte oben.

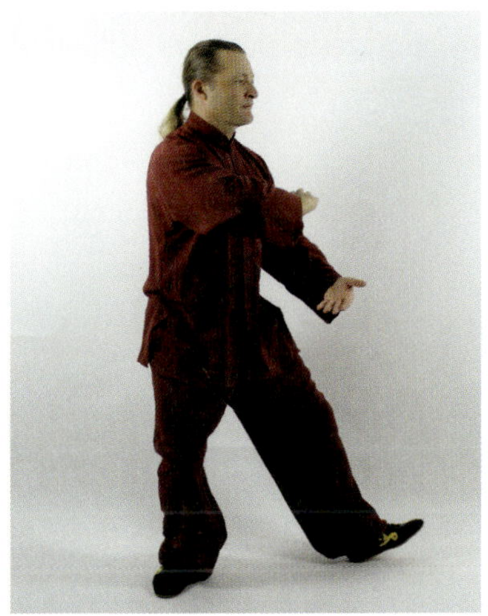

Abb. 5.95: Figur 15_1

Mit dem Verwurzeln wird der rechte Arm gestreckt, die Handfläche zeigt nach unten. Die linke Hand wird, mit der Handfläche nach oben zeigend, unter dem rechten Ellbogen platziert.

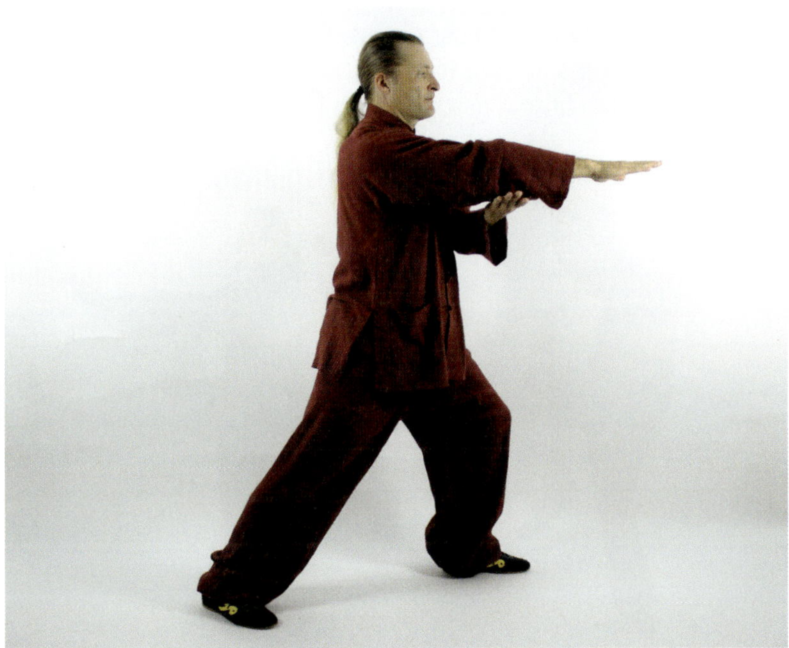

Abb. 5.96: Figur 15_2

Die rechte Hand wird abgesenkt, die linke wird diagonal über den Körper an eine Stellung vor der rechten Schulter bewegt. Die Hände werden nun in Brusthöhe gekreuzt, die rechte steht vor der linken, und dann über Kopf angehoben.

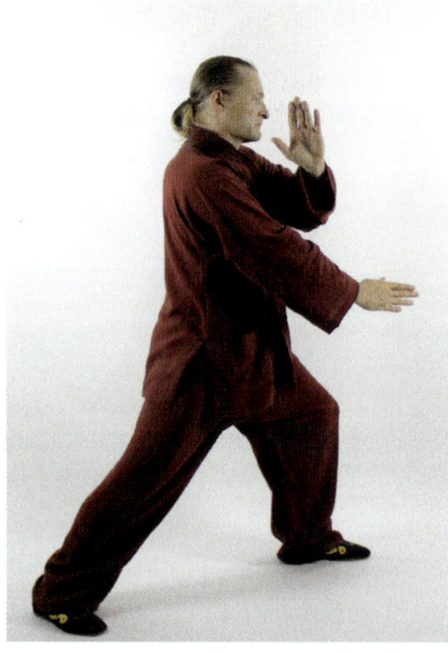

Abb. 5.97: Figur 15_3

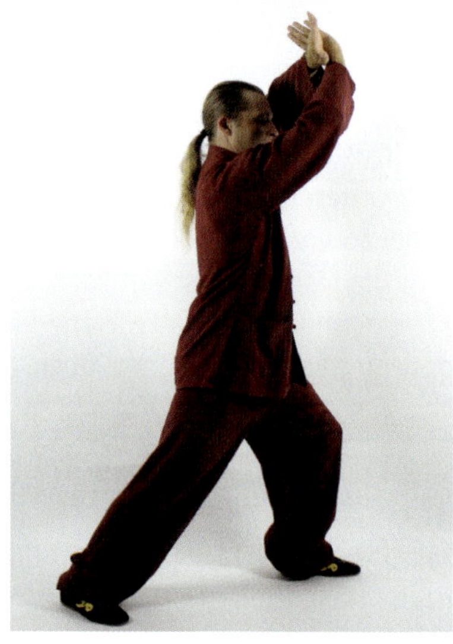

Abb. 5.98: Figur 15_4

In Harmonie mit dem Heben der Arme wird das rechte Bein angehoben. Mit dem Strecken des Beins in Richtung Nordwesten wird der rechte Arm nach vorne und der linke Arm schräg nach hinten gestreckt.

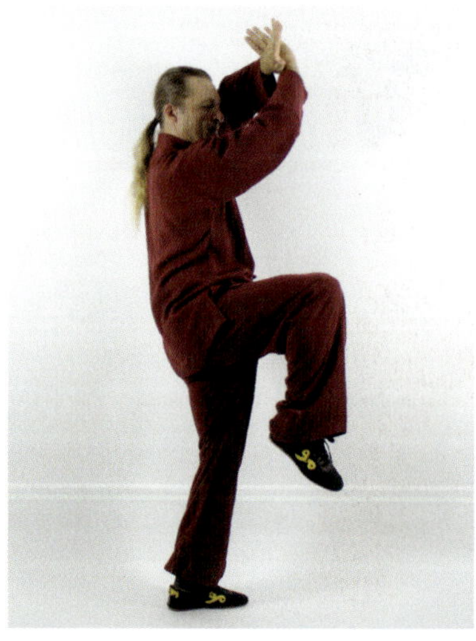

Abb. 5.99: Figur 15_5

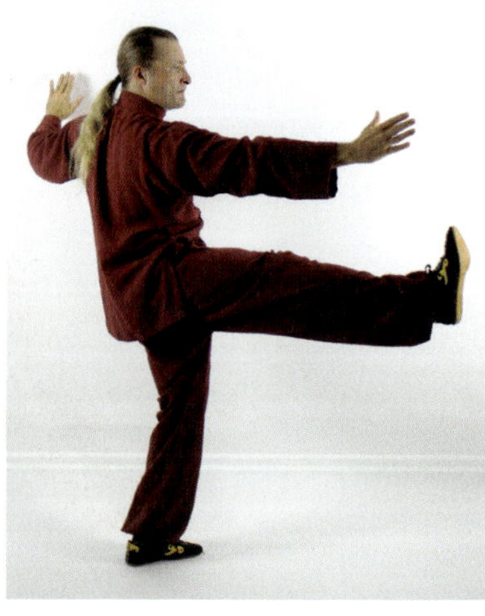

Abb. 5.100: Figur 15_6

Beginnend mit dem Entspannen des rechten Unterschenkels, wird das rechte Bein nach vorne für eine Schützestellung abgesetzt. Die Hände werden dabei so vor dem Körper platziert, dass die Handflächen vertikal zueinander zeigen. Die linke Hand ist dabei oben und die rechte unten.

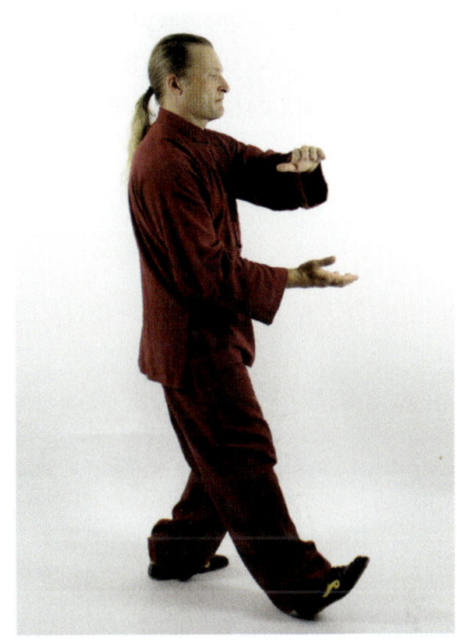

Abb. 5.101: Figur 15_7

Mit dem Verwurzeln wird der linke Arm gestreckt, die Handfläche zeigt nach unten. Die rechte Hand wird, mit der Handfläche nach oben zeigend, unter dem linken Ellbogen platziert.

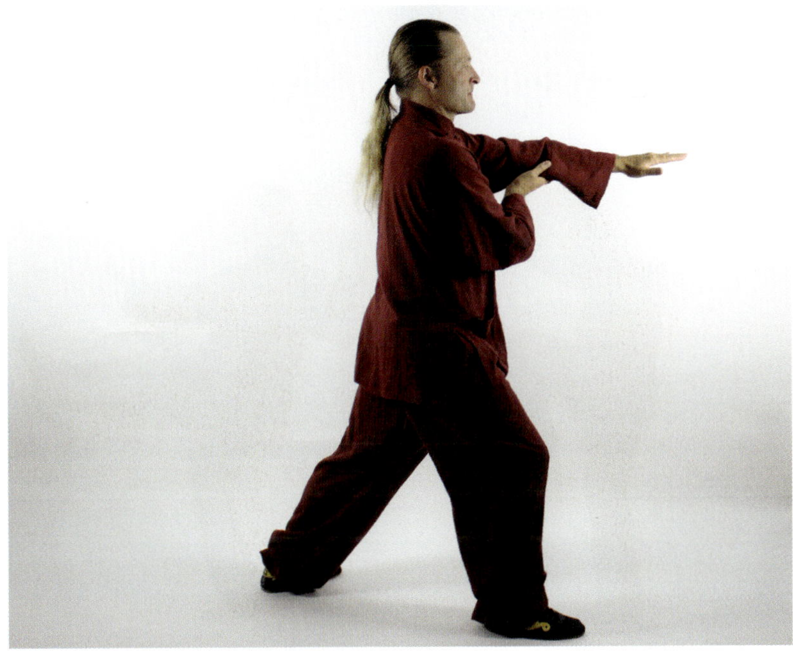

Abb. 5.102: Figur 15_8

Die linke Hand wird abgesenkt, die rechte wird diagonal über den Körper an eine Stellung vor der linken Schulter bewegt. Die Hände werden nun in Brusthöhe gekreuzt, die linke steht vor der rechten, und dann über Kopf angehoben.

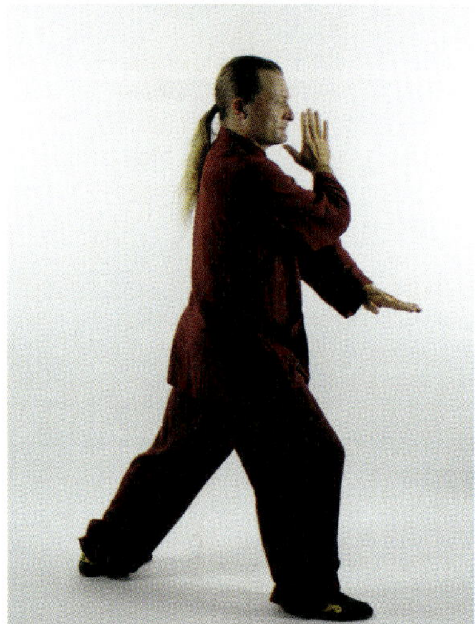

Abb. 5.103: Figur 15_9

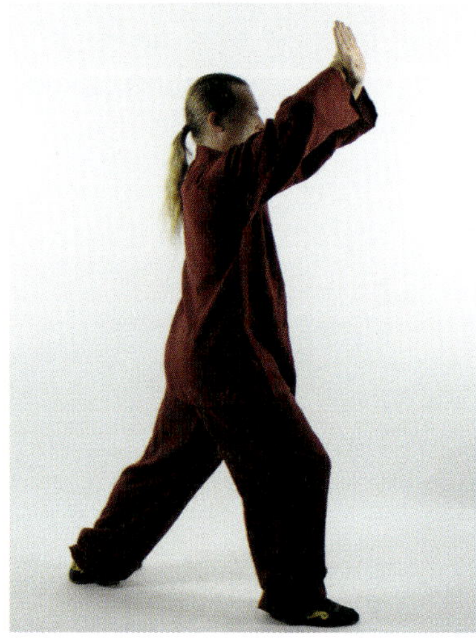

Abb. 5.104: Figur 15_10

Harmonisch mit dem Heben der Arme wird das linke Bein angehoben. Mit dem Strecken des Beins in Richtung Südwesten wird der linke Arm nach vorne und der rechte Arm schräg nach hinten gestreckt.

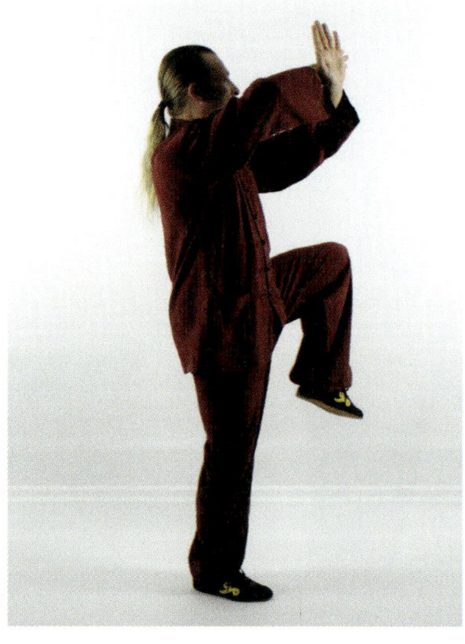

Abb. 5.105: Figur 15_11

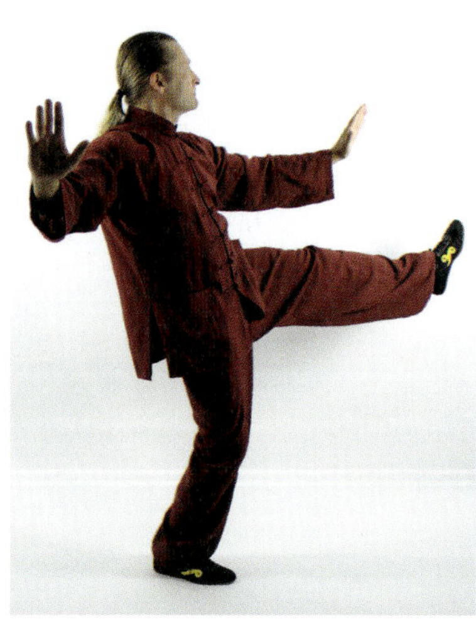

Abb. 5.106: Figur 15_12

FIGUR 16: DEN KÖRPER DREHEN UND MIT DER FERSE TRETEN

Der linke Unterschenkel wird entspannt und die Hände werden vor der Brust gekreuzt. Diese Bewegung leitet eine 180°-Drehung auf dem rechten Bein ein. Dem linken Knie folgend, wird der Oberkörper nun nach links in Richtung Osten gedreht. Die Drehung ist relativ schwierig, da sie komplett auf einem Bein ausgeführt wird.

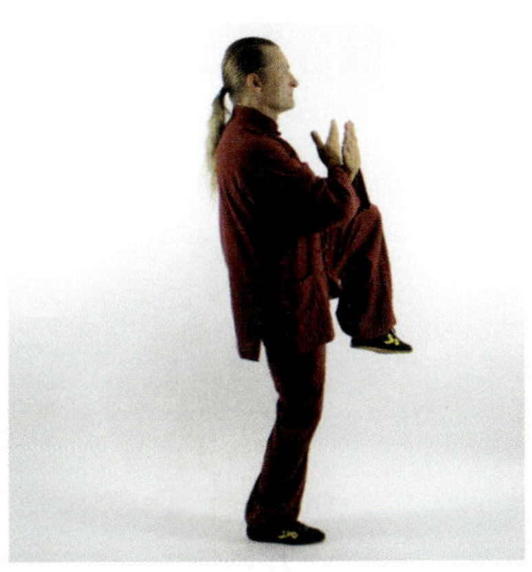

Abb. 5.107: Figur 16_1

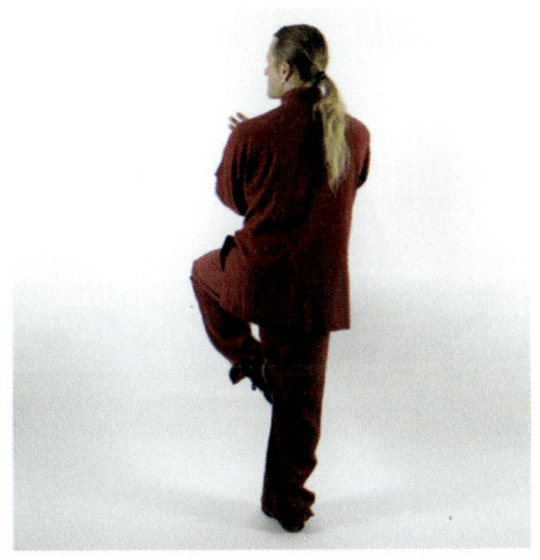

Abb. 5.108: Figur 16_2

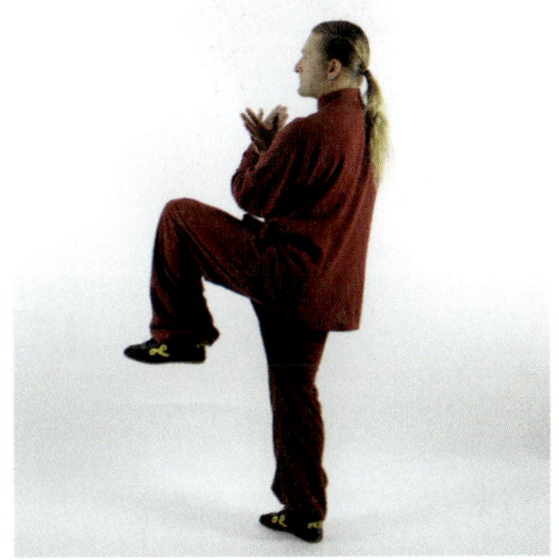

Abb. 5.109: Figur 16_3

Nach Abschluss der Drehbewegung wird das linke Bein in Richtung Osten gestreckt. Die Arme bewegen sich dabei auseinander: Die linke Hand steht über dem Bein und die rechte wird nach schräg hinten gestreckt.

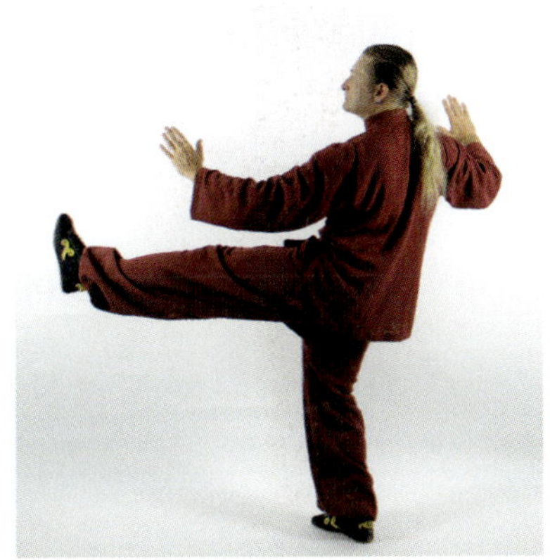

Abb. 5.110: Figur 16_4

FIGUR 17: NACH VORNE GEHEN UND NACH UNTEN STOSSEN

Beginnend mit dem Entspannen des linken Unterschenkels, wird das linke Bein nach vorne für eine Schützestellung abgesetzt. Die linke Hand wird auf eine tiefe Position vor dem Körper abgesenkt. Die Handfläche zeigt nach unten. Die rechte Hand wird auf Kopfhöhe angehoben und zur Hakenhand geformt.

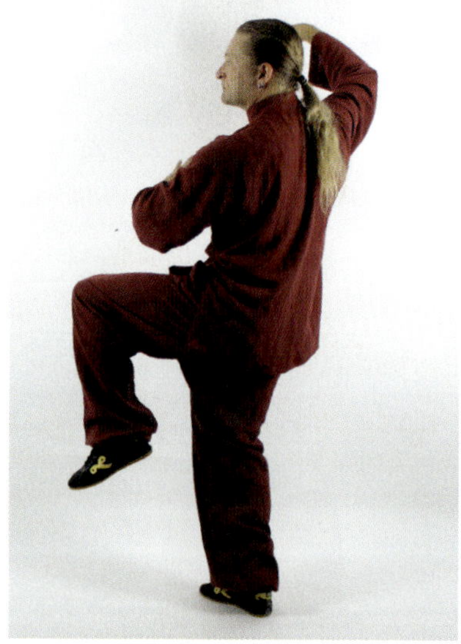

Abb. 5.111: Figur 17_1

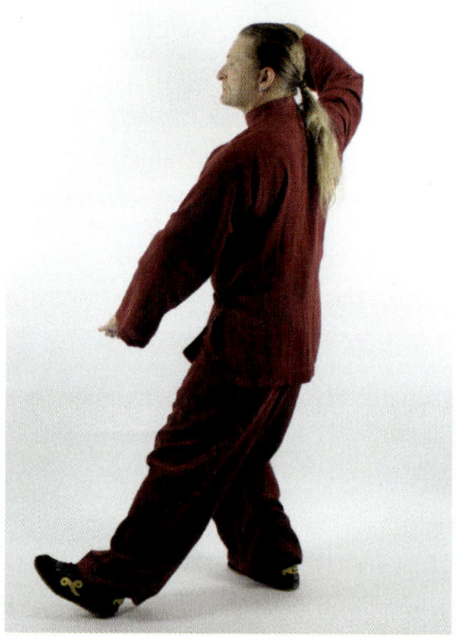

Abb. 5.112: Figur 17_2

Mit dem Verwurzeln wird die linke Hand halbkreisförmig am Knie vorbei nach links geführt. Die rechte Hand stößt gerade auf Schulterhöhe nach vorne.

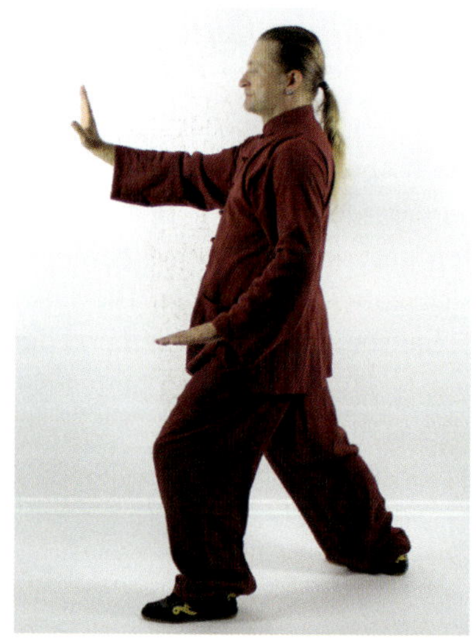

Abb. 5.113: Figur 17_3

Die Ferse des linken Beins wird unter dem Fußballen nach vorne gedreht, die Spitze des linken Fußes zeigt nun 45° nach außen. Gleichzeitig wird die rechte Hand auf eine tiefe Position vor dem Körper abgesenkt. Die Handfläche zeigt nach unten. Die linke Hand wird auf Kopfhöhe angehoben und zur Hakenhand geformt.

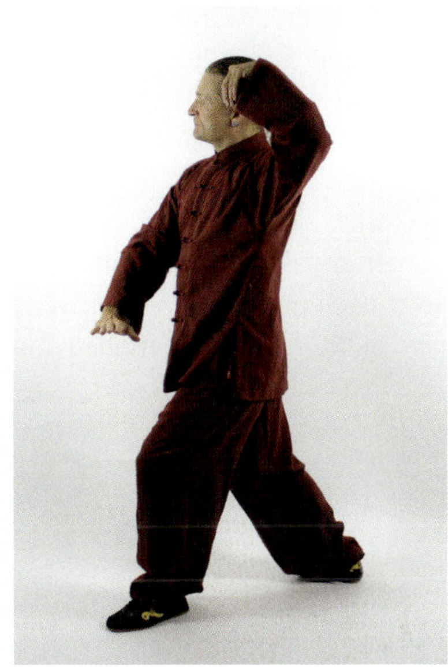

Abb. 5.114: Figur 17_4

Das rechte Bein wird in einer halbkreisförmigen Bewegung nach vorne gesetzt. Mit dem Abrollen in eine rechte Schützestellung wird die rechte Hand halbkreisförmig am Knie vorbei nach rechts geführt. Die linke Hand stößt gerade auf Schulterhöhe nach vorne.

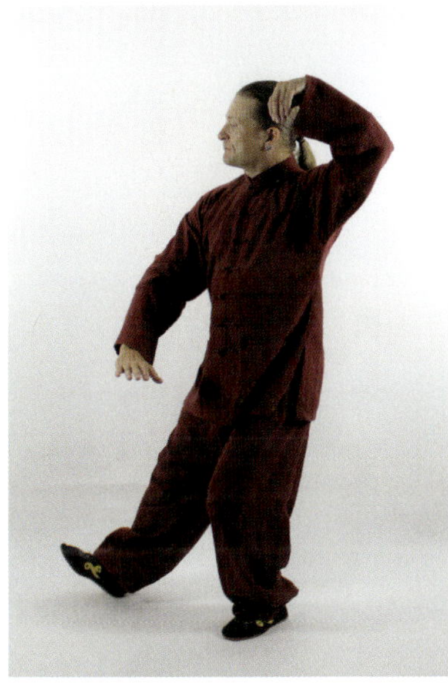

Abb. 5.115: Figur 17_5

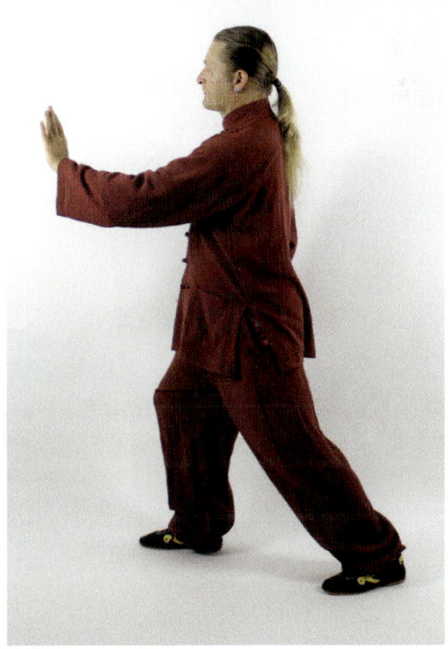

Abb. 5.116: Figur 17_6

Die Ferse des rechten Beins wird unter dem Fußballen nach vorne gedreht, die Spitze des rechten Fußes zeigt nun 45° nach außen. Gleichzeitig wird die linke Hand auf eine tiefe Position vor dem Körper abgesenkt. Die Handfläche zeigt nach unten. Die rechte Hand wird auf Kopfhöhe angehoben und zur Hakenhand geformt.

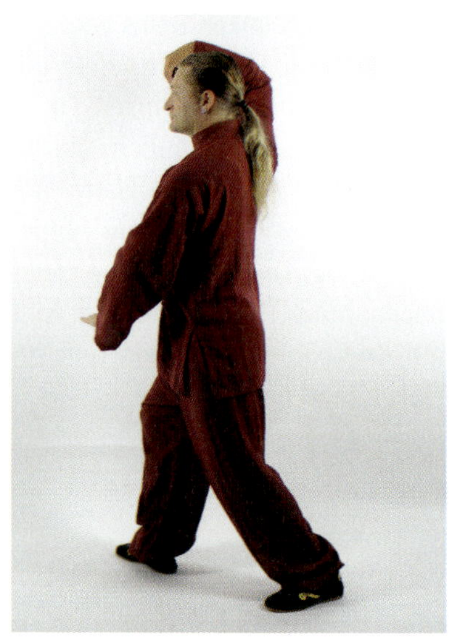

Abb. 5.117: Figur 17_7

Das linke Bein wird in einer halbkreisförmigen Bewegung nach vorne gesetzt. Mit dem Abrollen in eine linke Schützestellung wird die rechte Hand zu einer Faust geformt und schräg nach unten gestoßen. Die linke Hand wird dabei nahe am rechten Unterarm platziert, die Handfläche zeigt zum Unterarm hin.

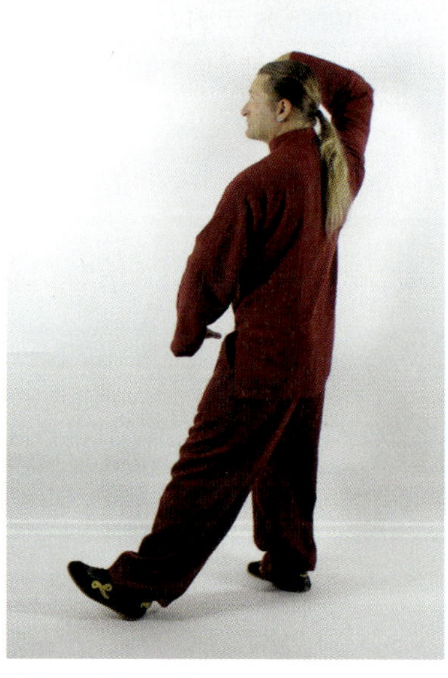

Abb. 5.118: Figur 17_8

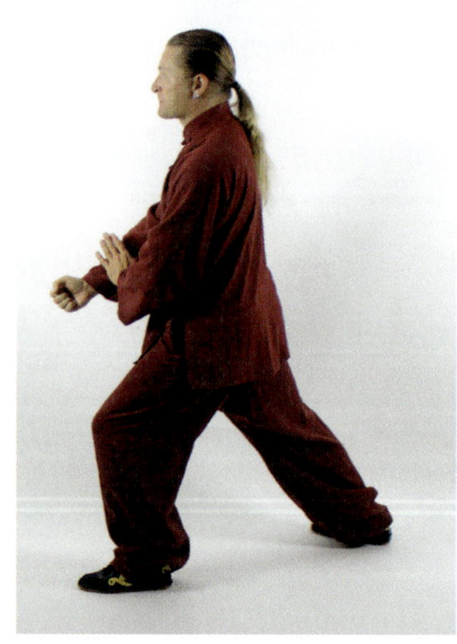

Abb. 5.119: Figur 17_9

FIGUR 18: UMDREHEN UND FAUST UND HANDFLÄCHE NACH UNTEN FÜHREN

Das Körpergewicht wird aufs rechte Bein transferiert. Die Fußspitze des linken Beins wird weit nach innen gedreht. Der rechte Arm wird angebeugt und in horizontaler Haltung auf Schulterhöhe platziert. Die linke Hand steht hinter dem rechten Arm mit geöffneter Handfläche.

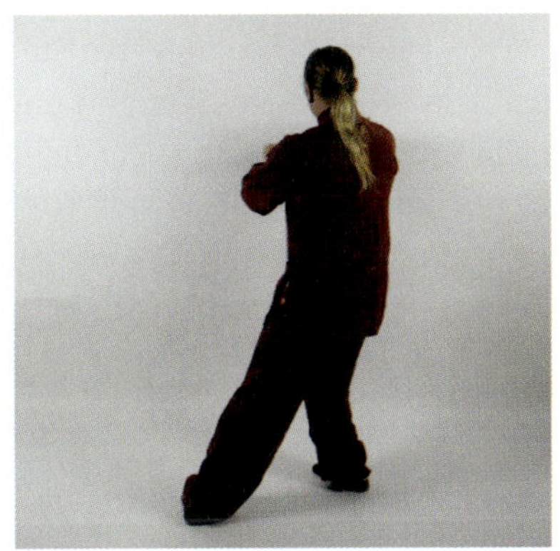

Abb. 5.120: Figur 18_1

Mit Belasten des linken Beins wird ein leerer Schritt in Richtung Südwesten eingenommen, die Haltung der Arme bleibt dabei unverändert.

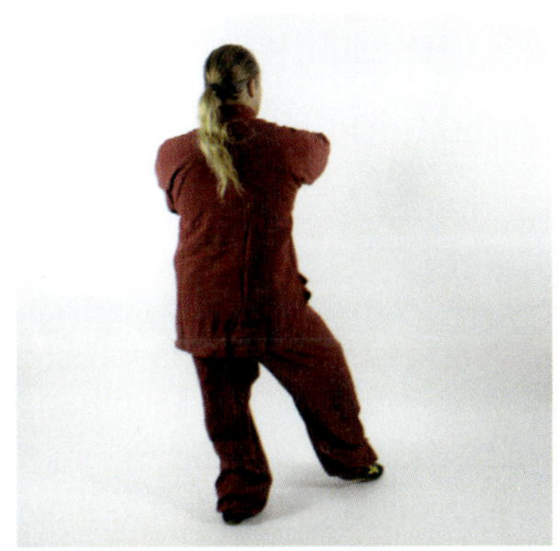

Abb. 5.121: Figur 18_2

Das rechte Bein wird nach Westen für eine Schützestellung ausgestellt. Mit dem Verwurzeln wird die rechte Hand in einer halbkreisförmigen Bewegung an die rechte Hüfte bewegt. Die linke Hand bleibt während dieser Bewegung auf einer Position am rechten Handgelenk. Die komplette Bewegung stellt eine erneute 180°-Drehung zurück in Richtung Westen dar.

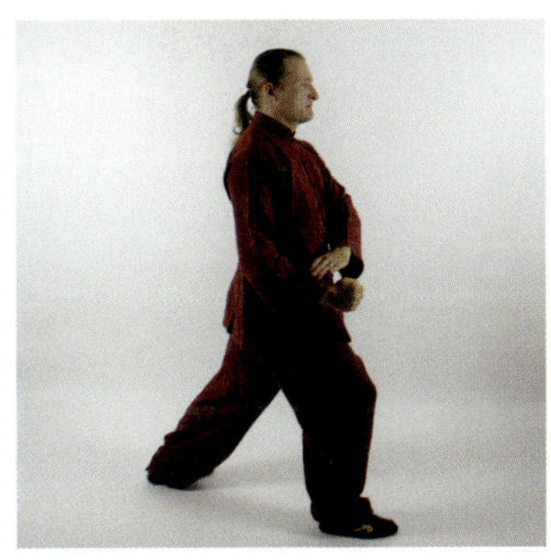

Abb. 5.122: Figur 18_3

FIGUR 19: ZWEIFACHER TRITT

Der Name der Figur, um es gleich vorwegzunehmen, ist ein Überbleibsel aus dem alten Wu-Stil, bei dem gesprungene Tritte in der Form üblich waren. In seiner heutigen Form ist es eine Fußstoßtechnik analog zu der in Figur 16.

Das linke Bein wird nach Südwesten für eine Schützestellung ausgesetzt. Die Hände werden dabei so vor dem Körper platziert, dass die Handflächen horizontal zueinander zeigen. Die linke Hand ist dabei unten und die rechte oben.

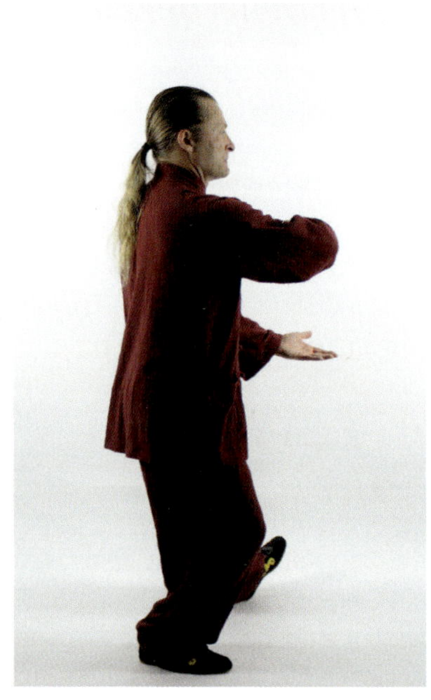

Abb. 5.123: Figur 19_1

Mit dem Verwurzeln wird der rechte Arm gestreckt; die Handfläche zeigt nach unten. Die linke Hand wird, mit der Handfläche nach oben zeigend, unter dem rechten Ellbogen platziert.

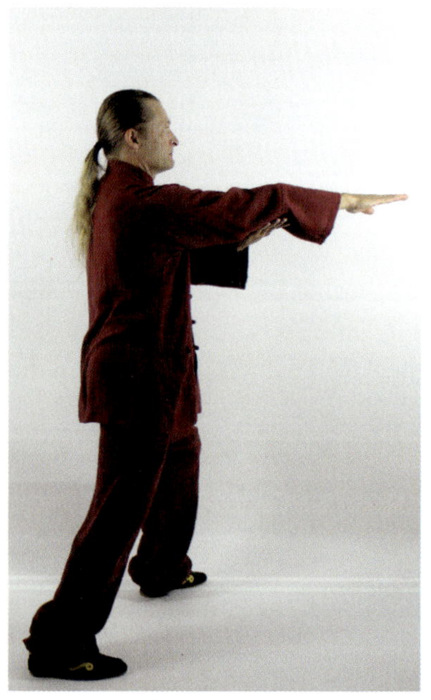

Abb. 5.124: Figur 19_2

Die rechte Hand wird abgesenkt, die linke wird diagonal über den Körper in eine Stellung vor der rechten Schulter bewegt. Die Hände werden nun in Brusthöhe gekreuzt, die rechte steht vor der linken, und dann über Kopf angehoben.

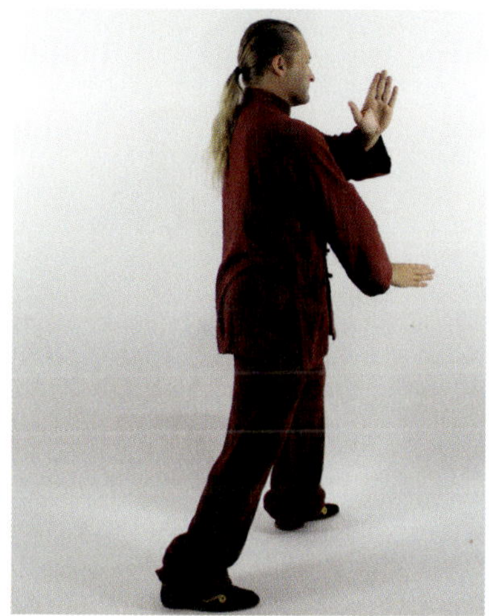

Abb. 5.125: Figur 19_3

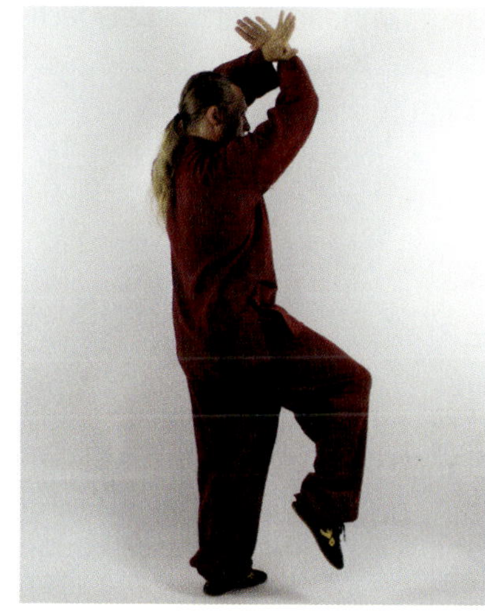

Abb. 5.126: Figur 19_4

Harmonisch mit dem Heben der Arme wird das rechte Bein angehoben. Mit dem Strecken des Beins in Richtung Westen wird der rechte Arm nach vorne und der linke Arm schräg nach hinten gestreckt.

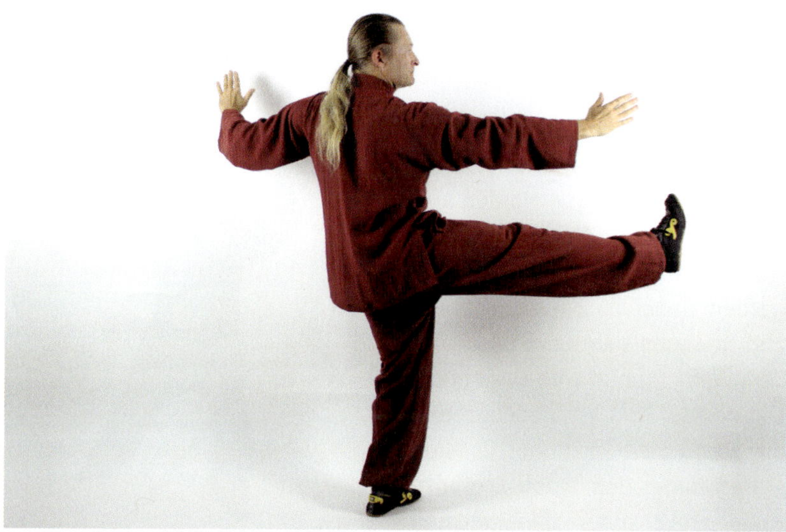

Abb. 5.127: Figur 19_5

FIGUR 20: RECHTS UND LINKS DEN TIGER VERJAGEN

Der Unterschenkel des rechten Beins wird entspannt, die Arme werden nach links oben geführt. Die linke Hand steht über der rechten, die Handflächen zeigen nach unten.

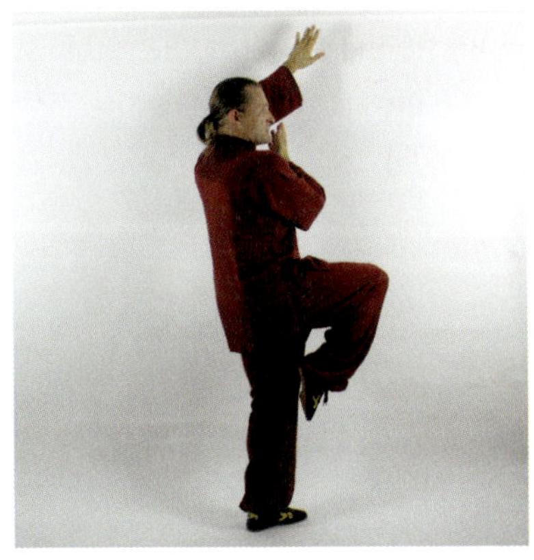

Abb. 5.128: Figur 20_1

Das rechte Bein wird schräg nach hinten in Richtung Nordosten in eine Reiterstellung abgesetzt. Mit dem Absenken des Körperschwerpunkts führen die Hände eine halbkreisförmige Bewegung nach unten aus. Die Hände zeigen dabei mit den Handflächen nach unten und bewegen sich auf der gleichen Bahn.

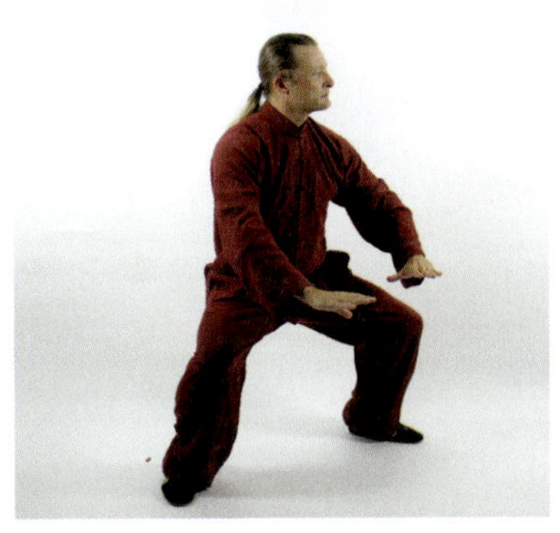

Abb. 5.129: Figur 20_2

Ohne die Bewegung zu unterbrechen, wird der Körper in eine Schützestellung in Richtung Norden aufgerichtet. Der Oberkörper zeigt jedoch nach Westen. Die Hände werden dabei zu Fäusten geballt und bewegen sich harmonisch mit dem Aufrichten in ihre Positionen: Der rechte Arm ist gebeugt und die Hand steht in hoher Position schräg hinter dem Kopf. Die linke Faust steht unter dem rechten Ellbogen.

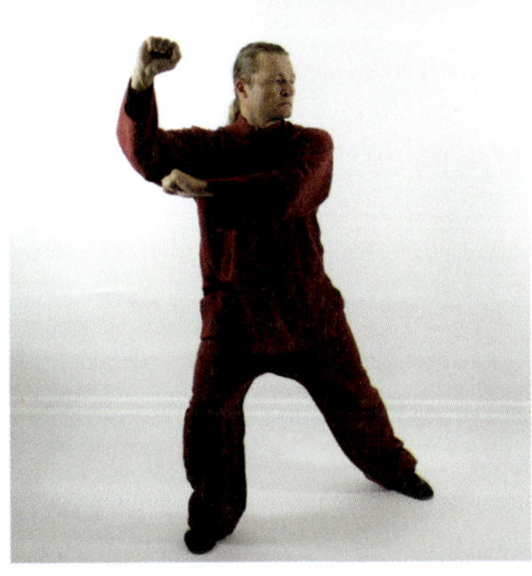

Abb. 5.130: Figur 20_3

Das Körpergewicht wird vollständig auf das rechte Bein verlagert, dann wird das linke für eine enge Stellung dicht herangeführt. Die Arme werden nach rechts oben geführt. Die rechte Hand steht über der linken, die Handflächen zeigen nach unten.

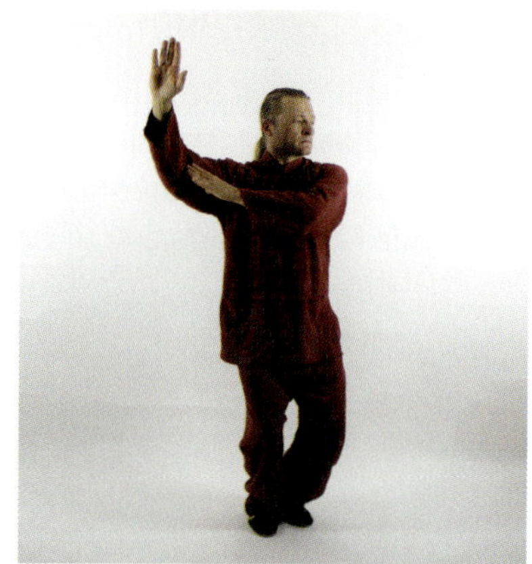

Abb. 5.131: Figur 20_4

Das linke Bein wird schräg nach hinten in Richtung Südosten in eine Reiterstellung abgesetzt. Mit dem Absenken des Körperschwerpunkts führen die Hände eine halbkreisförmige Bewegung nach unten aus. Die Hände zeigen dabei mit den Handflächen nach unten und bewegen sich auf der gleichen Bahn.

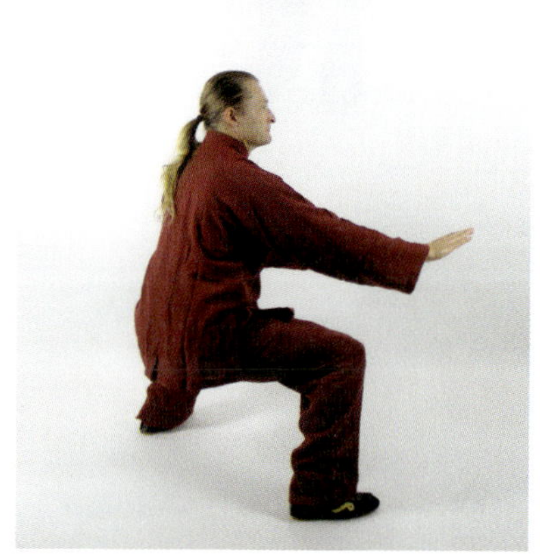

Abb. 5.132: Figur 20_5

Ohne die Bewegung zu unterbrechen, wird der Körper in eine Schützestellung in Richtung Süden aufgerichtet. Der Oberkörper zeigt jedoch nach Westen. Die Hände werden dabei zu Fäusten geballt und bewegen sich harmonisch mit dem Aufrichten in ihre Positionen: Der linke Arm ist gebeugt und die Hand steht in hoher Position schräg hinter dem Kopf. Die rechte Faust steht unter dem linken Ellbogen.

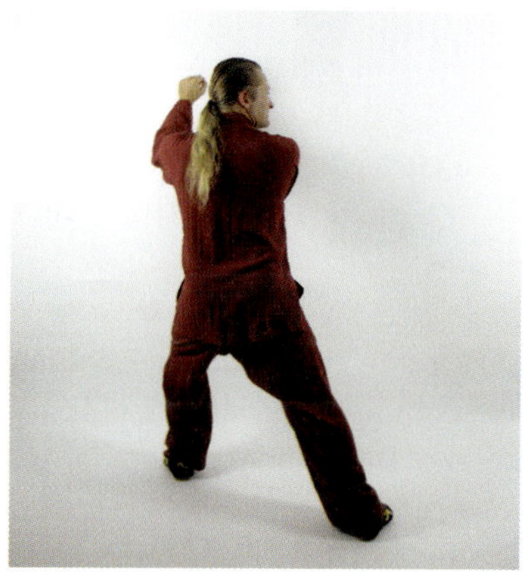

Abb. 5.133: Figur 20_6

FIGUR 21: ZWEI FÄUSTE AUF DIE OHREN SCHLAGEN

Die Ferse des linken Beins wird nach innen gedreht, dann wird das Bein vollständig belastet und das rechte Bein wird angehoben. Die rechte Faust wird in einer halbkreisförmigen Bewegung nach oben geführt, sodass beide Fäuste vor dem Kopf stehen.

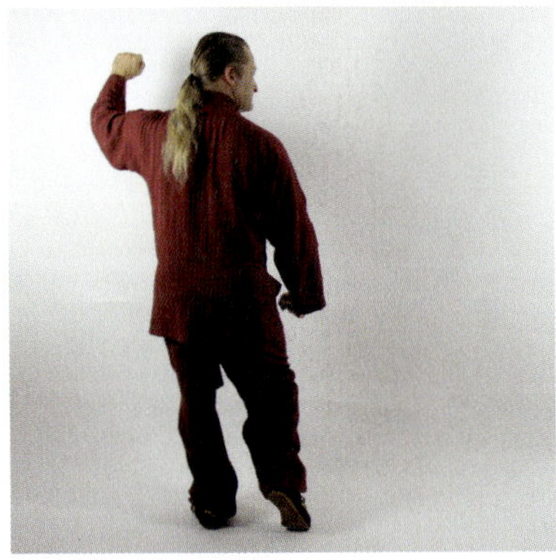

Abb. 5.134: Figur 21_1

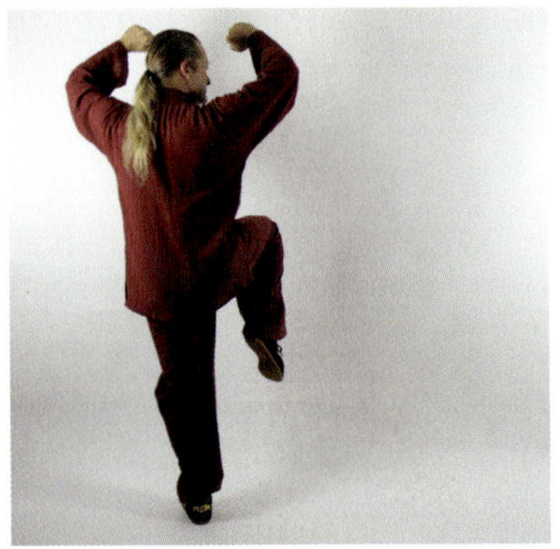

Abb. 5.135: Figur 21_2

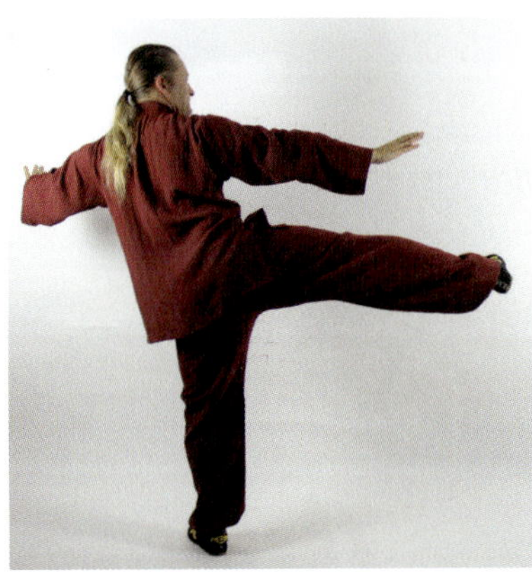

Abb. 5.136: Figur 21_3

Das rechte Bein wird für einen seitlichen Fußstoß in Richtung Westen gestreckt. Harmonisch strecken sich dabei die Arme. Die Fäuste werden dabei zu Handflächen geöffnet. Die Körperseite zeigt in Stoßrichtung, d. h., der Oberkörper zeigt nach Süden. Der Blick ist in Richtung Westen gerichtet.

Das rechte Bein wird in Richtung Westen in einem leeren Schritt abgesetzt. Die Hände werden tief vor dem Zentrum des Körpers gekreuzt. Die rechte Hand liegt dabei über der linken.

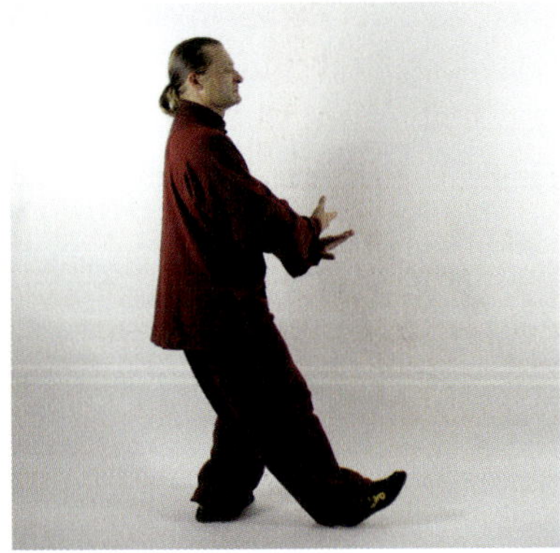

Abb. 5.137: Figur 21_4

Das vordere Bein wird für eine Schützestellung ausgesetzt. Mit dem Belasten des Beins werden die Hände zuerst nach vorne geführt und dann an die jeweilige Körperseite zurückgezogen. Die Hände werden dazu kurzzeitig zu Hakenhänden geformt.

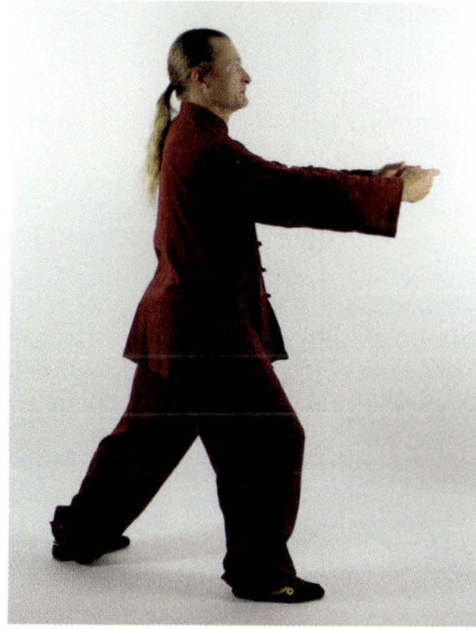

Abb. 5.138: Figur 21_5

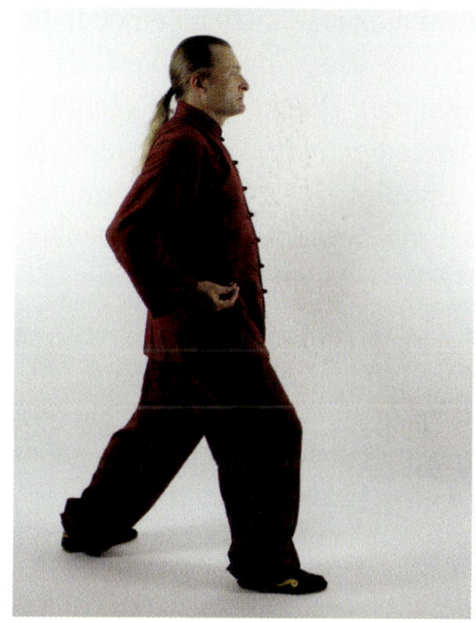

Abb. 5.139: Figur 21_6

Beide Hände werden nun in großen, halbkreisförmigen Bewegungen dem fiktiven Angreifer auf die Ohren geschlagen. Während der Bewegung werden die Hände zu Fäusten geballt.

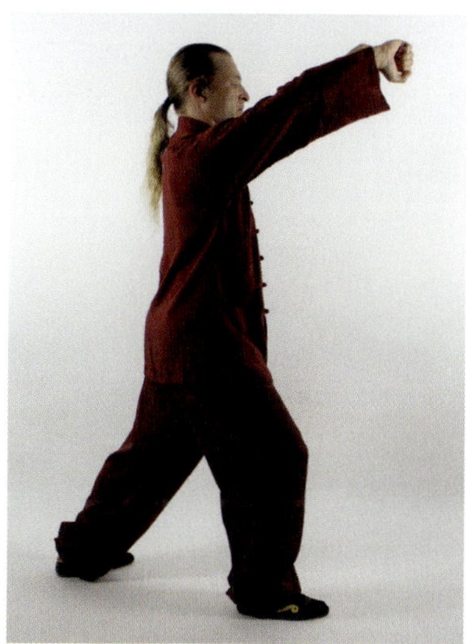

Abb. 5.140: Figur 21_7

FIGUR 22: AUSWEICHEN UND ZUTRETEN

Das Körpergewicht wird zurück auf das hintere Bein verlagert. Die Fußspitze des vorderen rechten Beins wird maximal nach außen gedreht. Mit Belasten des rechten Beins wird der Oberkörper in Richtung Norden gedreht. Dabei werden die Arme vor der Brust gekreuzt. Die Hände werden zu Fäusten geballt, die linke liegt über der rechten.

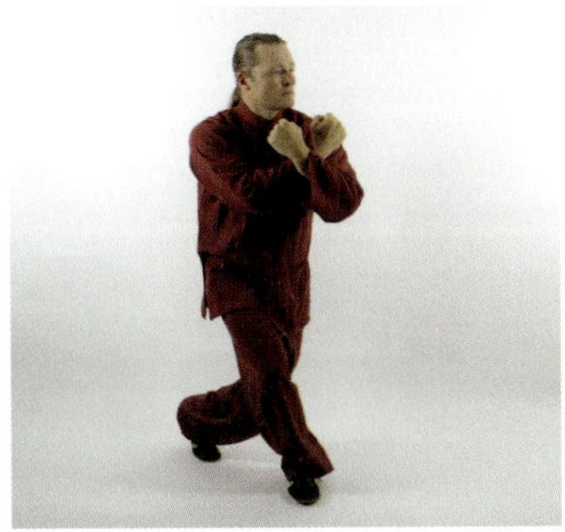

Abb. 5.141: Figur 22_1

Das linke Bein wird angehoben. Gleichzeitig bewegen sich die Hände in einer großen Bewegung halbkreisförmig in eine hohe Position vor dem Kopf.

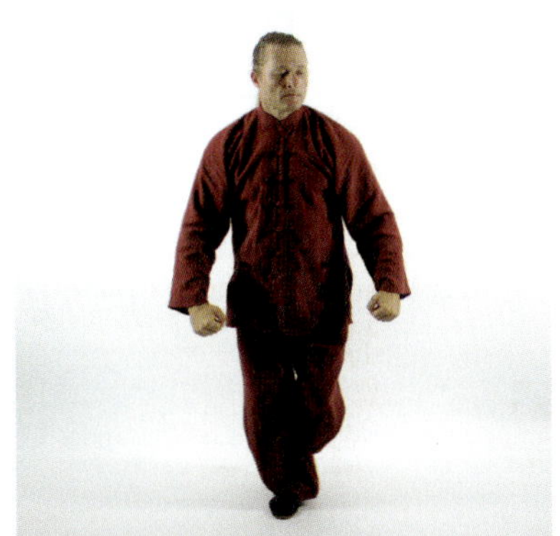

Abb. 5.142: Figur 22_2

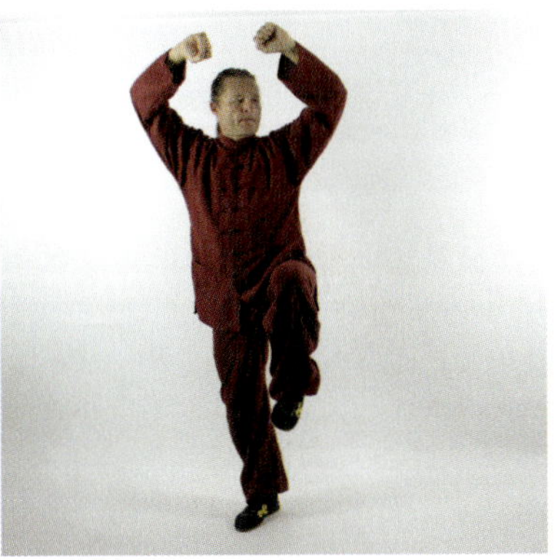

Abb. 5.143: Figur 22_3

Das linke Bein wird für einen seitlichen Fußstoß in Richtung Westen gestreckt. Harmonisch strecken sich dabei die Arme. Die Fäuste werden dabei zu Handflächen geöffnet. Die Körperseite zeigt in Stoßrichtung, d. h., der Oberkörper zeigt nach Norden. Der Blick ist nach Westen gerichtet.

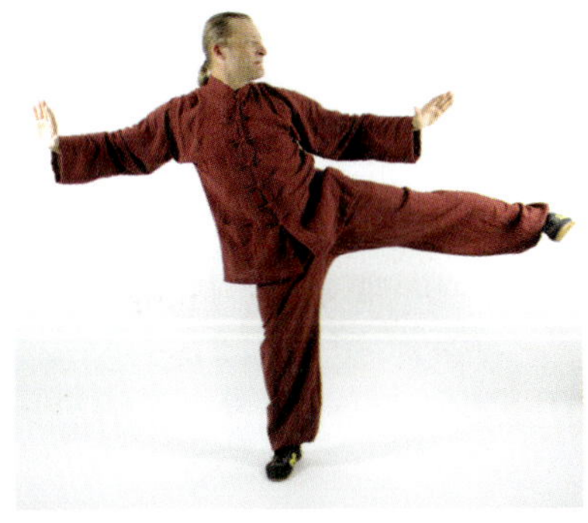

Abb. 5.144: Figur 22_4

FIGUR 23: UMDREHEN UND ZUTRETEN

Das angehobene linke Bein wird angezogen und in Richtung Osten für einen tiefen Kreuzschritt abgesetzt. Die Hände werden zu Fäusten geballt und die Arme vor der Brust gekreuzt.

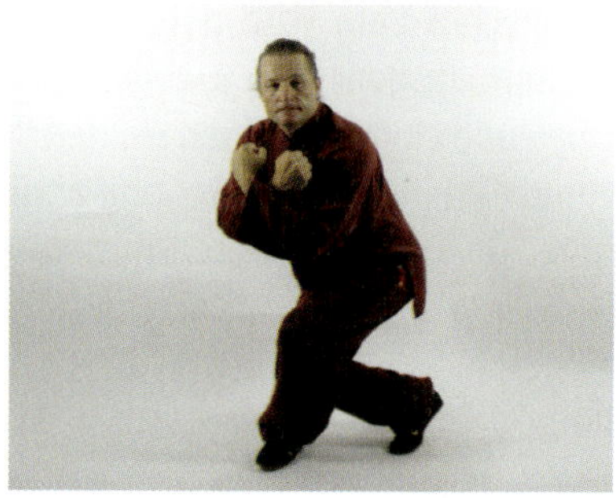

Abb. 5.145: Figur 23_1

Ohne im tiefen Kreuzschritt zu verharren, wird der Körper nach rechts gewendet und dadurch um 180° in Richtung Westen gedreht. Mit dem Aufrichten werden die Hände nun in großen, halbkreisförmigen Bewegungen nach oben geführt, sodass beide Fäuste vor dem Kopf stehen.

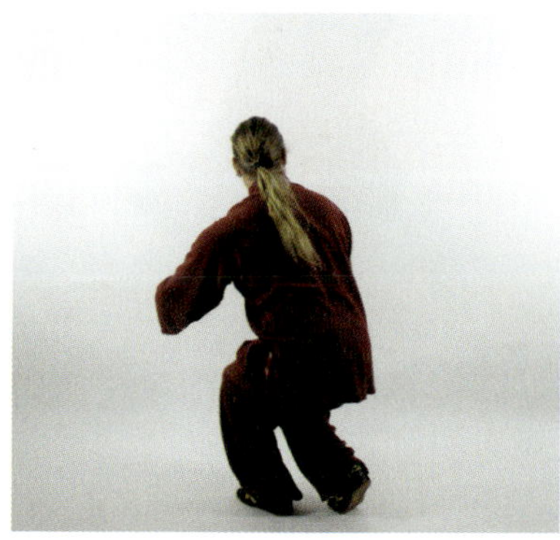

Abb. 5.146: Figur 23_2

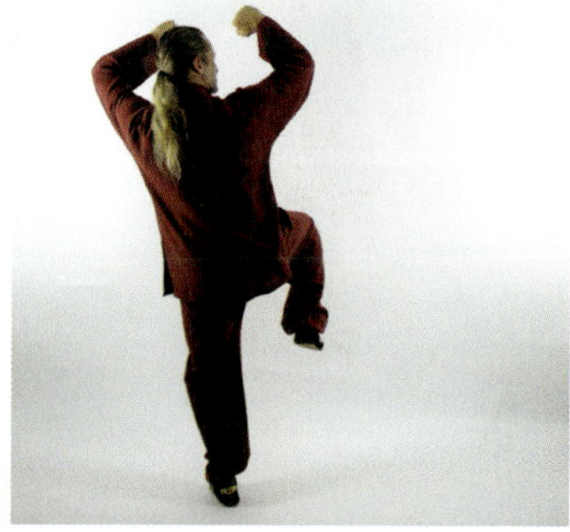

Abb. 5.147: Figur 23_3

Das rechte Bein wird angehoben und dann für einen seitlichen Fußstoß in Richtung Westen gestreckt. Harmonisch strecken sich dabei die Arme. Die Fäuste werden dabei zu Handflächen geöffnet. Die Körperseite zeigt in Stoßrichtung, d. h., der Oberkörper zeigt nach Süden. Der Blick ist in Richtung Westen gerichtet.

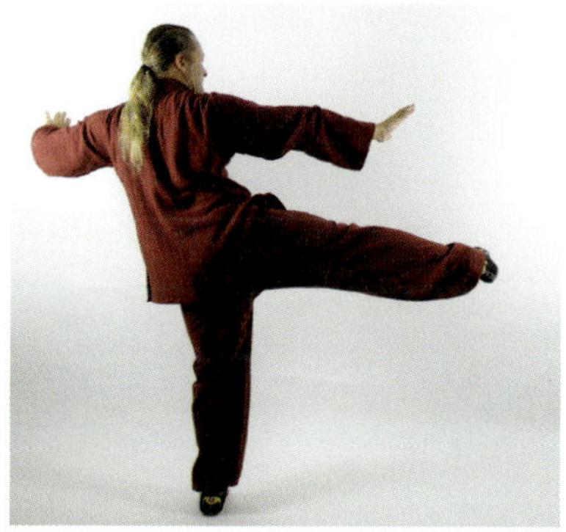

Abb. 5.148: Figur 23_4

FIGUR 24: DIE HANDFLÄCHE ZUM GESICHT AUSSTRECKEN

Das rechte Bein wird angezogen und der Oberkörper wird in Richtung Westen ausgerichtet. Dabei wird die rechte Hand angezogen, sodass Ober- und Unterarm einen rechten Winkel bilden. Das rechte Bein wird nach vorne für eine Schützestellung abgesetzt. Gleichzeitig wird die linke Hand unter den rechten Ellbogen geführt. Die Handfläche zeigt nach oben.

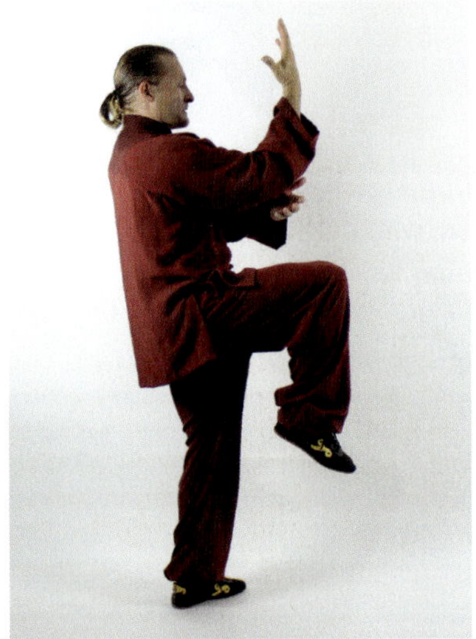

Abb. 5.149: Figur 24_1

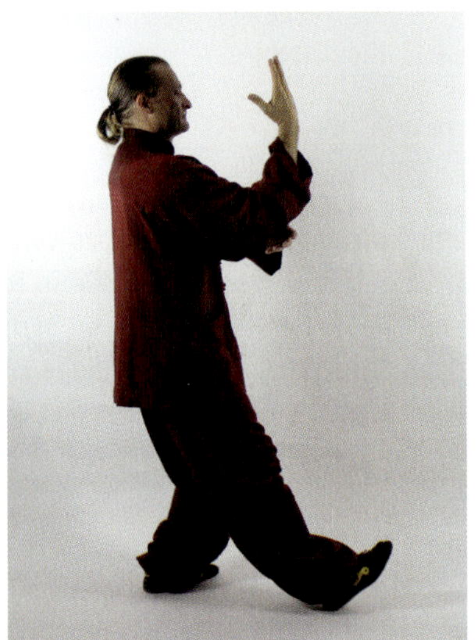

Abb. 5.150: Figur 24_2

Mit dem Verwurzeln in eine rechte Schützestellung streckt man den rechten Arm. Die Handfläche der rechten Hand zeigt nach vorne.

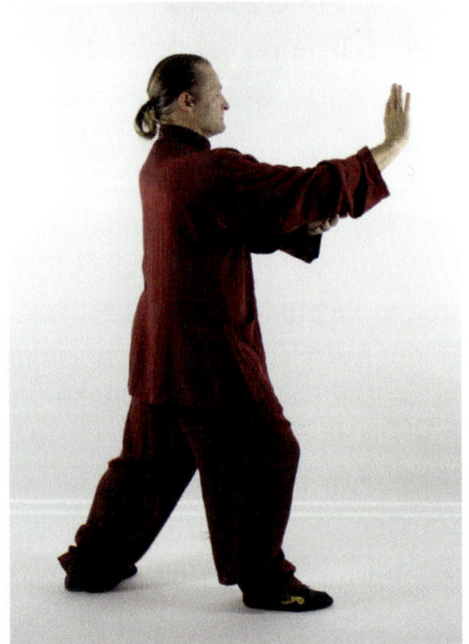

Abb. 5.151: Figur 24_3

Die Ferse des rechten Beins wird unter dem Fußballen nach vorne gedreht, die Spitze des rechten Fußes zeigt nun 45° nach außen. Das linke Bein wird nach vorne für eine Schützestellung gesetzt. Der linke Arm wird dabei nach vorne geschoben, der Ober- und Unterarm bildet einen rechten Winkel. Gleichzeitig wird die rechte Hand unter den linken Ellbogen geführt. Die Handfläche zeigt nach oben.

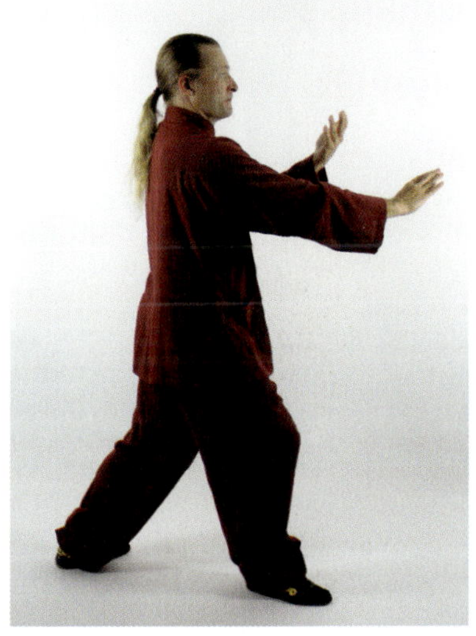

Abb. 5.152: Figur 24_4

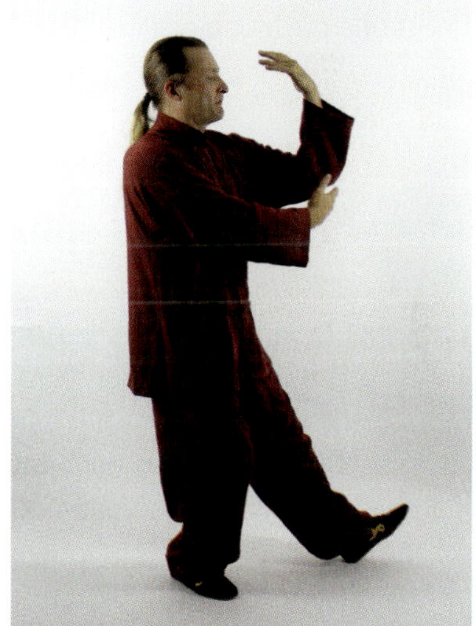

Abb. 5.153: Figur 24_5

Mit dem Verwurzeln in eine linke Schützestellung streckt man den linken Arm. Die Handfläche der Hand zeigt nach vorne.

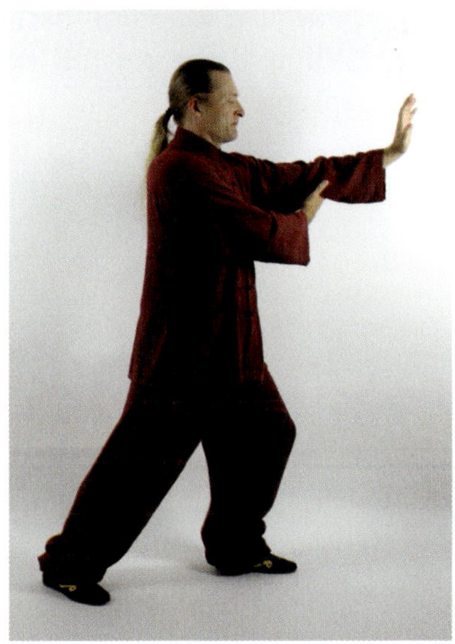

Abb. 5.154: Figur 24_6

FIGUR 25: DEN LOTUS AUFFEGEN

Das Körpergewicht wird zurück auf das hintere rechte Bein verlagert. Die Handflächen werden vor dem Körper zueinander gedreht, sodass die rechte Handfläche vor dem Bauch nach oben und die linke auf Brusthöhe nach unten zeigt.

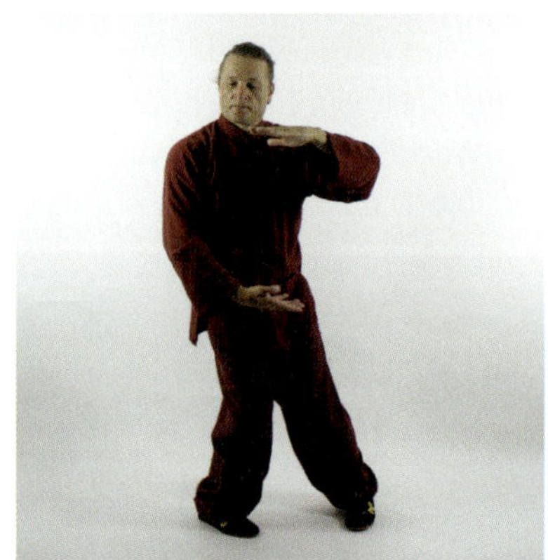

Abb. 5.155: Figur 25_1

Das linke Bein wird nun belastet, während das rechte entlastet wird. Der Oberkörper dreht sich nach rechts. Am Ende der Bewegung hat man sich um 180° gedreht und schaut in Richtung Osten. Mit dem rechten Bein wird der Lotus-Fußtritt ausgeführt, d. h., man schwingt das Bein in einer großen, halbkreisförmigen Bewegung von innen nach außen. Auftrefffläche am Fuß ist die Außenkante.

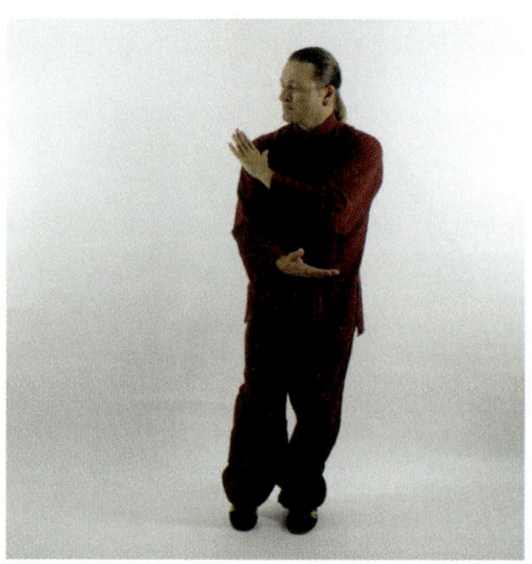

Abb. 5.156: Figur 25_2

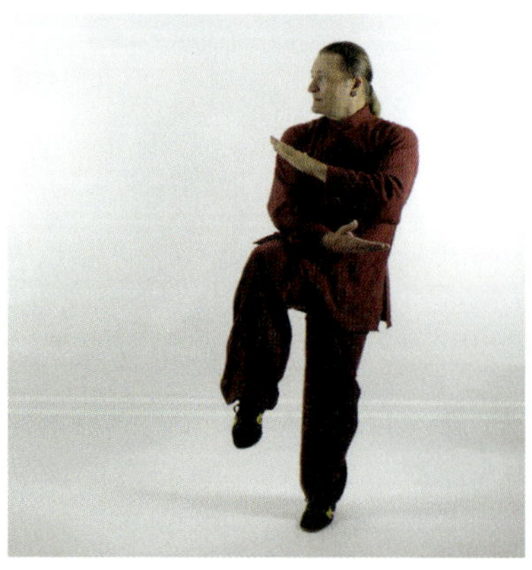

Abb. 5.157: Figur 25_3

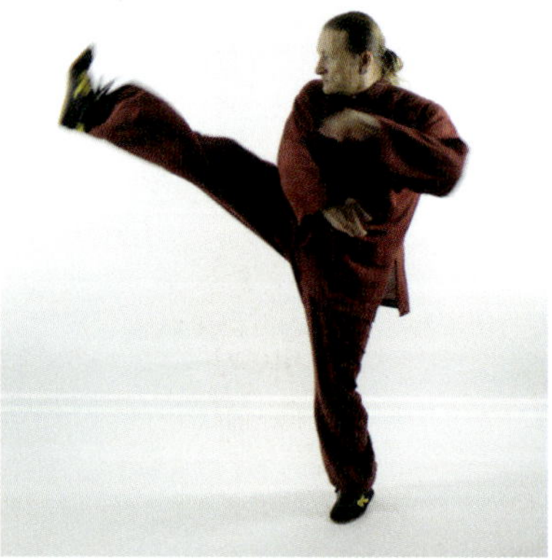

Abb. 5.158: Figur 25_4

FIGUR 26: DAS KNIE STREIFEN UND TIEFER FAUSTSTOSS

Das Bein, das den Fußtritt ausgeführt hat, wird nach vorne für eine Schützestellung abgesetzt. Mit dem Verwurzeln bewegt sich die rechte Hand in einer halbkreisförmigen Bewegung um das rechte Knie auf eine Position an der rechten Hüfte. Der linke Arm wird gestreckt, die Handfläche zeigt nach Osten.

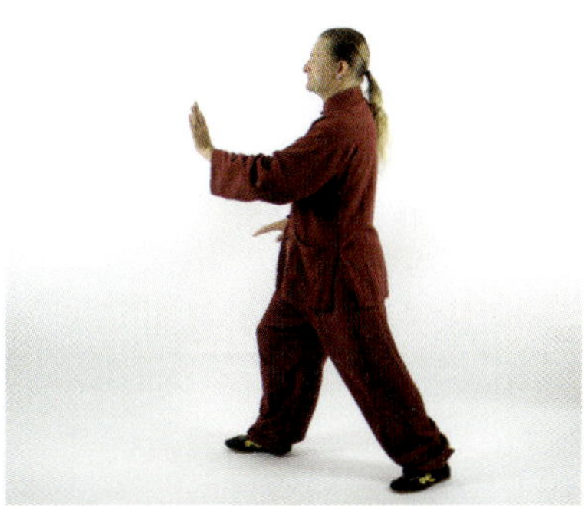

Abb. 5.159: Figur 26_1

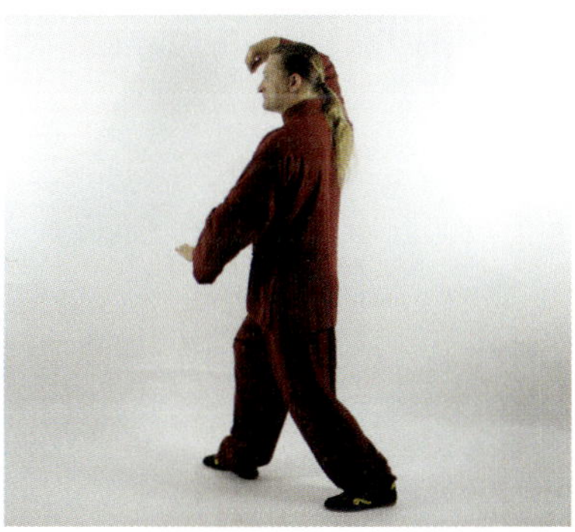

Die Ferse des rechten Beins wird unter dem Fußballen nach vorne gedreht, die Spitze des rechten Fußes zeigt nun 45° nach außen. Gleichzeitig wird die linke Hand auf eine tiefe Position vor dem Körper abgesenkt. Die Handfläche zeigt nach unten. Die rechte Hand wird auf Kopfhöhe angehoben und zur Hakenhand geformt.

Abb. 5.160: Figur 26_2

Das linke Bein wird in einer halbkreisförmigen Bewegung nach vorne gesetzt. Mit dem Abrollen in eine linke Schützestellung wird die rechte Hand in einer großen, halbkreisförmigen Bewegung unter der linken Hand hindurch nach vorne oben geschlagen. Der Handrücken zeigt nach unten.

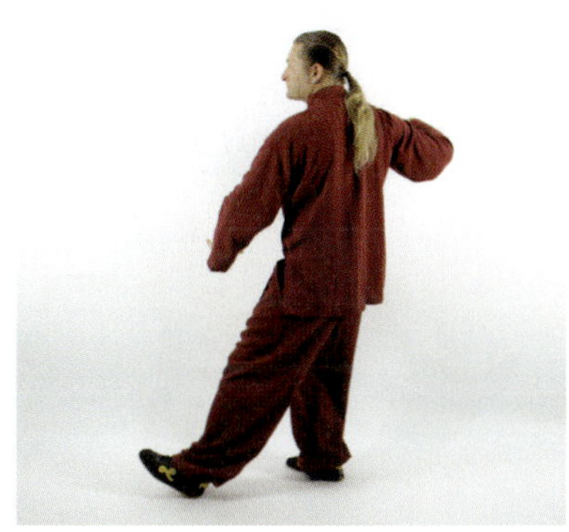

Abb. 5.161: Figur 26_3

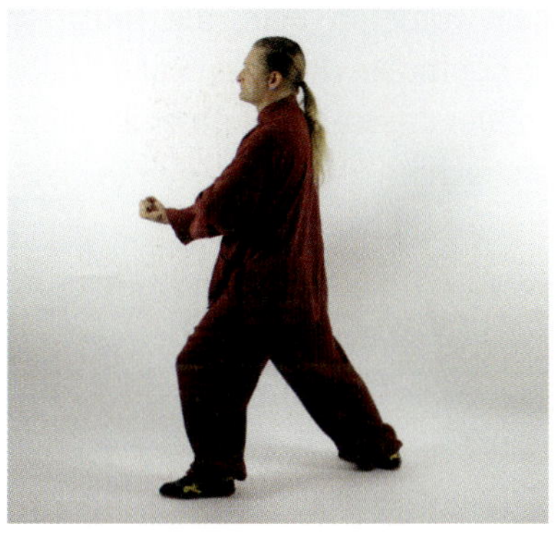

Abb. 5.162: Figur 26_4

Die Ferse des linken Beins wird unter dem Fußballen nach vorne gedreht, die Spitze des linken Fußes zeigt nun 45° nach außen. Die linke Hand wandert auf eine Position am rechten Ellbogen.

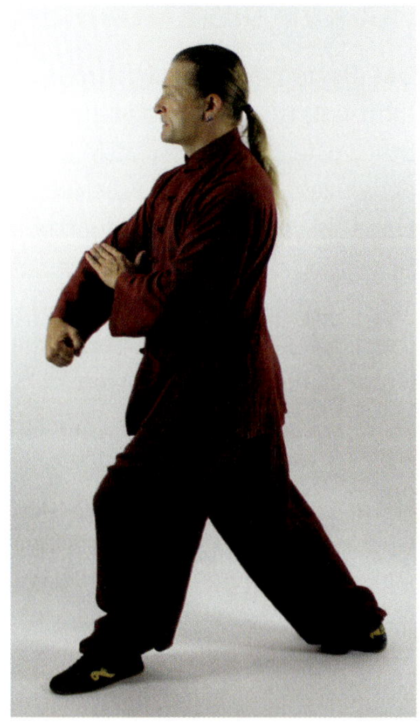

Abb. 5.163: Figur 26_5

Das rechte Bein wird für einen leeren Schritt nach vorne gesetzt. Gleichzeitig kippt die rechte Hand zunächst in Richtung auf die Daumenseite, um danach halbkreisförmig nach oben geklappt zu werden. In der Endposition steht der Arm in gebeugter Haltung über dem vorderen Bein, die Faust ist in Kopfhöhe, die linke Hand bleibt währenddessen auf ihrer Position am rechten Ellbogen.

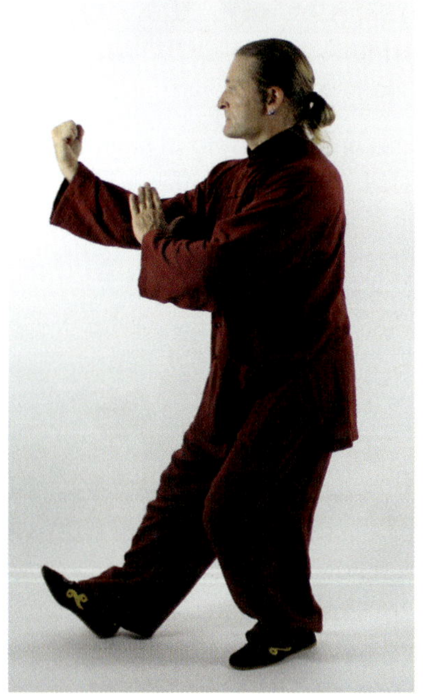

Abb. 5.164: Figur 26_6

FIGUR 27: DIE PEITSCHE

Der rechte Unterarm wird gekippt, sodass er in horizontaler Position vor dem Körper steht. Die linke Hand wird, mit der Handfläche zur Seite zeigend, nahe am rechten Handgelenk platziert. Mit Belasten des rechten Beins wird eine Schützestellung in Richtung Osten eingenommen. Dabei werden die Hände in der oben beschriebenen Position nach vorne geschoben.

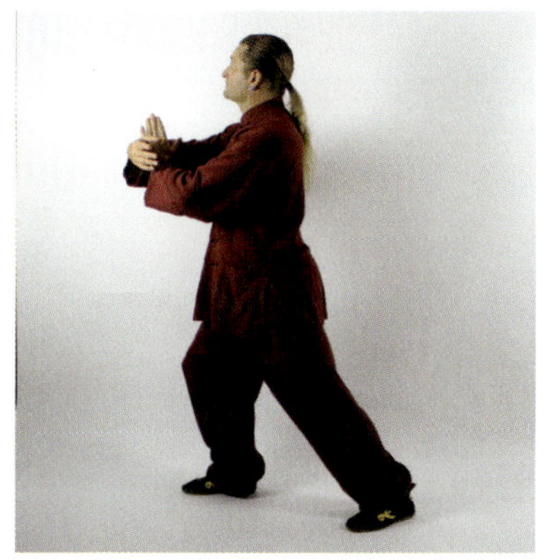

Abb. 5.165: Figur 27_1

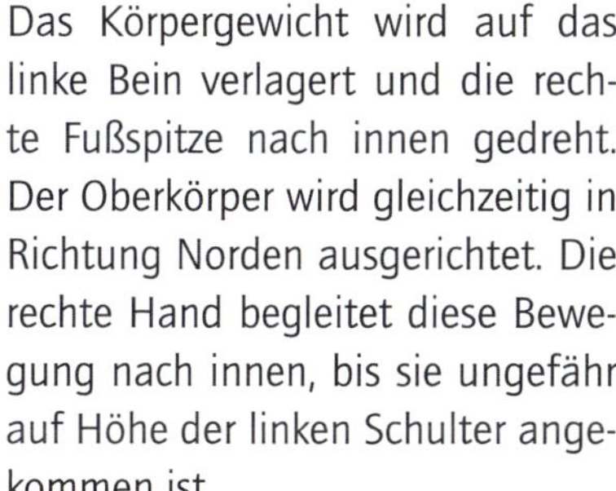

Das Körpergewicht wird auf das linke Bein verlagert und die rechte Fußspitze nach innen gedreht. Der Oberkörper wird gleichzeitig in Richtung Norden ausgerichtet. Die rechte Hand begleitet diese Bewegung nach innen, bis sie ungefähr auf Höhe der linken Schulter angekommen ist.

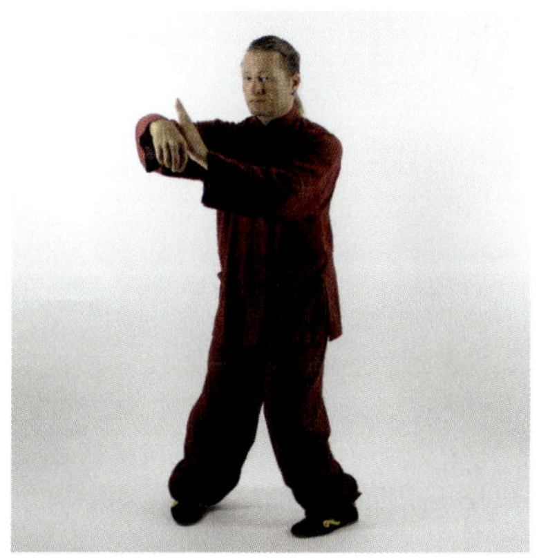

Abb. 5.166: Figur 27_2

Mit Belasten des rechten Beins bewegt sich die rechte Hand als Hakenhand auf Kopfhöhe weit nach rechts. Die linke Hand hält immer noch ihre Position am rechten Handgelenk.

Das linke Bein wird für eine Reiterstellung nach links gesetzt. Harmonisch mit der Einnahme des Schritts und der Stellung bewegt sich die linke Hand nach links.

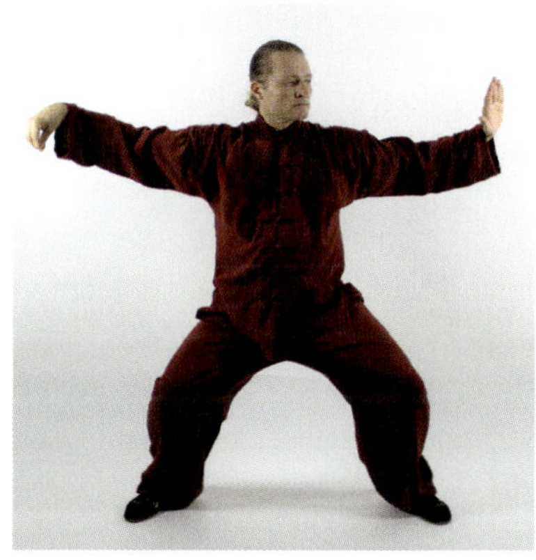

Abb. 5.167: Figur 27_3

FIGUR 28: DIE WOLKENHÄNDE

Die linke Hand kreist, beginnend mit dem Unterarm, nach unten, bis sie in einer Position an der rechten Schulter angekommen ist. Während die linke Hand ihre Kreisbewegung nach oben fortsetzt, kreist die rechte Hand nun entgegengesetzt nach unten.

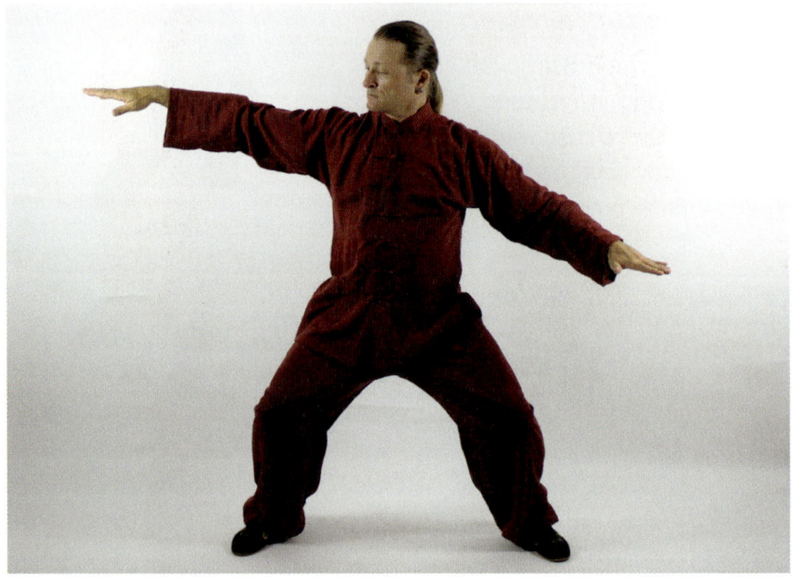

Abb. 5.168: Figur 28_1

Sobald die linke Hand einen kompletten Kreis vollendet hat, d. h., wieder auf einer Position links auf Schulterhöhe angekommen ist, wird das rechte zum linken Bein gezogen. Hat die rechte Hand eine komplette Kreisbewegung ausgeführt, so wird sie als Hakenhand nach rechts gestreckt. Wenn die linke Hand auf Höhe der rechten angekommen ist, wird das linke Bein nach links für eine Reiterstellung ausgesetzt. Harmonisch mit der Einnahme des Schritts und der Stellung bewegt sich die linke Hand nach links.

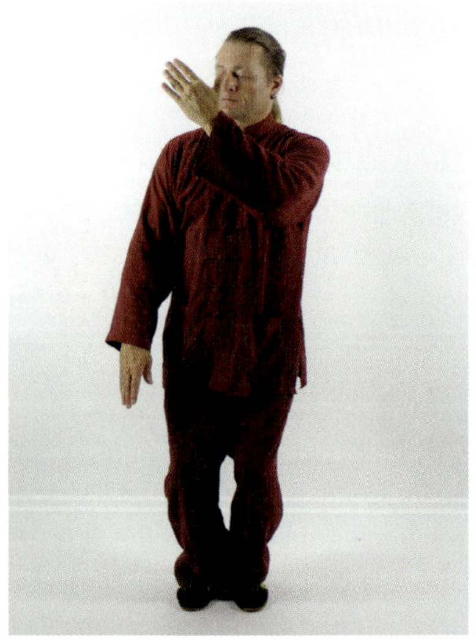

Abb. 5.169: Figur 28_2

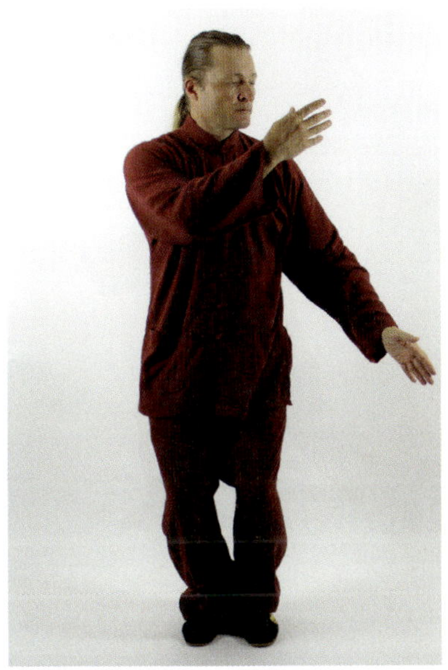

Abb. 5.170: Figur 28_3

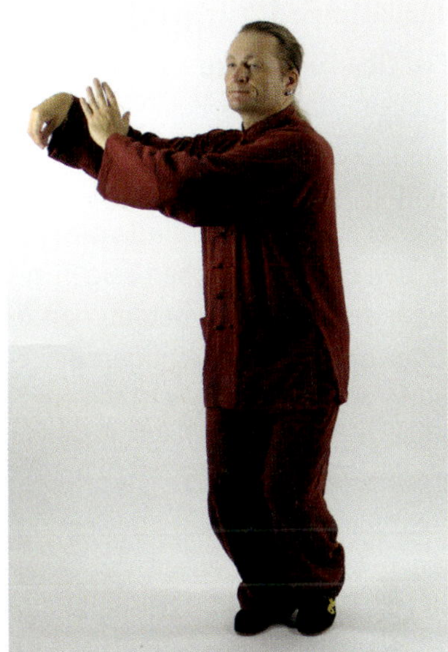

Abb. 5.171: Figur 28_4

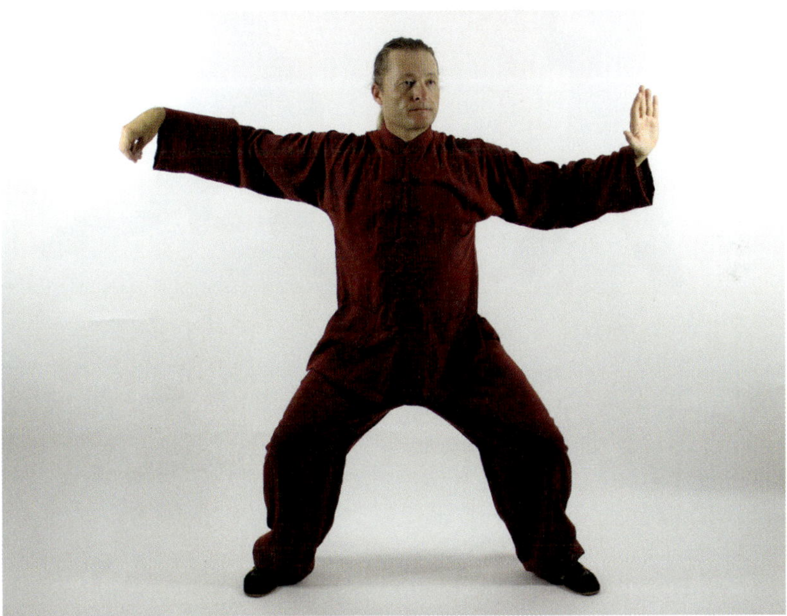

Abb. 5.172: Figur 28_5

Diese Ausführung der Wolkenhände stellt eine verkürzte Form der alten Wu-Stil-Figur dar, in der die Kreisbewegungen noch weitere zweimal wiederholt werden, sodass sich insgesamt drei Schrittbewegungen ergeben.

FIGUR 29: TIEFE STELLUNG

Der Oberkörper wird weit nach links gedreht, das linke Bein wird dabei automatisch belastet. Die Arme werden ebenfalls weit nach links gestreckt. Die Hände sind dabei geöffnet, die Handflächen zeigen zueinander. Die Arme werden nun in einer großen, kreisförmigen Bewegung nach oben links, dann nach oben rechts und schließlich wieder nach unten geführt. Der Körper folgt harmonisch dieser Bewegung, die mit dem Absenken der Arme in einer geduckten Stellung endet.

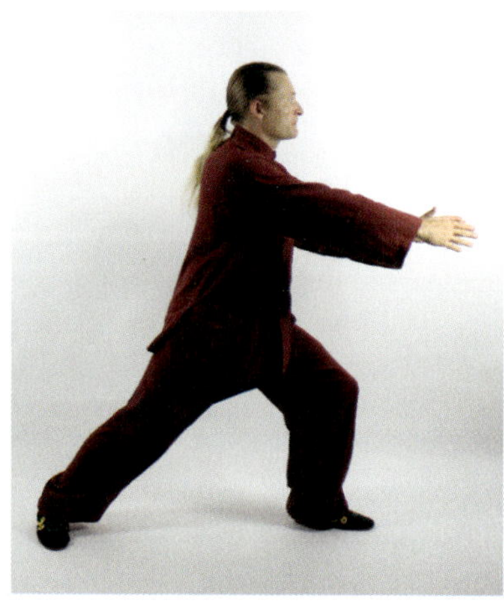

Abb. 5.173: Figur 29_1

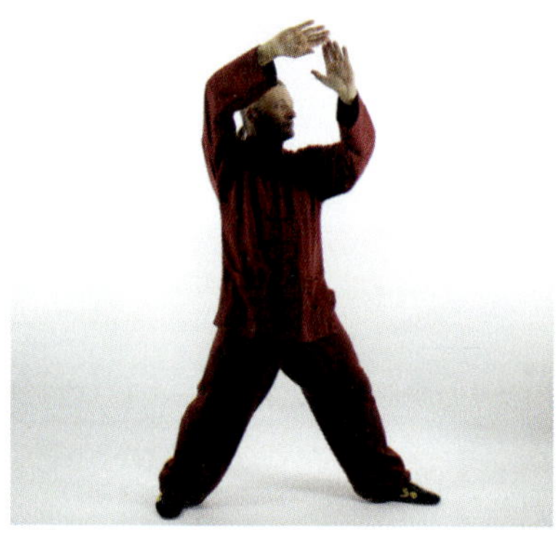

Abb. 5.174: Figur 29_2

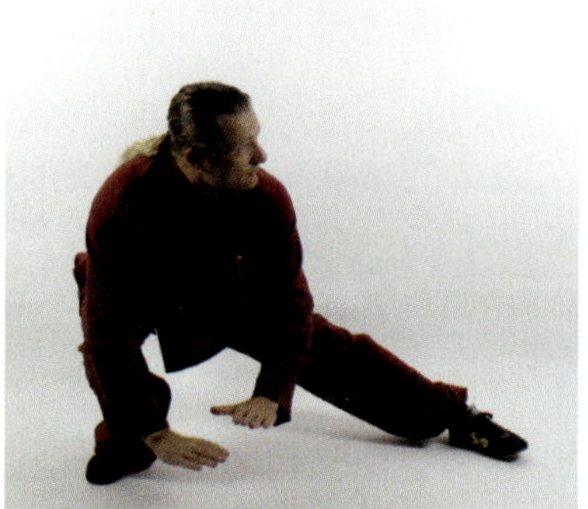

Abb. 5.175: Figur 29_3

Mit einem erneuten Abdrehen des Oberkörpers nach links richtet man sich auf in eine Schützestellung in Richtung Westen. Die rechte Hand löst sich aus der bisherigen parallelen Konstellation und schiebt sich, mit den Fingerspitzen nach unten zeigend, unter dem linken Unterarm nach vorne. Der linke Unterarm steht auf Hüfthöhe vor dem Körper, die Handfläche zeigt zur Seite nach außen.

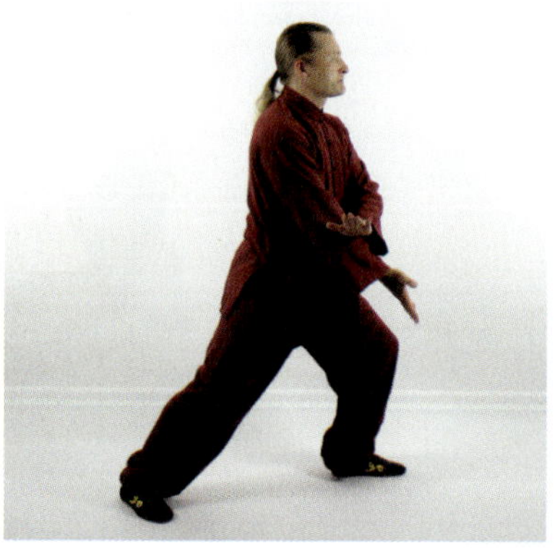

Abb. 5.176: Figur 29_4

FIGUR 30: NACH VORNE GEHEN UND DIE SIEBEN STERNE BILDEN

Die Ferse des linken Beins wird unter dem Fußballen nach vorne gedreht, die Spitze des linken Fußes zeigt nun 45° nach außen. Das rechte Bein wird nach vorne gestellt für einen leeren Schritt. Die Finger der rechten Hand werden so gedreht, dass sie nach oben zeigen. Die Hände kreuzen sich und werden nun in dieser Haltung in eine Position schräg vor dem Kopf gebracht.

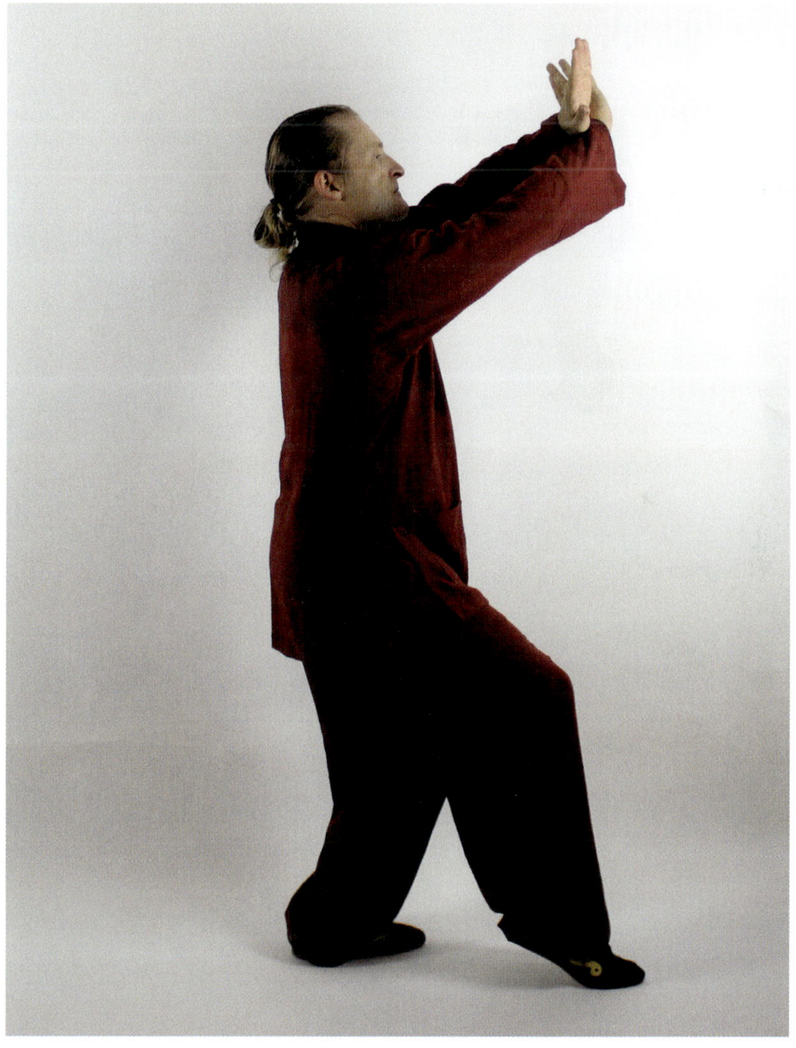

Abb. 5.177: Figur 30_1

FIGUR 31: ZURÜCKWEICHEN UND DEN TIGER REITEN

Mit einer Körperdrehung nach rechts wird das rechte Bein in Richtung Süden gestellt. Es wird direkt danach belastet, sodass das linke Bein für einen leeren Schritt in Richtung Norden ausgestellt werden kann. Während der Drehung wird der rechte Arm entspannt, sodass er in Schulterlinie gerade nach unten zeigt. Die linke Hand wird abgesenkt und in eine Hakenhand geformt. Mit Einnehmen des leeren Schritts wird die rechte Hand in Richtung Norden gestreckt, die linke Hand weit nach hinten in Richtung Süden geschwungen.

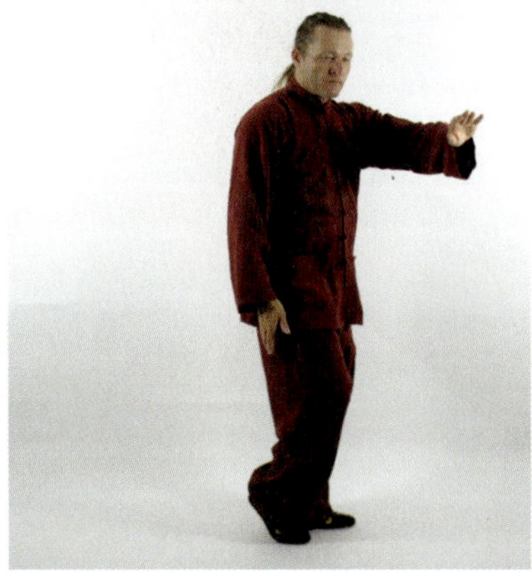

Abb. 5.178: Figur 31_1

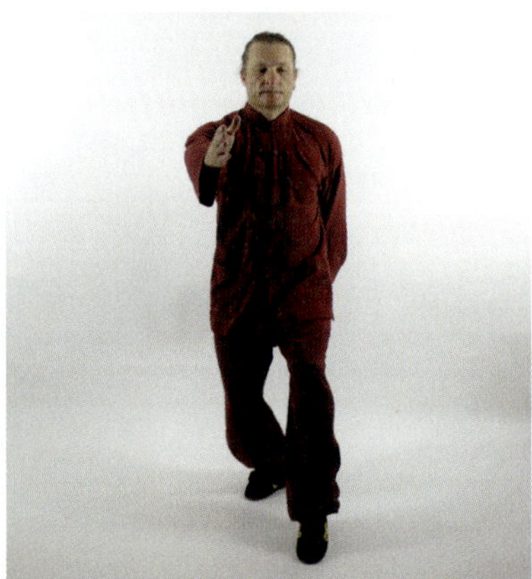

Abb. 5.179: Figur 31_2

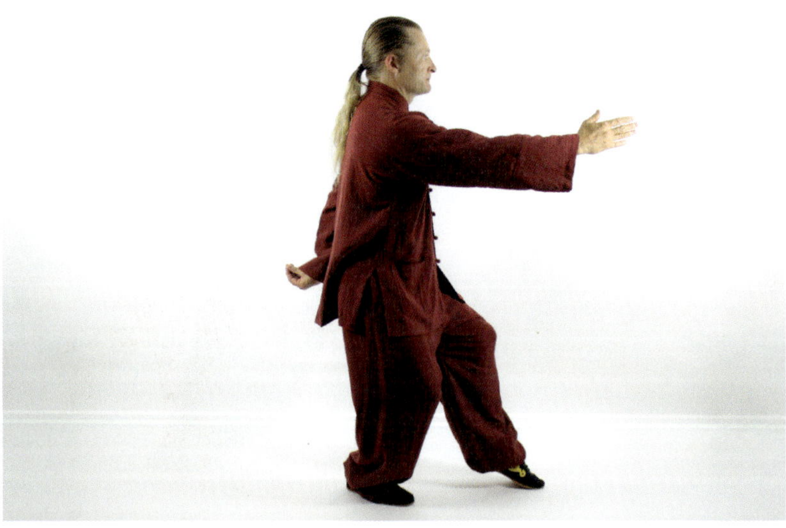

Abb. 5.180: Seitenansicht der Endstellung von Figur 31

FIGUR 32: UMDREHEN UND DIE HANDFLÄCHE ZUM GESICHT AUSSTRECKEN

Mit dem Umsetzen des linken Beins und Eindrehen der rechten Fußspitze nach innen beginnt eine 90°-Drehung in Richtung Osten. Die Bewegung der Beine wird durch eine Drehung des Oberkörpers unterstützt. Mit Belasten des linken Beins wird der linke Ellbogen in Richtung Osten geschoben, der Ober- und Unterarm steht im rechten Winkel zueinander. Die rechte Hand wird, mit der Handfläche zum Ellbogen zeigend, nah am linken Ellbogen platziert.

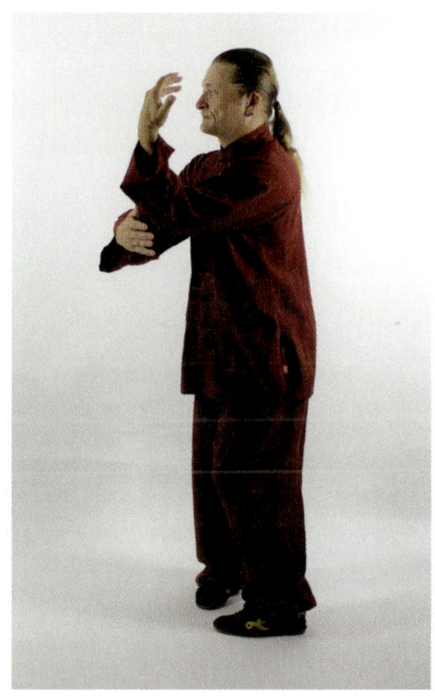

Abb. 5.181: Figur 32_1

Das rechte Bein wird nun nach hinten gesetzt für eine Schützestellung in Richtung Osten. Gleichzeitig wird der linke Arm gestreckt, die Handfläche zeigt nach vorne. Die rechte Hand bleibt an ihrer Position am linken Ellbogen.

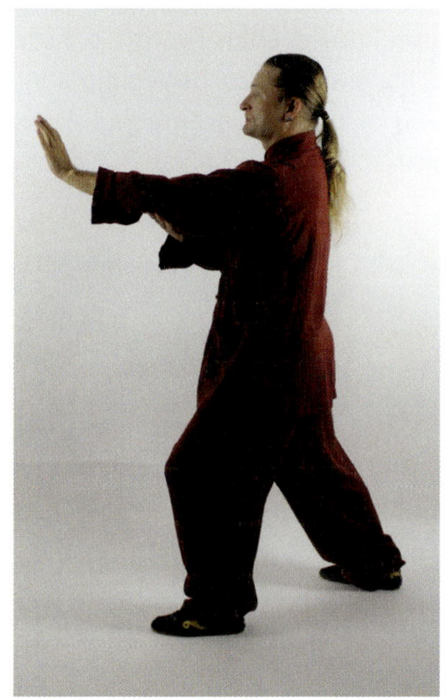

Abb. 5.182: Figur 32_2

FIGUR 33: DEN LOTUS MIT BEIDEN HÄNDEN AUFFEGEN

Das Körpergewicht wird zurück auf das hintere Bein verlagert. Dies leitet eine 180°-Drehung in Richtung Westen ein. Beide Arme werden harmonisch mit der Drehung des Körpers in einer horizontalen Halbkreisbewegung nach Westen gebracht. Die Belastung des linken Beins beendet die Drehung. Das rechte, unbelastete Bein wird nahe an das linke herangezogen.

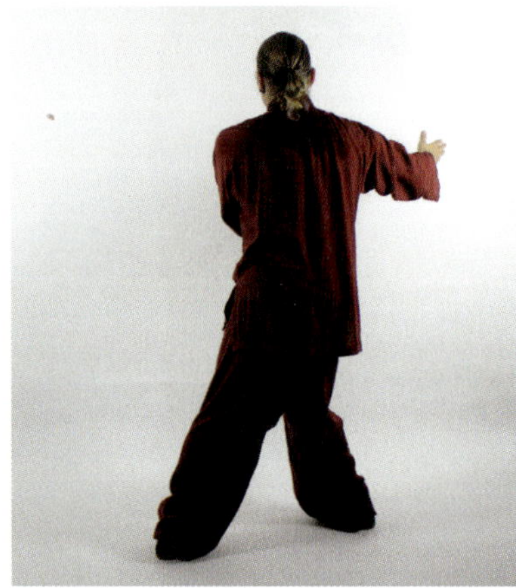

Abb. 5.183: Figur 33_1

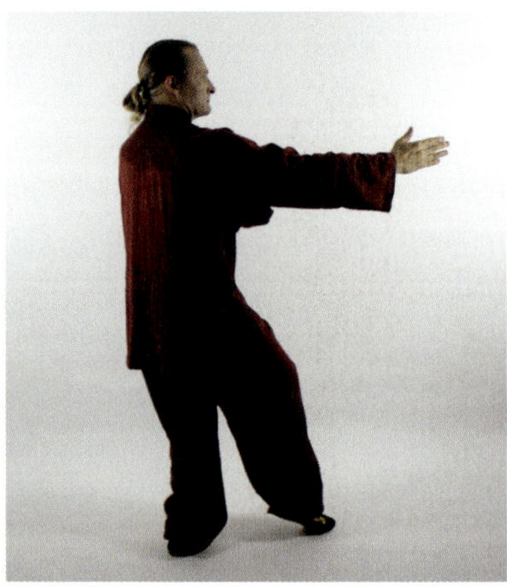

Abb. 5.184: Figur 33_2

Es folgte ein Lotus-Fußtritt, d. h., man schwingt das Bein in einer großen, halbkreisförmigen Bewegung von innen nach außen. Auftrefffläche am Fuß ist die Außenkante (vgl. Figur 25). Das Ziel für den Fußtritt ist die rechte Hand.

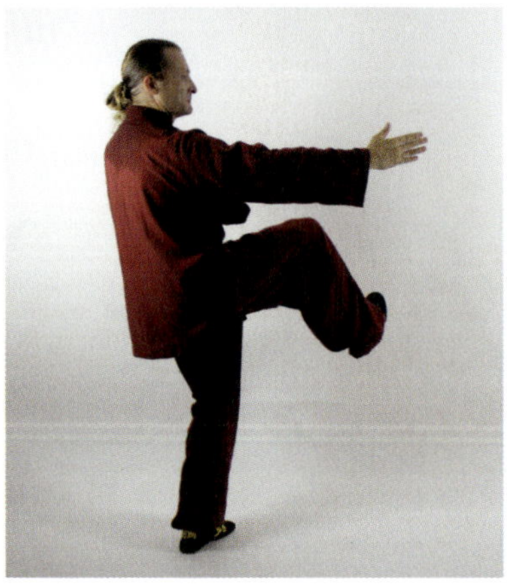

Abb. 5.185: Figur 33_3

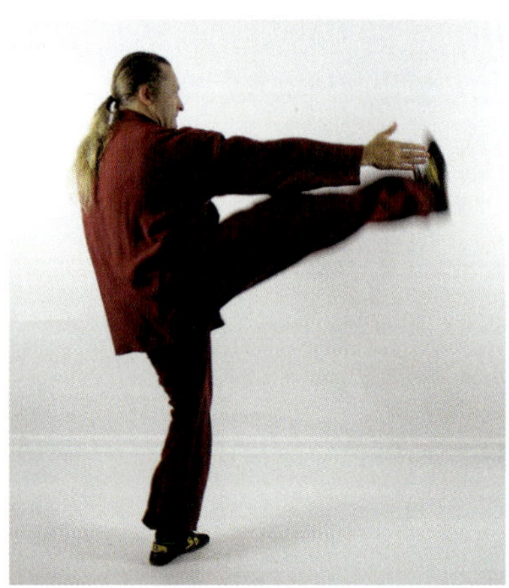

Abb. 5.186: Figur 33_4

FIGUR 34: DEN BOGEN SPANNEN UND DEN TIGER ERLEGEN

Das rechte Bein wird nach vorne für eine Schützestellung abgesetzt. Mit dem Verwurzeln führen die Hände eine horizontale, halbkreisförmige Bewegung von der linken zur rechten Hüfte aus. Die Handflächen sind dabei in paralleler Position und zeigen nach unten.

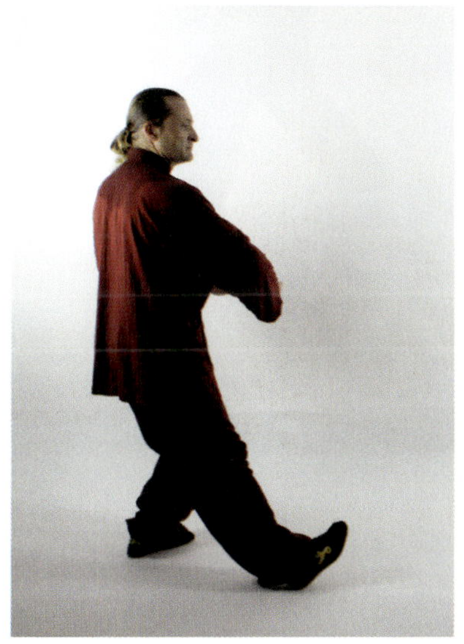

Abb. 5.187: Figur 34_1

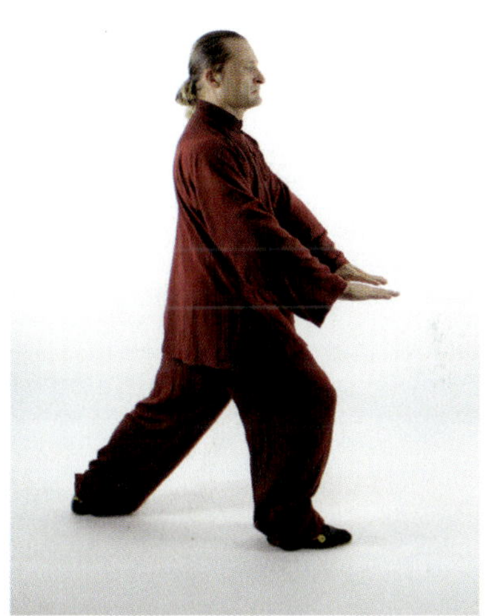

Abb. 5.188: Figur 34_2

An der rechten Hüfte werden die Hände zu Fäusten geballt und in einer vertikalen, parallelen Position als Doppelfauststoß nach vorne geschlagen. Die Stellung ändert sich dabei nicht. Die rechte Faust ist in Kopfhöhe, die linke vor dem Zentrum. Die Knöchel beider Fäuste zeigen nach links.

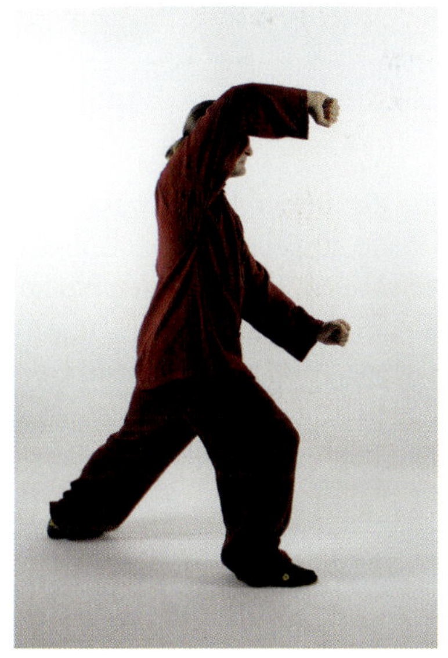

Abb. 5.189: Figur 34_3

Die Ferse des rechten Beins wird unter dem Fußballen nach vorne gedreht, die Spitze des rechten Fußes zeigt nun 45° nach außen. Gleichzeitig werden beide Hände an die rechte Hüfte geführt. Das linke Bein wird für eine Schützestellung nach vorne gesetzt. Mit dem Verwurzeln führen die Hände eine horizontale, halbkreisförmige Bewegung von der rechten zur linken Hüfte aus. Die Handflächen sind dabei in paralleler Position und zeigen nach unten.

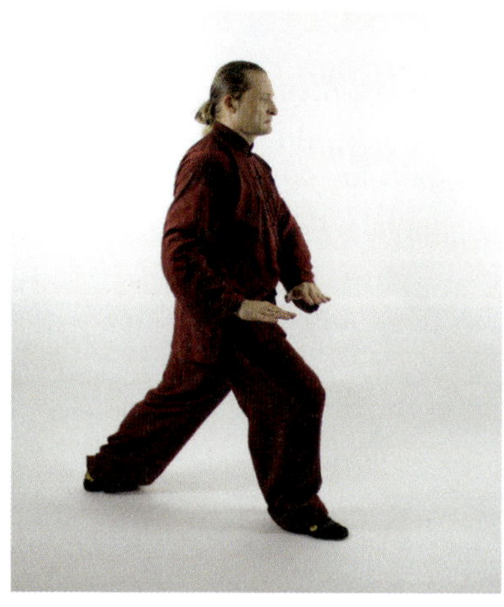

Abb. 5.190: Figur 34_4

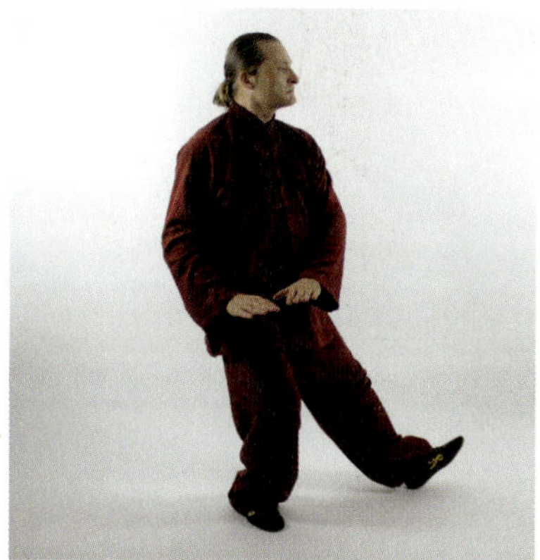

Abb. 5.191: Figur 34_5

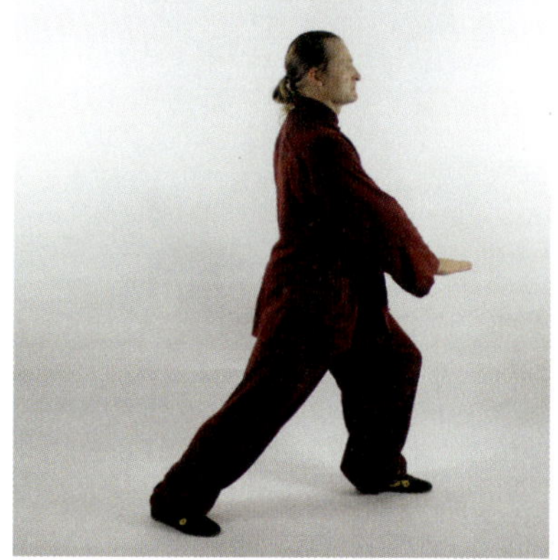

Abb. 5.192: Figur 34_6

An der linken Hüfte werden die Hände zu Fäusten geballt und in einer vertikalen, parallelen Position als Doppelfauststoß nach vorne geschlagen. Die Stellung ändert sich dabei nicht. Die linke Faust ist in Kopfhöhe, die rechte vor dem Zentrum. Die Knöchel beider Fäuste zeigen nach rechts.

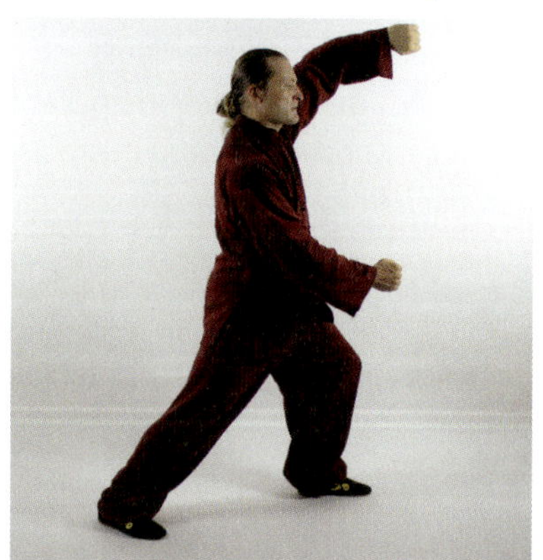

Abb. 5.193: Figur 34_7

FIGUR 35: ZURÜCKWEICHEN, ABWEHREN UND ZUSTOSSEN

Mit dem Zurücknehmen des Körpergewichts auf das rechte Bein wird ein leerer Schritt in Richtung Westen gemacht. Die Zehen des linken Fußes sind dabei angezogen. Der linke Arm wird nach innen geklappt, Unter- und Oberarm steht im rechten Winkel zueinander. Die rechte Faust wird auf Höhe des linken Ellbogens platziert.

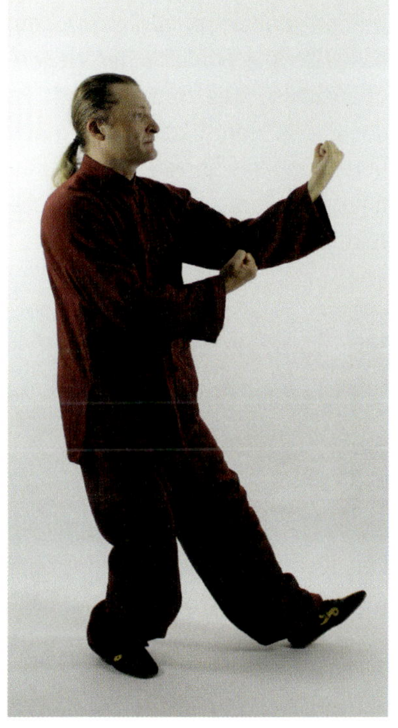

Abb. 5.194: Figur 35_1

Das linke Bein wird für eine Schützestellung nach hinten gesetzt. Die Hände werden dabei so zurückgezogen, dass sich die Handflächen gegenüberstehen: Die rechte Hand ist oben, die Handfläche zeigt nach unten und die linke Hand ist in tiefer Position, die Handfläche zeigt nach oben. Mit dem Verwurzeln wird der rechte Arm gestreckt. Die Handfläche zeigt nach unten. Die linke Hand wird mit nach oben zeigender Handfläche am Ellbogen des rechten Arms platziert.

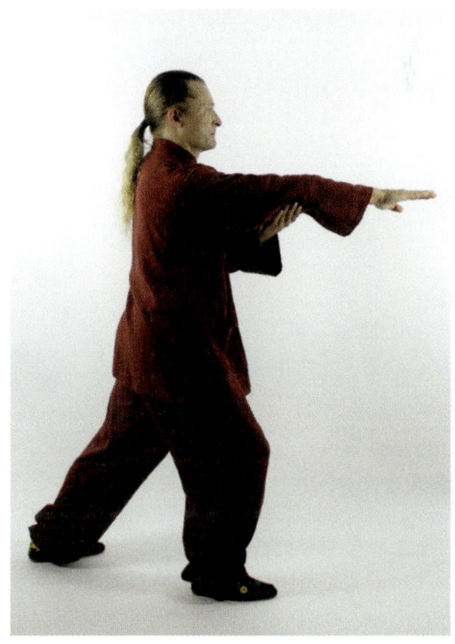

Abb. 5.195: Figur 35_2

Das Körpergewicht wird auf das hintere Bein verlagert. Die Hände werden dabei so zurückgezogen, dass sich die Handflächen gegenüberstehen: Die linke Hand ist oben, die Handfläche zeigt nach unten und die rechte Hand ist in tiefer Position, die Handfläche zeigt nach oben.

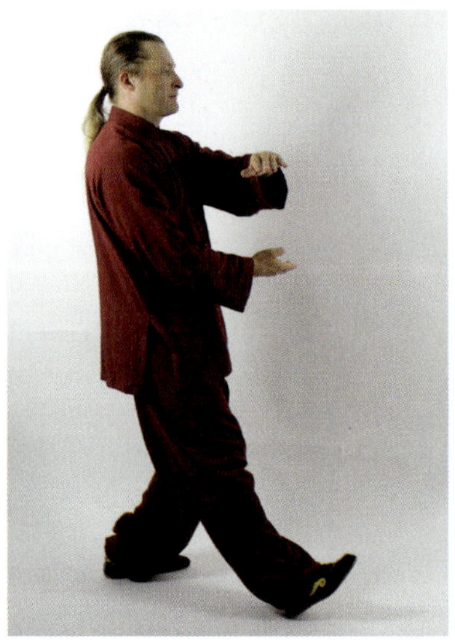

Abb. 5.196: Figur 35_3

Das rechte Bein wird nun für eine Schützestellung nach hinten gesetzt. Mit dem Verwurzeln wird der linke Arm gestreckt. Die Handfläche zeigt nach unten. Die rechte Hand wird mit nach oben zeigender Handfläche am Ellbogen des linken Arms platziert.

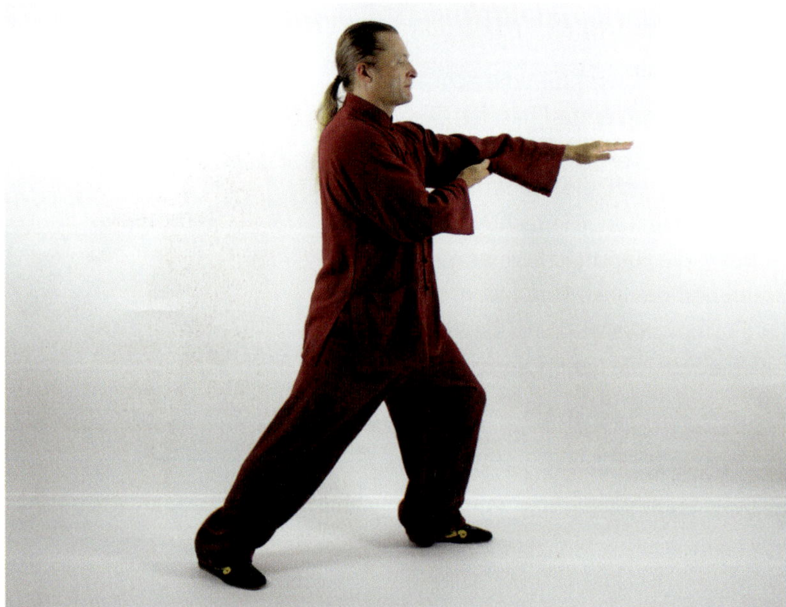

Abb. 5.197: Figur 35_4

Das Körpergewicht wird auf das hintere Bein verlagert. Die rechte Hand wird als Faust an die Hüfte zurückgezogen. Die Knöchel der Faust zeigen nach unten. Die linke Hand wird gleichzeitig in einer kleinen, halbkreisförmigen Bewegung in Brusthöhe auf die zentrale Körperlinie gebracht.

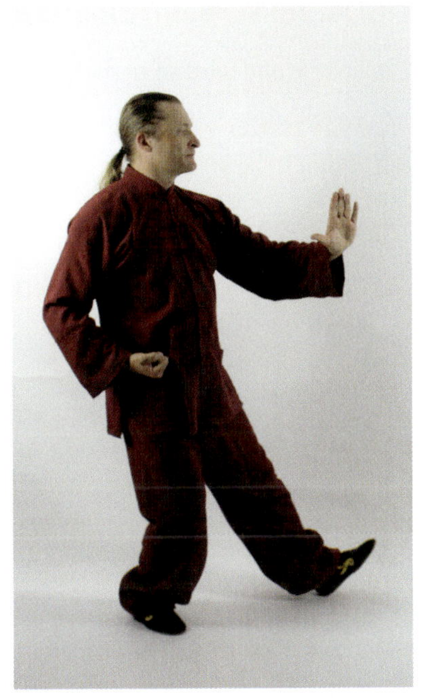

Abb. 5.198: Figur 35_5

Mit dem Verwurzeln wird die Faust nach vorne gestoßen. Die linke Hand hält ihre Position und endet in einer Stellung nahe der Mitte des rechten Unterarms.

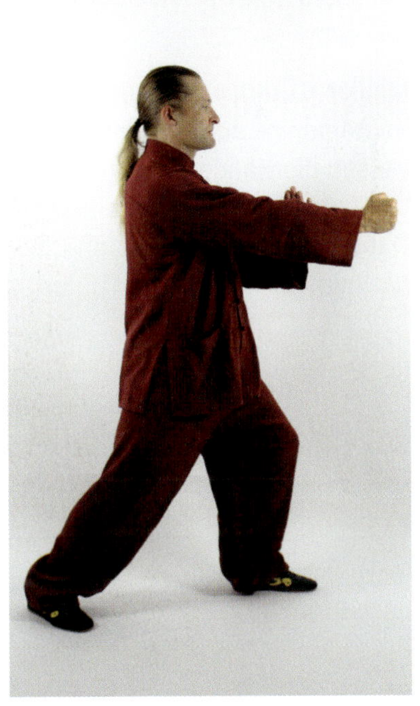

Abb. 5.199: Figur 35_6

FIGUR 36: VORGETÄUSCHTES ENDE

Die linke Hand wird so gedreht, dass die Handfläche nach oben zeigt. Die Hand wird am Arm entlang nach vorne geführt. Sobald die rechte Faust erreicht ist, öffnet sich diese. Beide Handflächen zeigen nun nach oben.

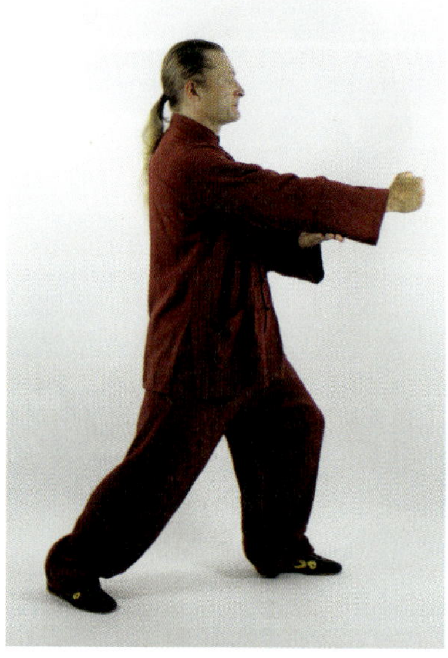

Abb. 5.200: Figur 36_1

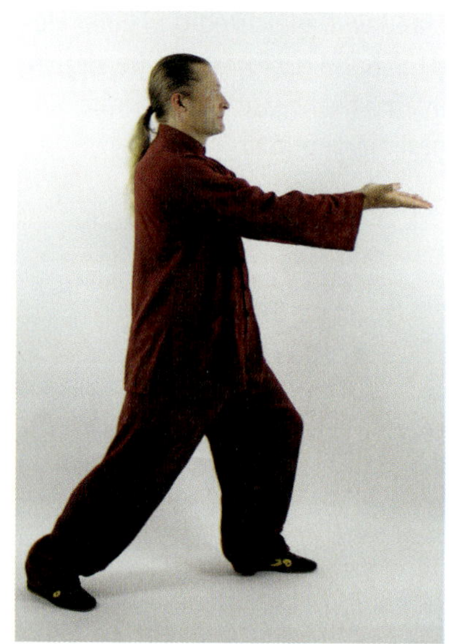

Abb. 5.201: Figur 36_2

Mit dem Zurücknehmen des Körperschwerpunkts auf das hintere Bein werden die Hände zuerst nach hinten und dann nach unten bewegt. Dabei drehen sich die Handflächen nach unten.

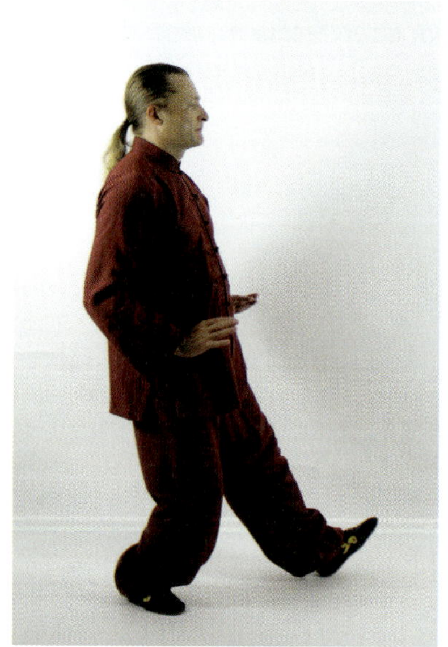

Abb. 5.202: Figur 36_3

Mit dem erneuten Verlagern des Gewichts nach vorne in Schützestellung schiebt man die Hände auf einer diagonalen Linie von unten nach vorne auf Schulterhöhe. Die Hände werden in der parallelen Position halbkreisförmig nach unten geführt. Dabei wird das vordere Bein noch etwas stärker belastet.

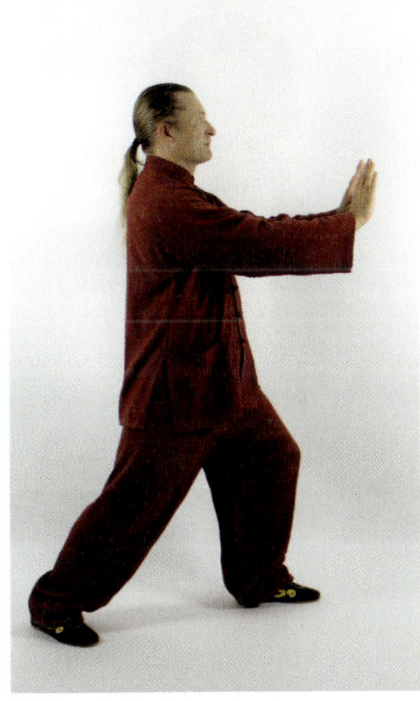

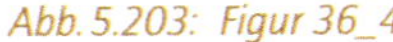

Abb. 5.203: Figur 36_4

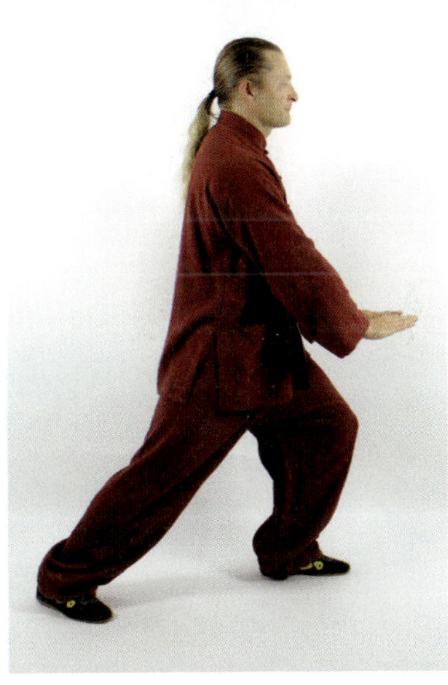

Abb. 5.204: Figur 36_5

FIGUR 37: DEN TIGER UMARMEN UND ZUM BERG ZURÜCKKEHREN

Das rechte Bein wird für eine Reiterstellung in Richtung Norden umgesetzt. Mit Einnahme der Stellung kreuzen sich die Hände vor der Brust, die rechte liegt über der linken Hand.

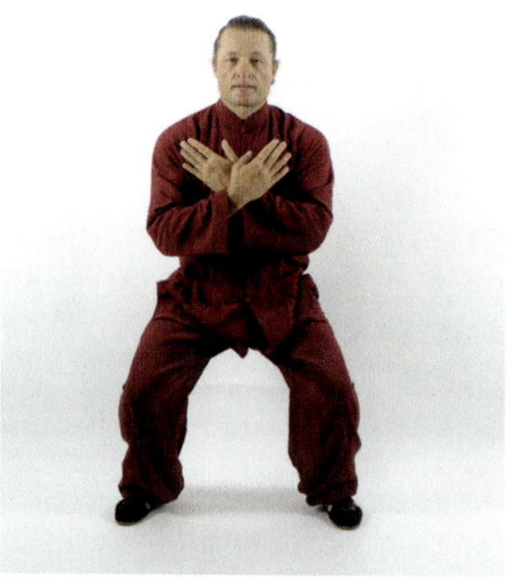

Abb. 5.205: Figur 37_1

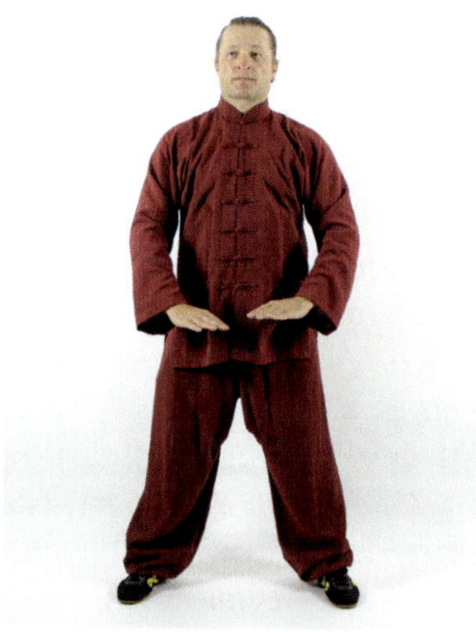

Abb. 5.206: Figur 37_2

Die Beine werden nun gestreckt. Dabei entkreuzen sich die Arme. In der Endposition stehen die Hände tief vor dem Körper, die Handflächen zeigen nach unten.

Das rechte Bein wird belastet und das linke in eine enge Stellung herangezogen. Die Hände werden, mit den Handflächen zum Körper zeigend, an die jeweilige Seite des Körpers geführt. Die Endstellung ist die Gleiche wie die, aus der die Form begonnen wurde.

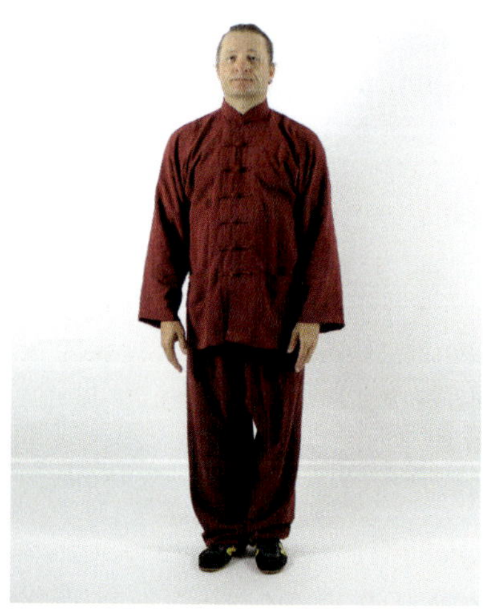

Abb. 5.207: Figur 37_3

5.3 ANWENDUNGEN ZUR 37ER-WU-STIL-FORM

Die hier gezeigten Anwendungen zur Form sind natürlich nur Beispiele. Wie schon erwähnt, können die Bewegungen meist auf verschiedene Weise gedeutet werden. Darüber hinaus sind die Figuren der Form unterschiedlich lang und komplex. In der vorliegenden Form wird für jede Figur nur eine Anwendung demonstriert, auch wenn sich, wie beispielsweise in Figur 2, verschiedene weitere Anwendungen aufdrängen, da sonst der Rahmen des Buchs gesprengt werden würde. Übereinstimmend mit der defensiven Natur des Tai Chi ist der Ausführende der Form immer der Verteidiger. Im Folgenden wird immer nur ein Angreifer die Situation bestimmen. Es ist aber genauso gut denkbar, dass mehrere Angreifer gleichzeitig den Verteidiger bedrängen.

Die Kombinationen werden als Übung im Tai-Chi-Training, ähnlich wie die Form, langsam und ohne Kraft ausgeführt. Der Übungspartner, der die Angreiferrolle einnimmt, kooperiert im Rahmen der Situation mit dem Verteidiger, d. h., er reagiert auf Schläge und Stöße in der entsprechenden Weise und bietet keinen weiteren Widerstand. Um die Situation realistischer zu gestalten, kann aber natürlich das Tempo erhöht und mit dem Partner eine gewisse Freiheit zu Konterreaktionen ausgemacht werden. Dies stellt allerdings im Rahmen des Tai-Chi-Trainings eher die Ausnahme dar und ist normalerweise nur Tai-Chi-Treibenden mit einigen Jahren Erfahrung zu empfehlen.

In allen gezeigten Techniken ist es wichtig, dass der Körper als eine komplette Einheit zusammenarbeitet. Der Erfolg der Techniken beruht darauf, dass ein isolierter Köperteil des Angreifers durch Druck oder Zug des gesamten Körpers des Verteidigers überwunden wird. Dadurch wird das Gleichgewicht des Angreifers gestört und dieser in eine schwache Position gebracht. Oft endet die Übungssequenz schon mit dem Verlust des Gleichgewichts des Angreifers, z. B. wird er nach hinten weggeschoben. In manchen Fällen allerdings wird die Folgetechnik bewusst eingefügt, sodass diese trainiert werden kann, z. B. die Wurfbewegung in Figur 31. Ein häufig vorkommendes Prinzip ist, mit einer Hand den Angriff abzuwehren und im Sinne der im Pushing Hands geschulten Fähigkeiten mit dieser Hand am Angreifer „kleben" zu bleiben. Oft wird dies ausgenutzt, um den Angreifer zu fassen.

Die hier vorgestellten Technikkombinationen orientieren sich in der Regel an der Seitenverteilung, wie sie in der Form vorkommen, sie können aber natürlich auch mit der anderen Auslage trainiert werden.

SITUATION FÜR FIGUR 1

Der Anfang der Form kann als ein Fassangriff gedeutet werden. Der Angreifer fasst beide Handgelenke des Verteidigers von vorne. In dieser Situation wird angenommen, dass der Verteidiger überrascht wurde und sich nicht durch eine Bewegung dem Greifen entziehen konnte. Sobald der Kontakt hergestellt wird, beugt der Verteidiger seine Handgelenke im Sinne der Hakenhand. Diese Initialbewegung schwächt den Griff des Angreifers. Mit dynamischem Absenken des Körperschwerpunkts werden die Hände mit Unterstützung des ganzen Körpers nach unten bewegt und so gelöst.

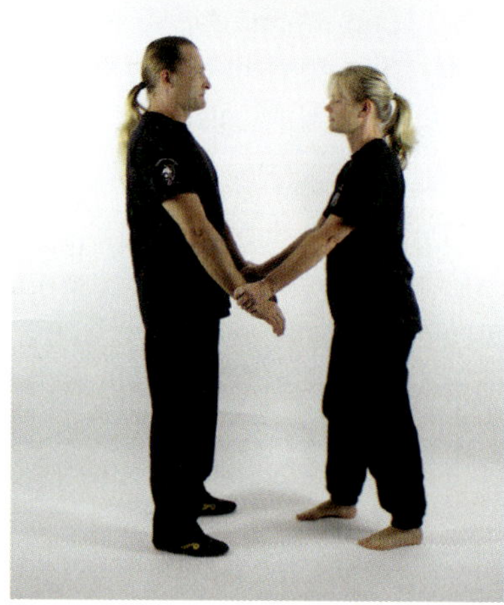

Abb. 5.208: Situation 1_1

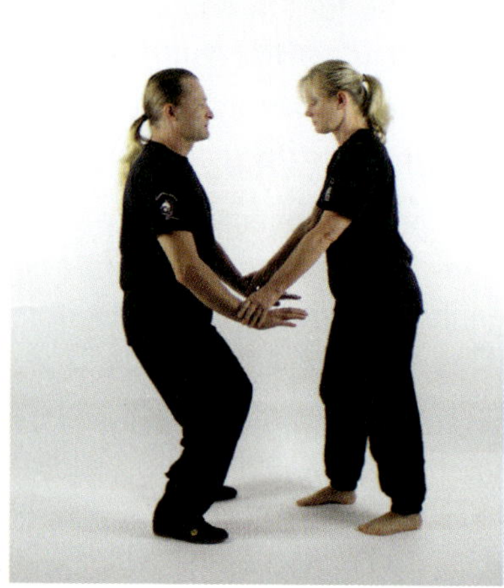

Abb. 5.209: Situation 1_2

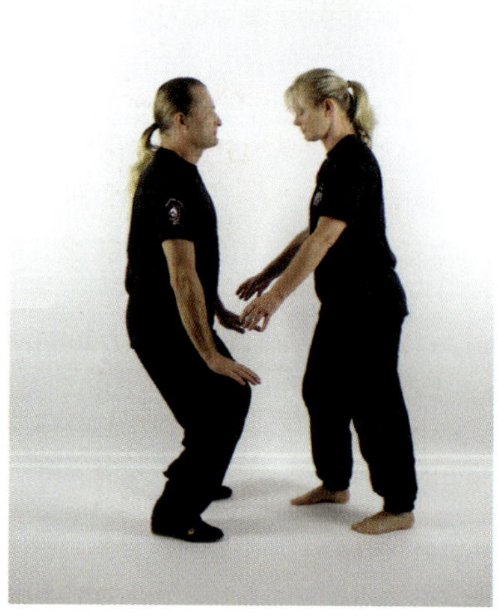

Abb. 5.210: Situation 1_3

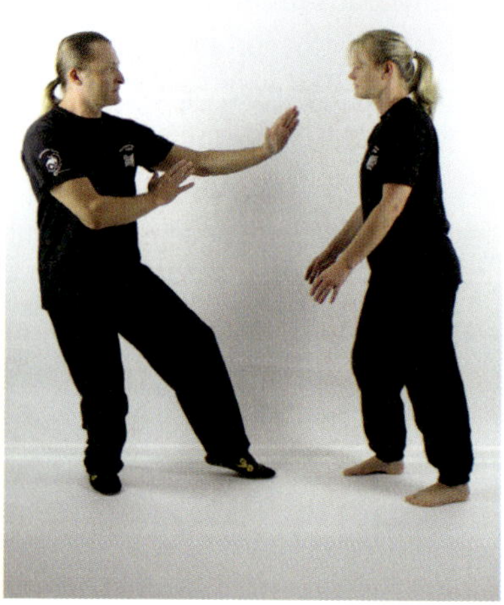

Abb. 5.211: Situation 1_4

SITUATION FÜR FIGUR 2

Die zweite Figur bietet verschiedene Möglichkeiten zur Anwendung durch ihre relative Länge. Es wurde eine Sequenz ausgewählt, die interessant ist und gut in den Gesamtzusammenhang passt, d. h., abwechslungsreiche Technikfolgen trotz sich wiederholender Elemente in der Form aufzeigt.

Der Verteidiger wird von der Seite mit beiden Händen gewürgt. Die erste Reaktion des Verteidigers ist es, die Schultern hochzuziehen und das Kinn auf die Brust abzusenken. Durch diese Aktion hat der Verteidiger eine kurze Verschnaufpause, um seine Verteidigung weiter zu gestalten.

Bei einem Angriff von der rechten Seite greift die linke Hand des Verteidigers die rechte des Angreifers und beginnt, den Griff zu lösen. Das Körpergewicht wird dabei auf das linke Bein verlagert und der rechte Arm wird gebeugt und abgesenkt. Das rechte Bein wird nach vorne zwischen die Beine des Angreifers gesetzt. Mit Belasten des rechten Beins wird der rechte Ellbogen nach vorne geschoben. Gleichzeitig wird mit der linken Hand der rechte Arm des Angreifers kontrolliert. Der rechte Unterarm wird nun nach außen geklappt. Gleichzeitig wechselt die linke Hand in einen Untergriff. Der Angreifer wird mit einer Bewegung nach rechts gedreht und aus dem Gleichgewicht gebracht. Die rechte Hand kontrolliert den Kopf des Angreifers, während dessen linker Arm nach oben geschoben wird. Der Verteidiger führt einen Auslagewechsel nach hinten aus und kann nun den Angreifer mit einem Schleuderwurf zu Fall bringen.

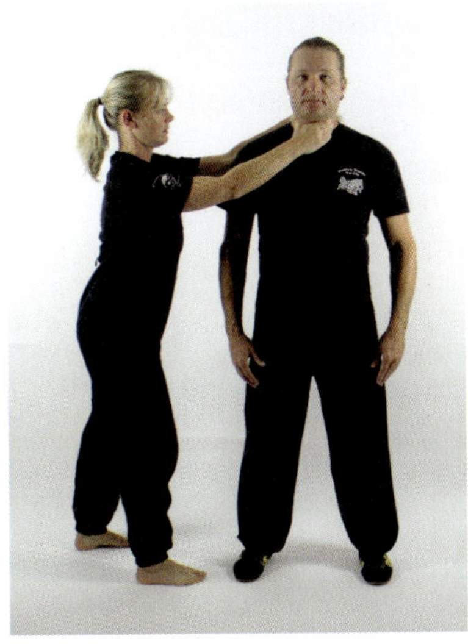

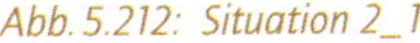

Abb. 5.212: Situation 2_1

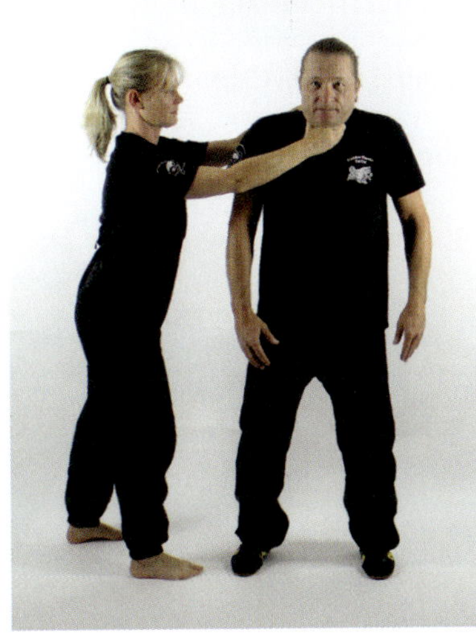

Abb. 5.213: Situation 2_2

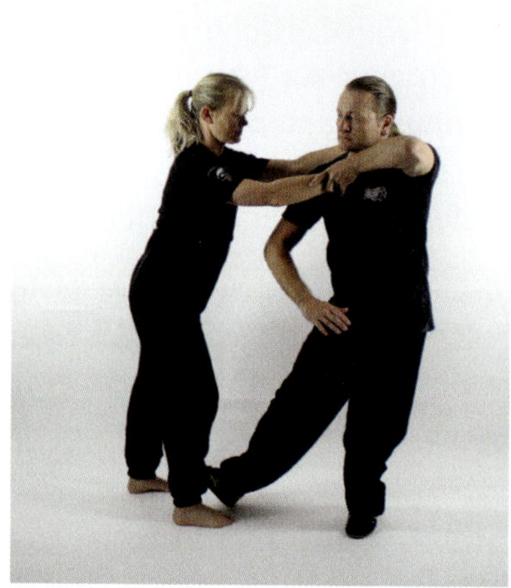

Abb. 5.214: Situation 2_3

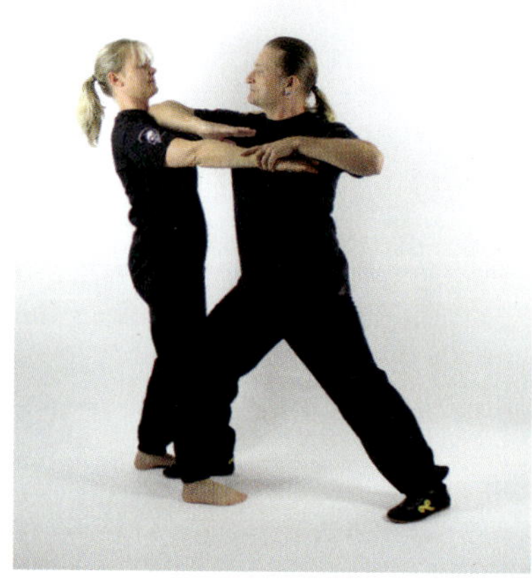

Abb. 5.215: Situation 2_4

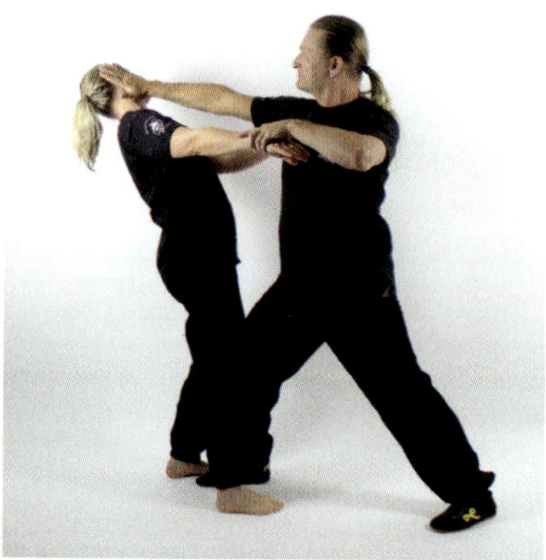

Abb. 5.216: Situation 2_5

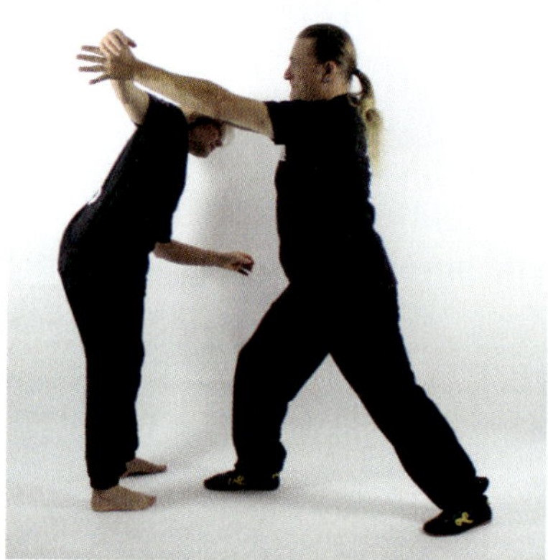

Abb. 5.217: Situation 2_6

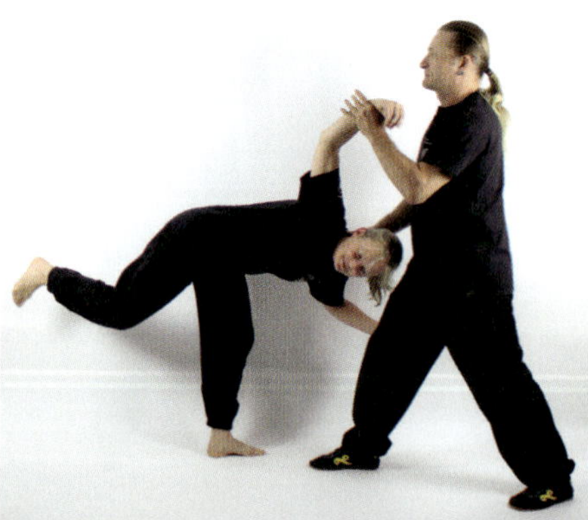

Abb. 5.218: Situation 2_7

SITUATION FÜR FIGUR 3

In der dritten Situation ist sich der Verteidiger bewusst, dass ein Angriff bevorsteht und er steht deshalb in einer Bereitschaftsstellung. Der Angreifer attackiert mit einem Fußtritt. Bei einer linken Auslage wird die Ferse des linken Beines über den Fußballen gedreht. Die rechte Hand wehrt den Fußtritt mit der Handfläche ab. Fast alle Abwehrbewegungen im Tai Chi sind weich, d. h., es wird zuerst leicht abfedernd aufgenommen und dann kontrolliert. Mit einer Stoßbewegung der rechten Hand wird das abgewehrte Bein nach hinten gestoßen, der Angreifer muss das Bein nach hinten absetzen und es entsteht Raum für die weitere Verteidigungshandlung. Das rechte Bein wird für eine Schützestellung nach vorne gesetzt. Mit dem Verwurzeln wird mit der linken Hand ein Handflächenstoß zum Gesicht des Angreifers ausgeführt.

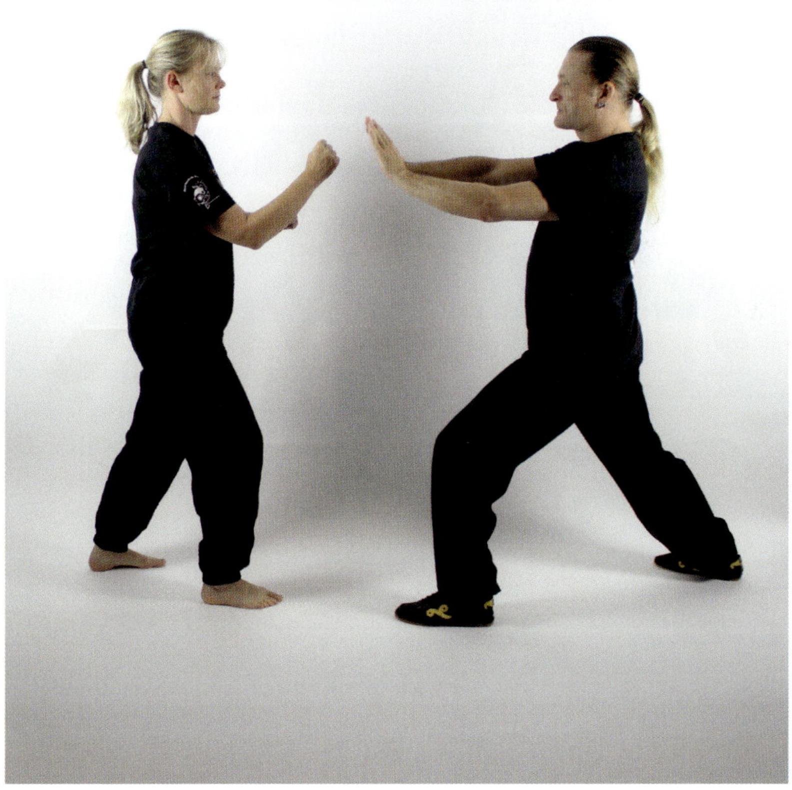

Abb. 5.219: Situation 3_1

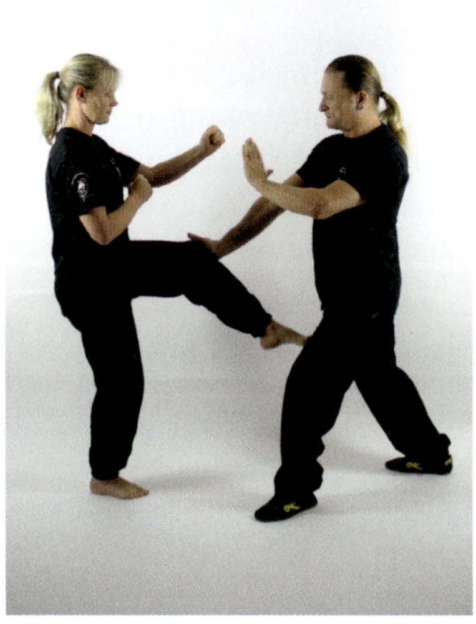

Abb. 5.220: Situation 3_2

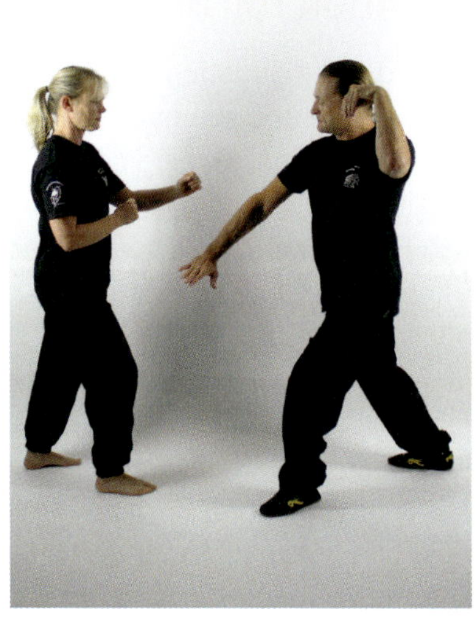

Abb. 5.221: Situation 3_3

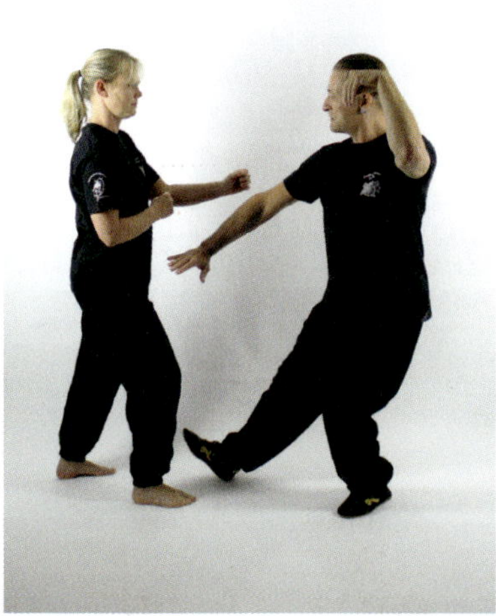

Abb. 5.222: Situation 3_4

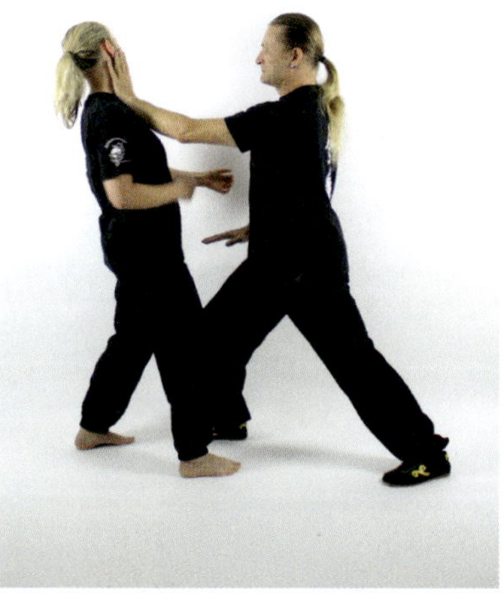

Abb. 5.223: Situation 3_5

SITUATION FÜR FIGUR 4

Die Situation im Falle dieser Figur ist vergleichsweise komplex: Der Verteidiger hat beim Fassangriff eine stabile Stellung einnehmen können, nach Abwehr des ersten Angriffs setzt der Angreifer jedoch noch einmal mit einem Fauststoß nach.

Die rechte Hand des Verteidigers wird gleichseitig gegriffen, während dieser in einer linken Schützestellung steht. Der Verteidiger nutzt seine volle Energie, um den Angreifer aus dem Gleichgewicht zu ziehen, indem er sich auf das hintere Bein absetzt und einen leeren Schritt einnimmt. Der Griff des Angreifers wird mit der linken Hand gelöst. Der Arm des Angreifers wird dann mit der rechten Hand gegriffen. Die linke Hand fasst nun den Kopf des Angreifers und kontrolliert diesen somit.

Mit einem Verlagern des Körpergewichts nach vorne wird der Angreifer nach hinten gestoßen.

Der Angreifer kontert sofort mit einem rechten Fauststoß. In der engen Stellung der vorherigen Aktion wird der Angriff mit der rechten Hand aufgenommen und umgeleitet: Die Abwehr mit der Handfläche ermöglicht flüssig eine Greifbewegung durch den Verteidiger. Der Arm wird halbkreisförmig nach innen geführt. Gleichzeitig wird der linke Arm des Verteidigers mit Streckung der Beine von unten nach oben bewegt. Es entsteht ein Armhebel, mit dem der Angreifer aus dem Gleichgewicht gebracht wird. Er kann nun geworfen oder in anderer Weise kontrolliert werden.

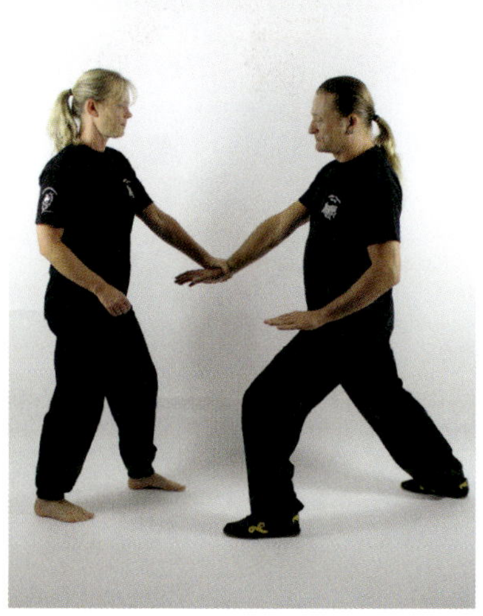

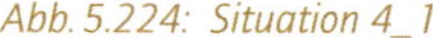

Abb. 5.224: Situation 4_1

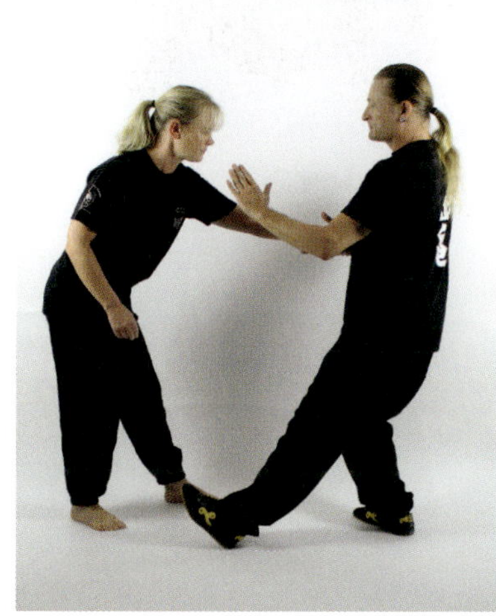

Abb. 5.225: Situation 4_2

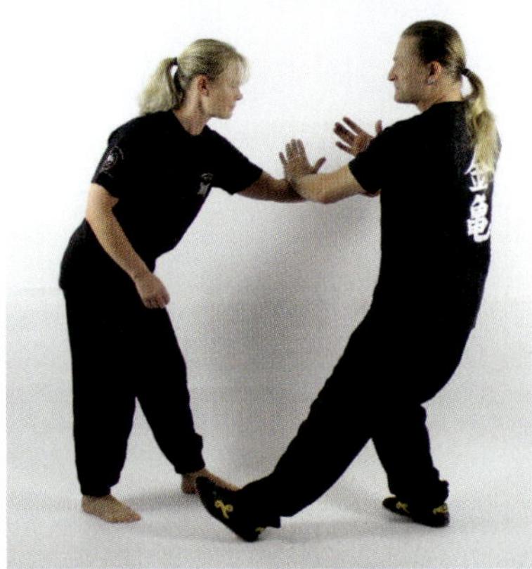

Abb. 5.226: Situation 4_3

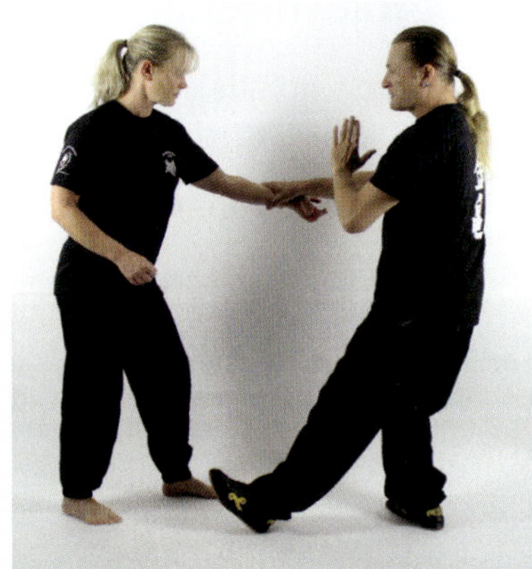

Abb. 5.227: Situation 4_4

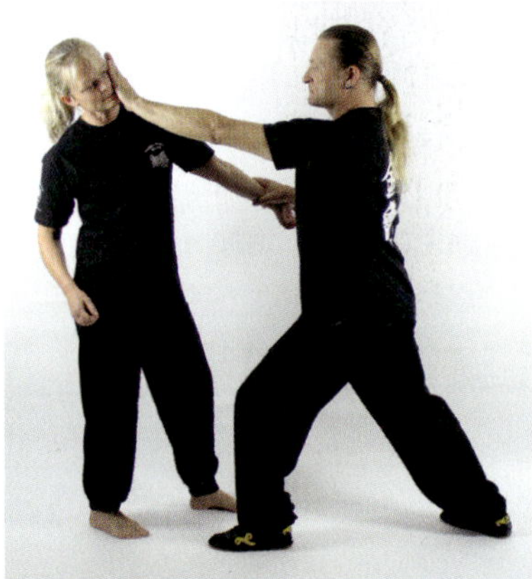

Abb. 5.228: Situation 4_5

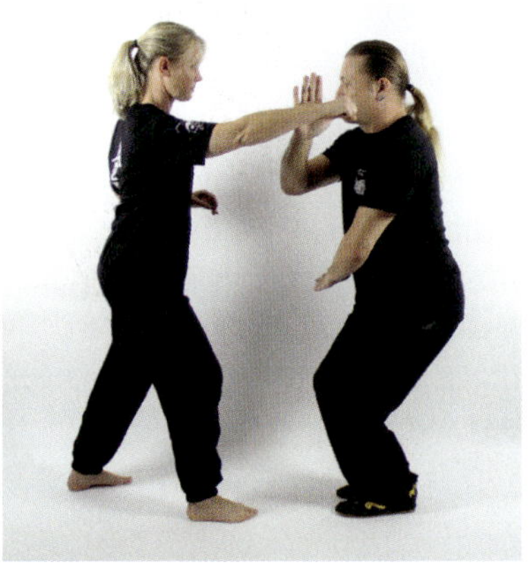

Abb. 5.229: Situation 4_6

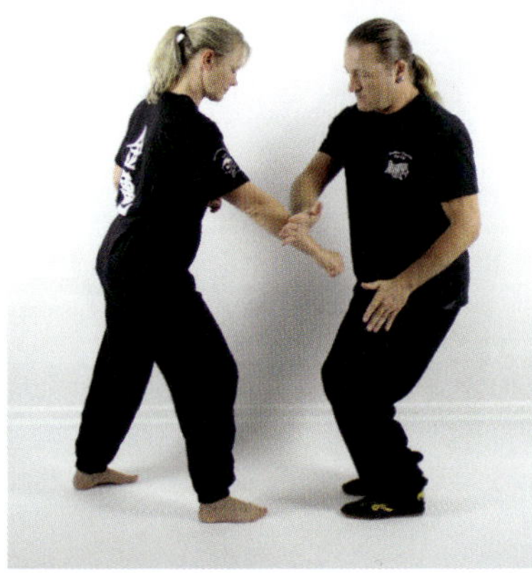

Abb. 5.230: Situation 4_7

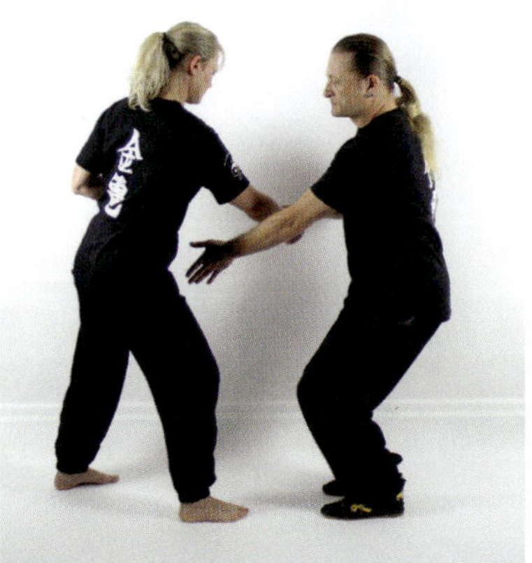

Abb. 5.231: Situation 4_8

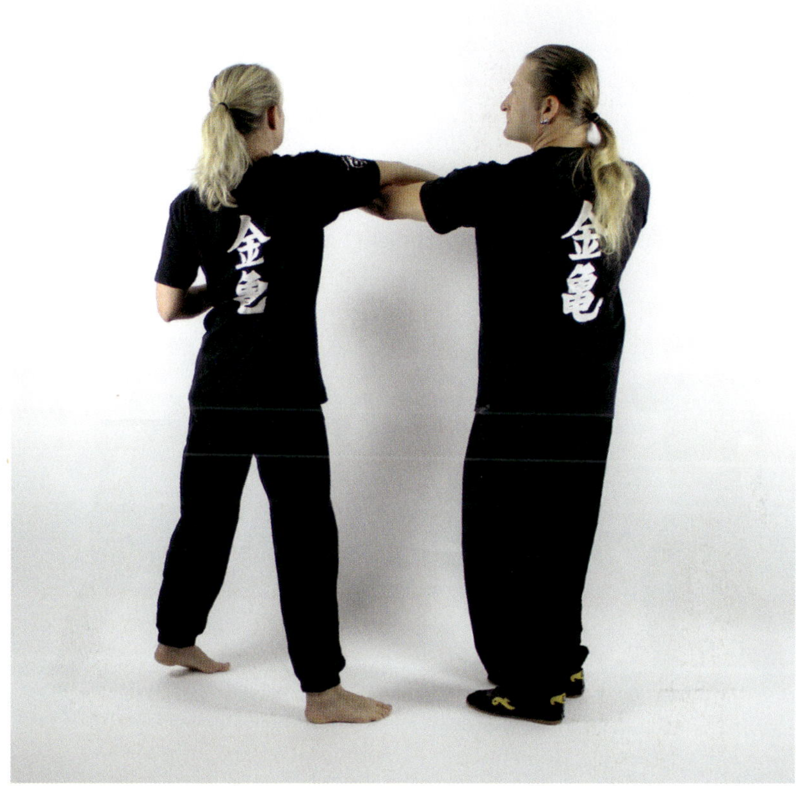

Abb. 5.232: Situation 4_9

SITUATION FÜR FIGUR 5

Die folgende Abwehrhandlung stellt ein gutes Beispiel für eine typische Tai-Chi-Aktion dar, bei der der Angreifer aus dem Gleichgewicht gebracht wird. Der Verteidiger wird mit einem Fauststoß angegriffen. Er wehrt mit der gleichseitigen Hand ab, während er mit dem diagonalen Bein einen Schritt nach vorne ausführt und so gleichsam unter dem Angriff abtaucht. Mit dem Verwurzeln wird die Schulter nach vorne geschoben und der Verteidiger aus dem Gleichgewicht gebracht.

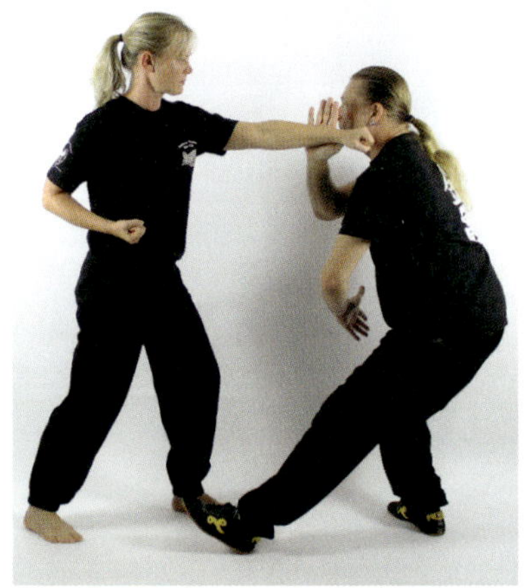

Abb. 5.233: Situation 5_1

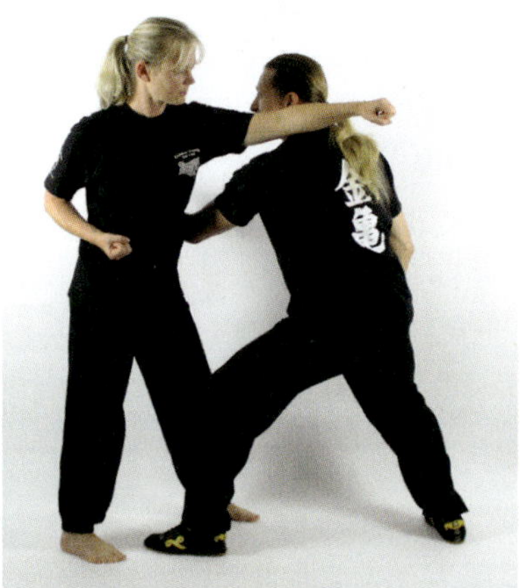

Abb. 5.234: Situation 5_2

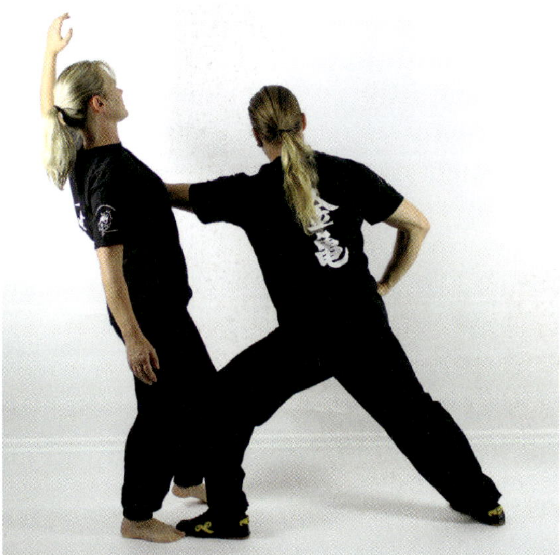

Abb. 5.235: Situation 5_3

SITUATION FÜR FIGUR 6

Die Situation in der sechsten Figur ist relativ komplex: Der Angreifer attackiert mit einer Schlagkombination Fauststoß und Schlag von oben. Nach Abwehr der Angriffe steht der Verteidiger in seitlicher Haltung bereit, weitere Angreifer, z. B. von hinten, abzuwehren.

Der Verteidiger steht in einem linken leeren Schritt in Bereitschaftsstellung. Der Angreifer führt auf der linken Seite einen geraden Fauststoß aus. Mit dem Einnehmen einer Schützestellung wird der Angriff weich mit einer halbkreisförmigen Bewegung aufgenommen und umgeleitet. Die Bewegung wird lückenlos weitergeführt, um den zweiten Angriff abzuwehren: Dazu nimmt die linke Hand eine Blockposition über dem Kopf ein, während die rechte Hand einen Handflächenstoß nach vorne ausführt. Der Angreifer wird zurückgeschoben. Der entstehende Raum wird vom Verteidiger genutzt, indem er das vordere Bein nach innen eindreht und das hintere Bein heranzieht. Gleichzeitig wird der Angreifer mit einem Handkantenschlag vollends abgewehrt. Die enge, gedrehte Stellung erlaubt es dem Verteidiger nun, auf weitere Angriffe aus allen Richtungen zu reagieren.

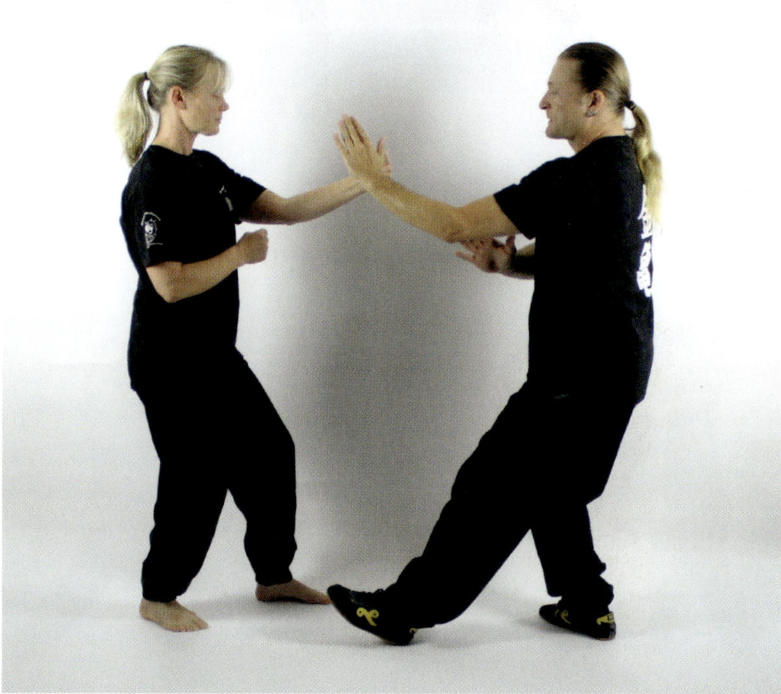

Abb. 5.236: Situation 6_1

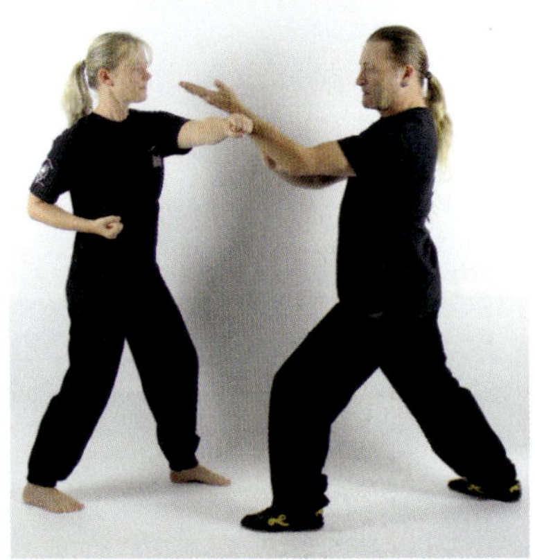

Abb. 5.237: Situation 6_2

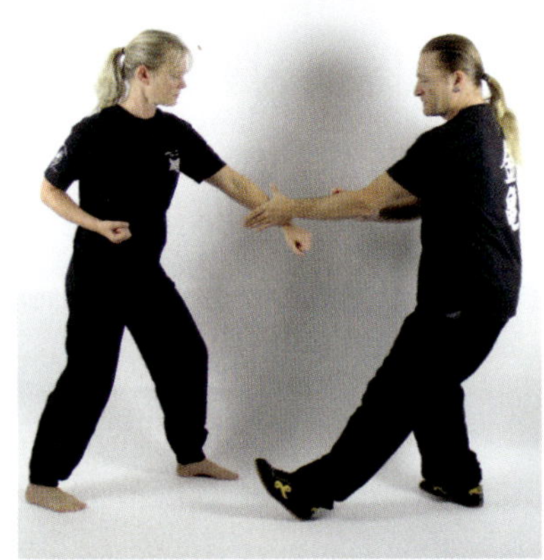

Abb. 5.238: Situation 6_3

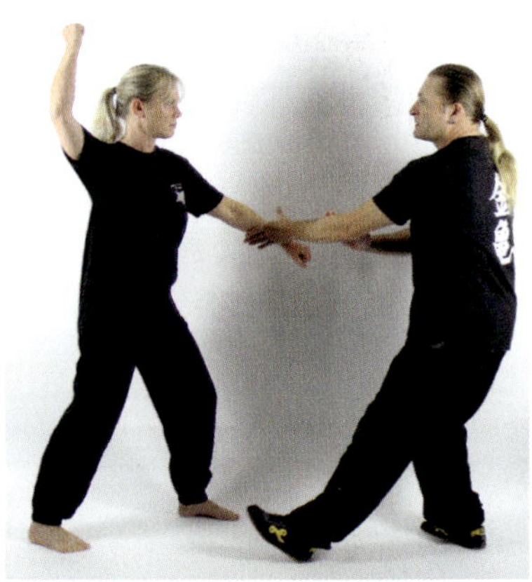

Abb. 5.239: Situation 6_4

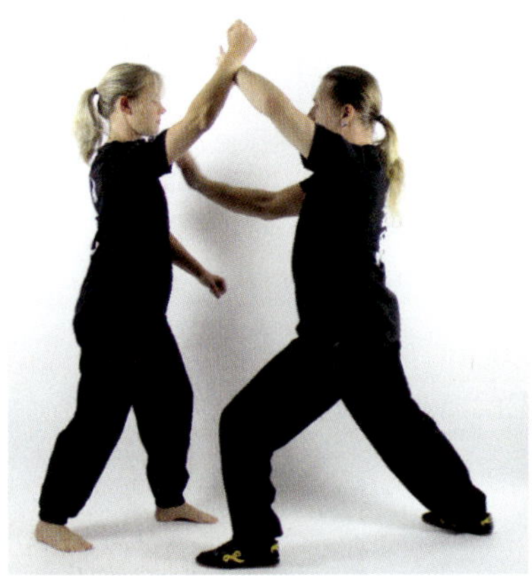

Abb. 5.240: Situation 6_5

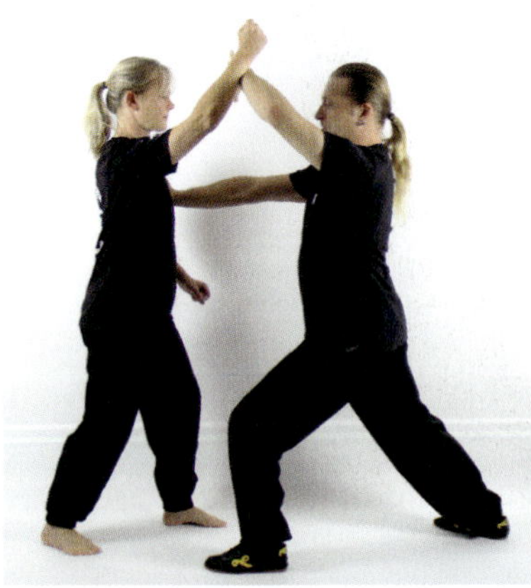

Abb. 5.241: Situation 6_6

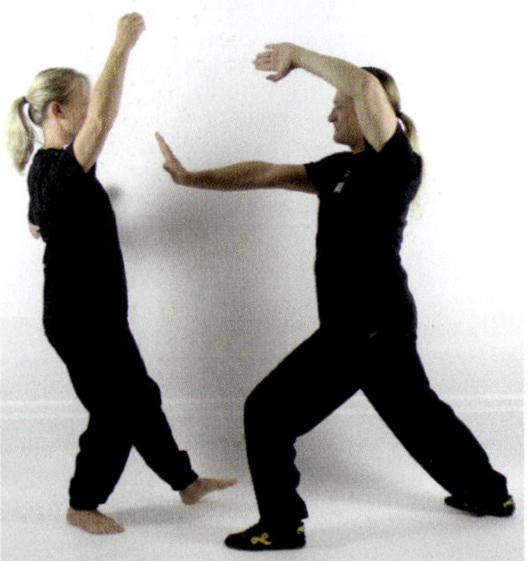

Abb. 5.242: Situation 6_7

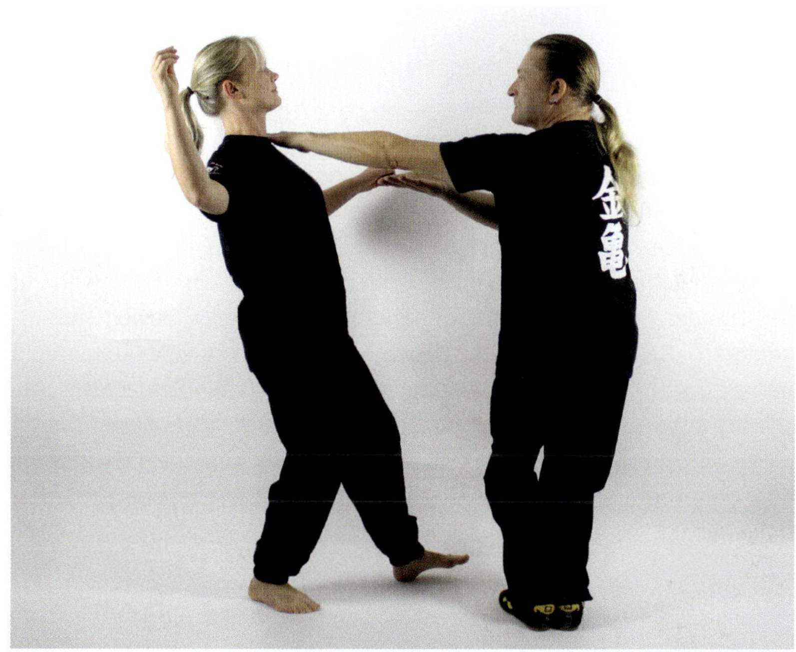

Abb. 5.243: Situation 6_8

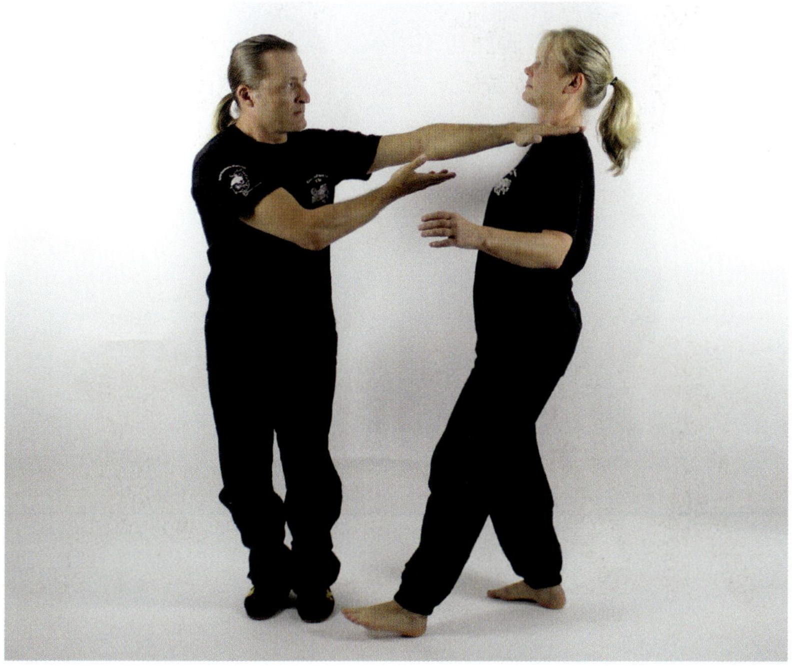

Abb. 5.244: Situation 6_alternative Ansicht der letzten Technik

SITUATION FÜR FIGUR 7

Der Angreifer fasst beide Handgelenke des Verteidigers von vorne. In dieser Situation wird angenommen, dass der Verteidiger überrascht wurde und sich nicht durch eine Bewegung dem Greifen entziehen konnte. Sobald der Verteidiger spürt, dass ein Griff angesetzt wird, stellt er ein Bein nach hinten und verlagert das Körpergewicht, sodass ein leerer Schritt entsteht. Diese Aktion bringt den Angreifer aus dem Gleichgewicht. Mit dem Verlagern des Gewichts nach vorne in eine Schützestellung wird mit den Händen in paralleler Position eine halbkreisförmige Bewegung ausgeführt. Diese löst den Griff des Angreifers. Eine Hand des Angreifers wird nun diagonal gegriffen und mit einem erneuten Einnehmen eines leeren Schritts mit der anderen Hand ein Faustschlag nach oben ausgeführt. In dieser Sequenz ist der Einsatz des ganzen Körpers besonders wichtig, da die Techniken nur durch das Verschieben des Körperschwerpunkts funktionieren.

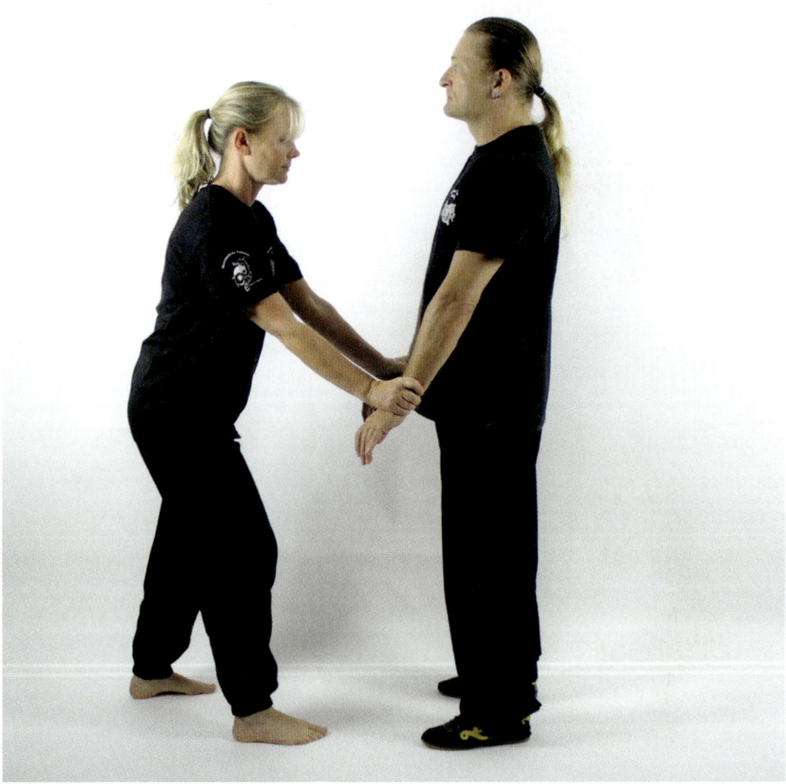

Abb. 5.245: Situation 7_1

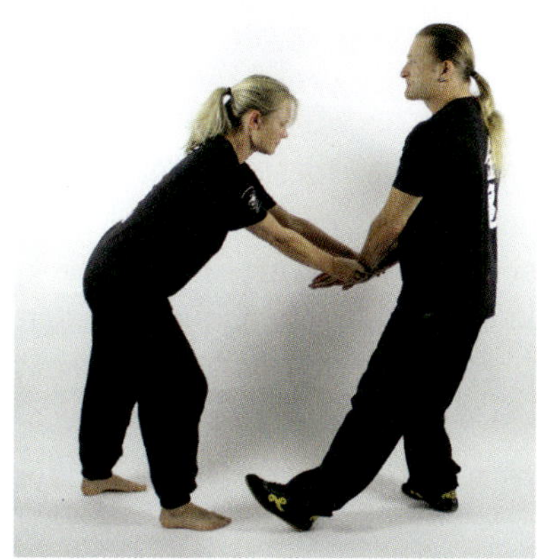

Abb. 5.246: Situation 7_2

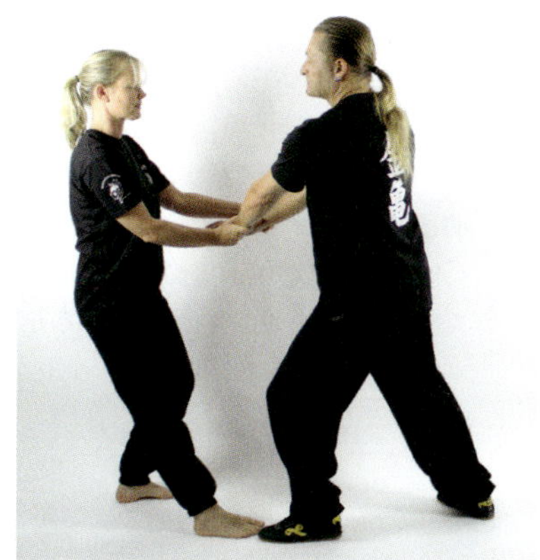

Abb. 5.247: Situation 7_3

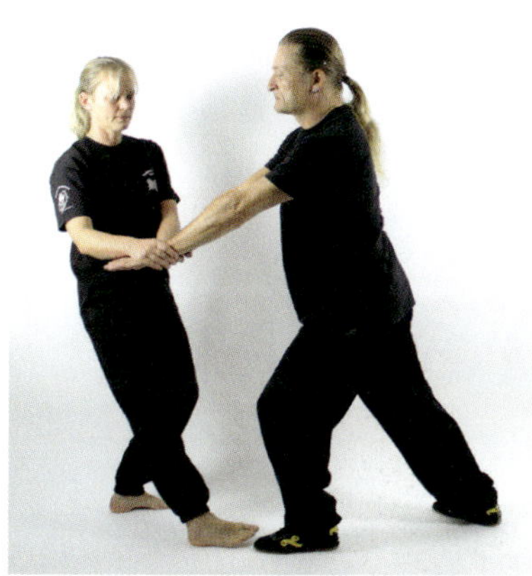

Abb. 5.248: Situation 7_4

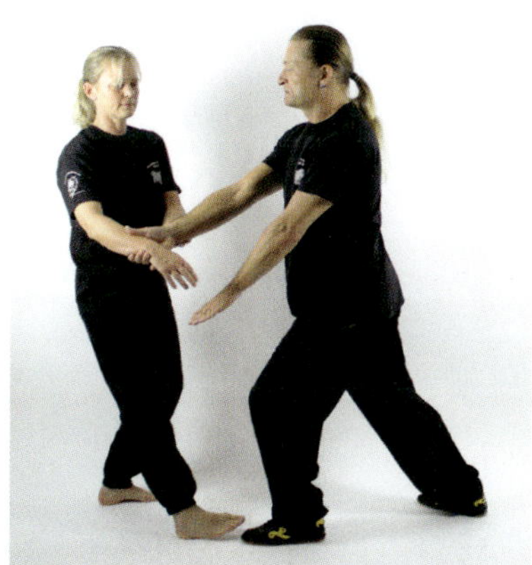

Abb. 5.249: Situation 7_5

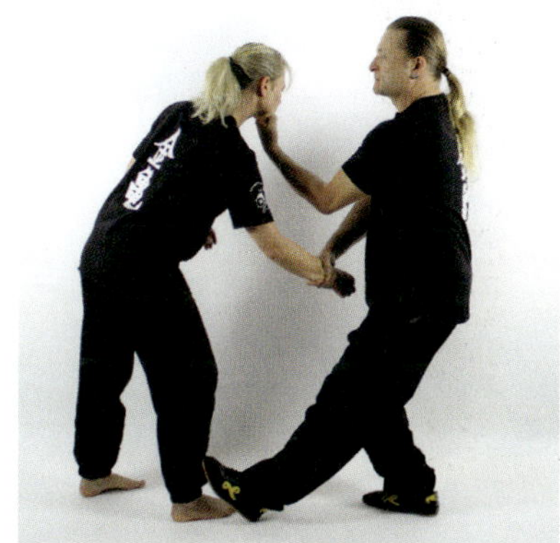

Abb. 5.250: Situation 7_6

SITUATION FÜR FIGUR 8

In der achten Situation wird davon ausgegangen, dass der Verteidiger den Angriff kommen sieht. Es ist ihm möglich, dem Angriff durch einen Schritt nach vorne in Schützestellung auszuweichen. Der Fauststoß des Angreifers wird mit der gleichseitigen Hand abgeleitet. Der Angreifer wird aus dem Gleichgewicht gebracht, indem der andere Arm nach oben gestreckt wird. Gleichzeitig wird mit dem hinteren Bein ein Knieschlag ausgeführt.

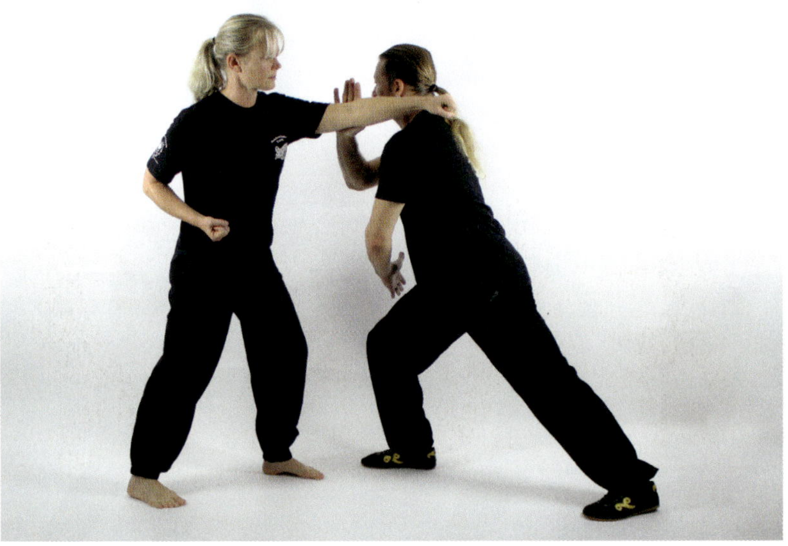

Abb. 5.251: Situation 8_1

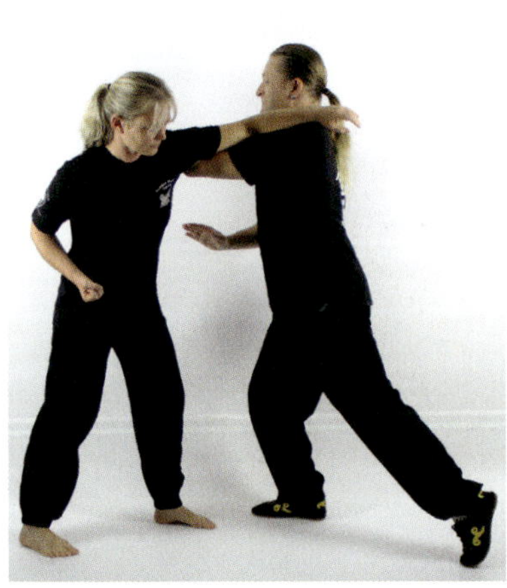

Abb. 5.252: Situation 8_2

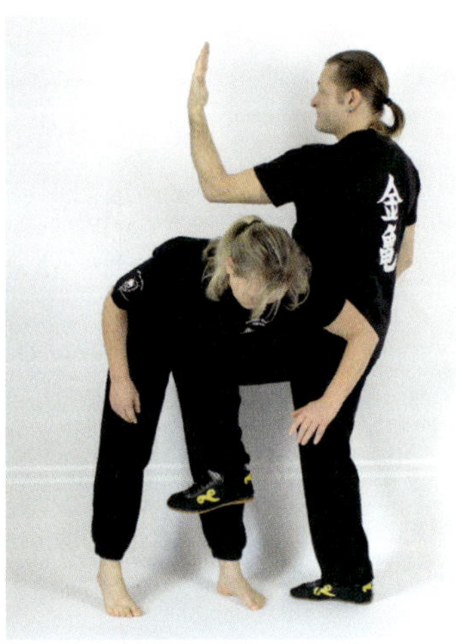

Abb. 5.253: Situation 8_3

SITUATION FÜR FIGUR 9

Der Verteidiger steht am Anfang dieser Situation in einer stabilen Bereitschaftsstellung. Der Angreifer attackiert mit einem Aufwärtshaken. Der Verteidiger verlagert sein Körpergewicht nach hinten in einen leeren Schritt. Dadurch wird die Distanz so verändert, dass der Angreifer in eine instabile Vorderlage gezwungen wird. Der Angriff wird mit der gleichseitigen Hand von oben aufgenommen und neutralisiert. Mit dem Zurücksetzen des vorderen Beins in Schützestellung wird ein Handflächenstoß ausgeführt.

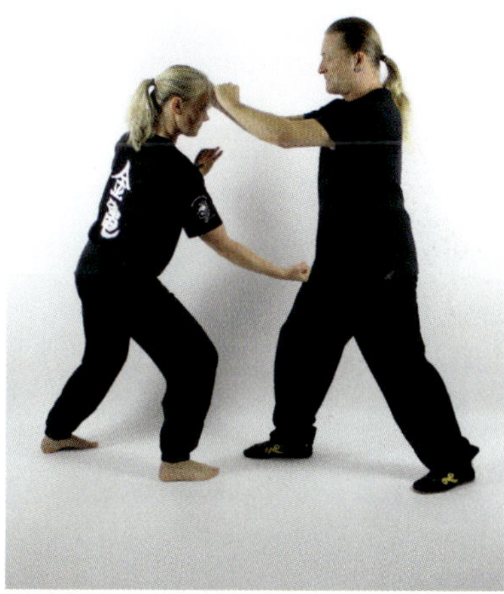

Abb. 5.254: Situation 9_1

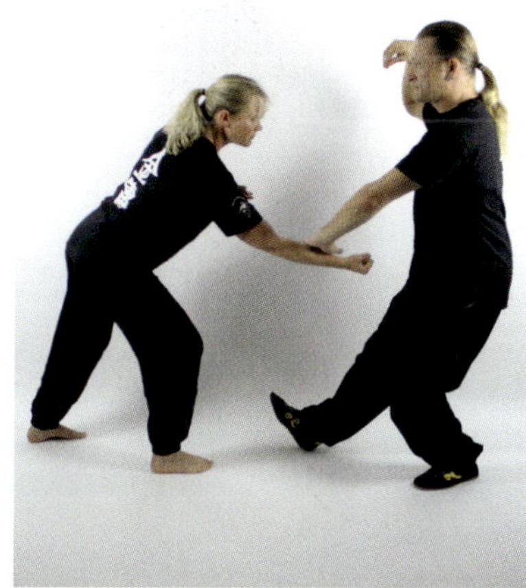

Abb. 5.255: Situation 9_2

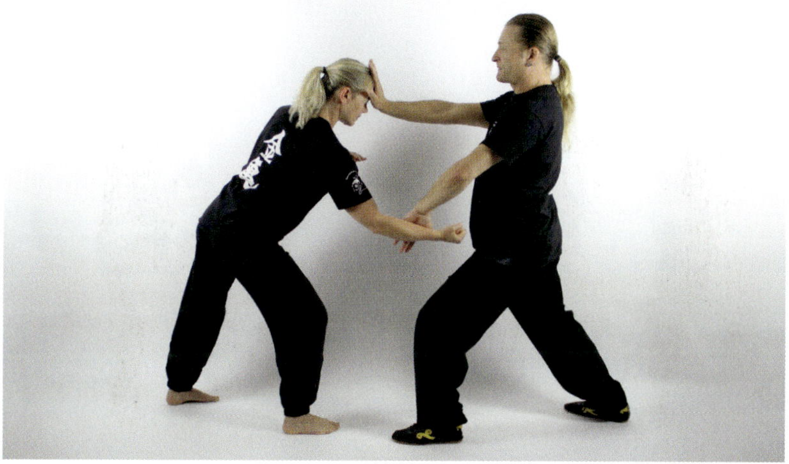

Abb. 5.256: Situation 9_3

SITUATION FÜR FIGUR 10

In dieser 10. Situation ist die korrekte Schrittarbeit besonders wichtig. Sie sollte flüssig und mit dem richtigen Timing ausgeführt werden. Der Angreifer attackiert mit einem rechten Schwinger. Der Verteidiger setzt das linke Bein zurück in eine Schützestellung. Der Angreifer verliert dadurch seine optimale Distanz zum Ziel. Der angreifende Arm wird mit der linken Hand aufgenommen und kontrolliert. Ein weiterer Schwinger mit links kann nun leicht zur linken Seite des Verteidigers umgeleitet werden. Der Verteidiger setzt nun das linke Bein für eine Schützestellung nach vorne. Der eigene Kopf ist zur Seite gedreht. Mit dem Verwurzeln werden die gekreuzten Arme weit auseinanderbewegt. Der Verteidiger wird aus dem Gleichgewicht geschoben.

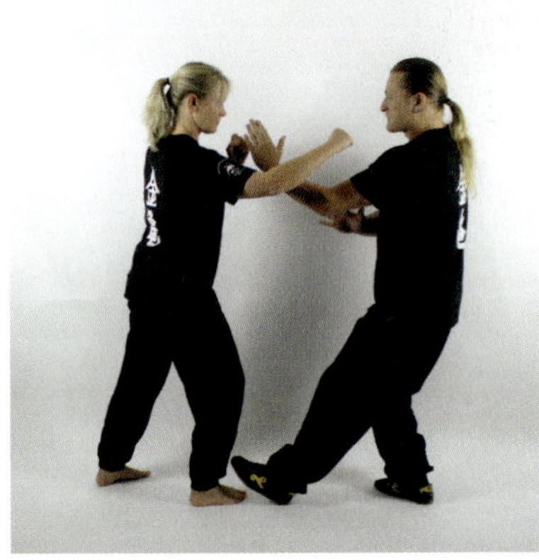

Abb. 5.257: Situation 10_1

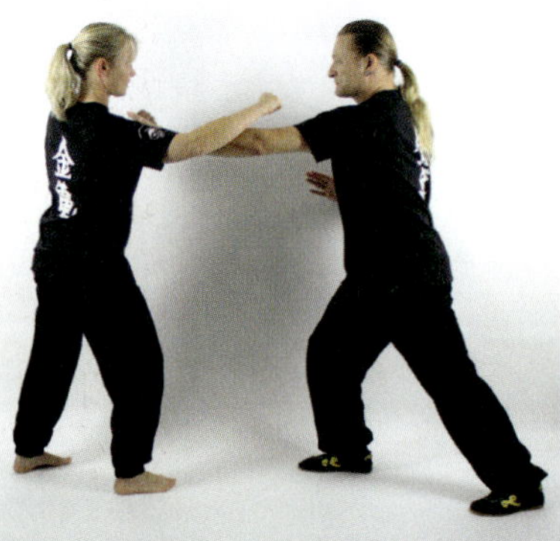

Abb. 5.258: Situation 10_2

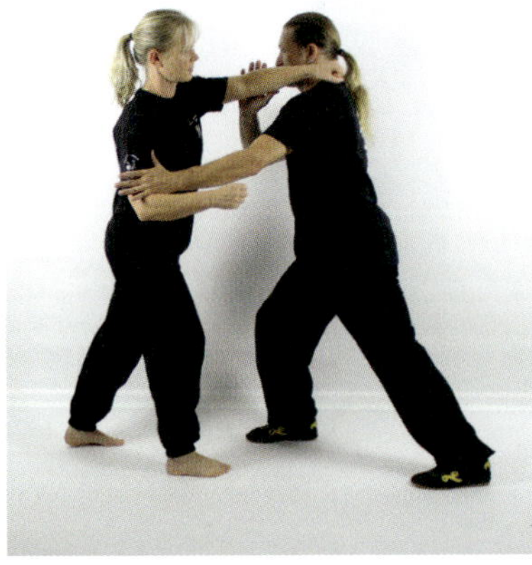

Abb. 5.259: Situation 10_3

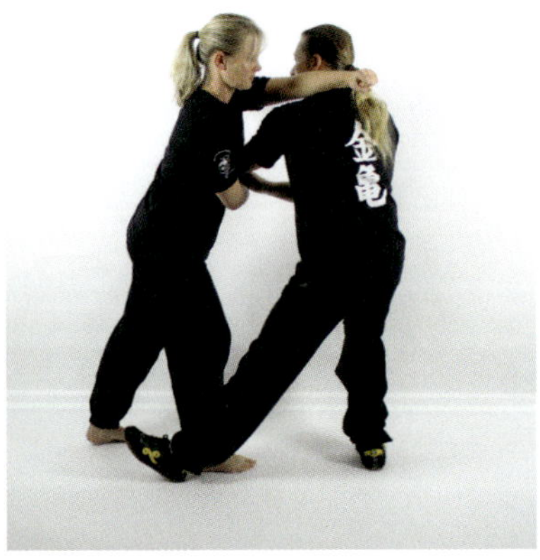

Abb. 5.260: Situation 10_4

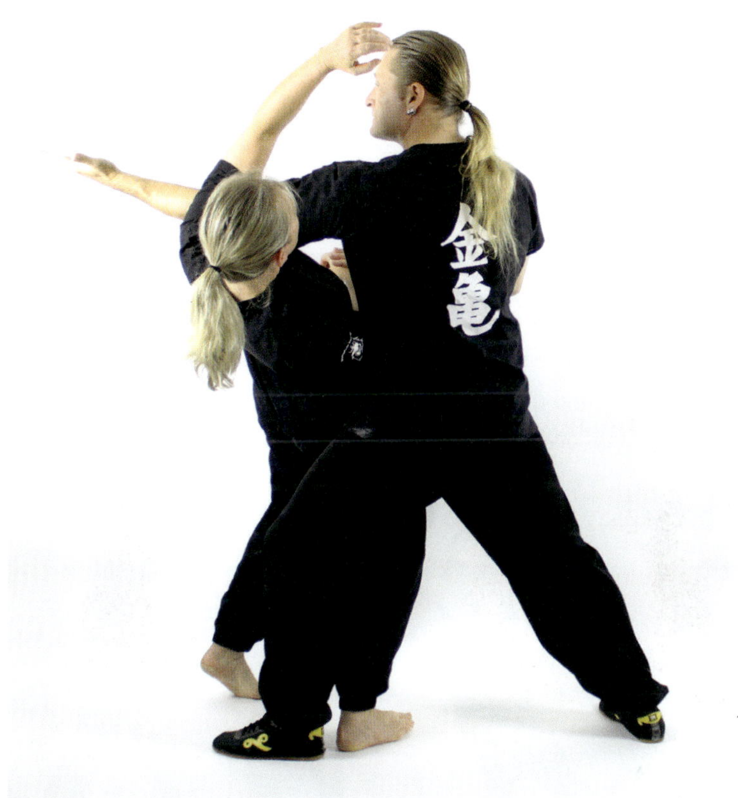

Abb. 5.261: Situation 10_5

SITUATION FÜR FIGUR 11

Der Angreifer attackiert in dieser Situation mit einem geraden Fauststoß zum Gesicht. Der Verteidiger nimmt den Angriff mit der Rückseite der Hand auf. Sobald der Verteidiger spürt, dass ein Kontakt entsteht, stellt er ein Bein nach hinten und verlagert das Körpergewicht, sodass ein leerer Schritt entsteht. Der Arm des Verteidigers federt den Druck des Angreifers ab und biegt sich entsprechend. Sobald der Angriff durch Nachgeben neutralisiert ist, kontert der Verteidiger, indem er das Gewicht nach vorne verlagert und den Angreifer mit dem Unterarm aus dem Gleichgewicht schiebt. Mit Nachziehen des hinteren Beins folgt ein Doppelschlag des Verteidigers: Zuerst wird mit dem Handrücken (Hakenhand) geschlagen, dann folgt flüssig aus der Drehbewegung ein Handballenschlag nach oben. Die rechte Hand des Angreifers wird während der gesamten Aktion mit der linken Hand kontrolliert.

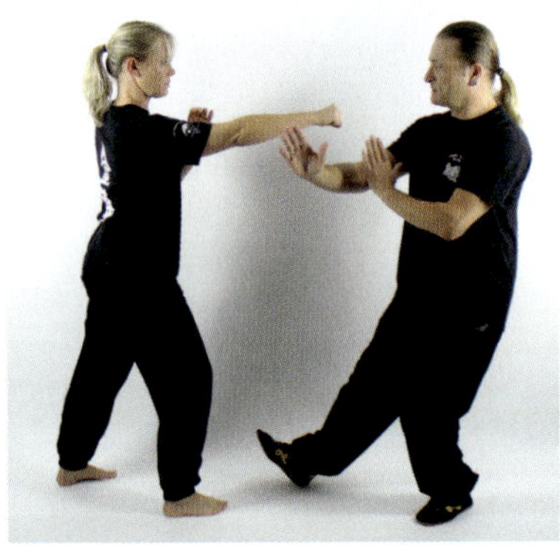

Abb. 5.262: Situation11_1

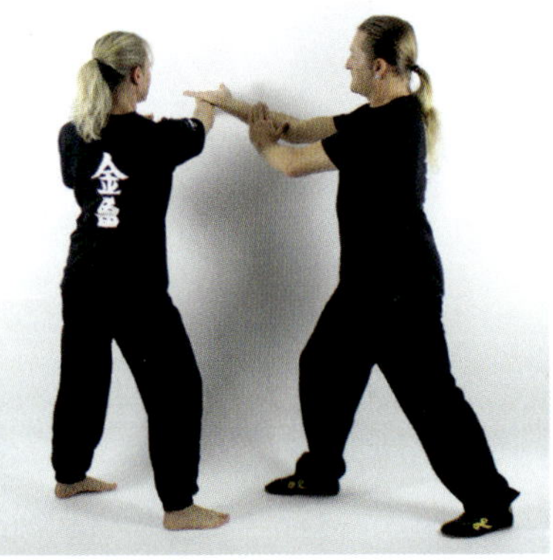

Abb. 5.263: Situation11_2

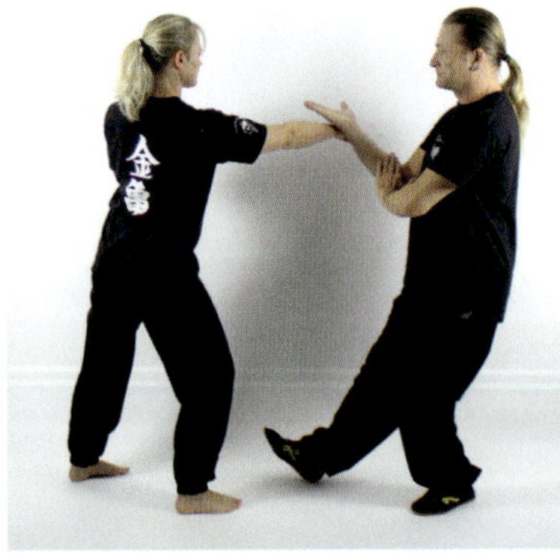

Abb. 5.264: Situation11_3

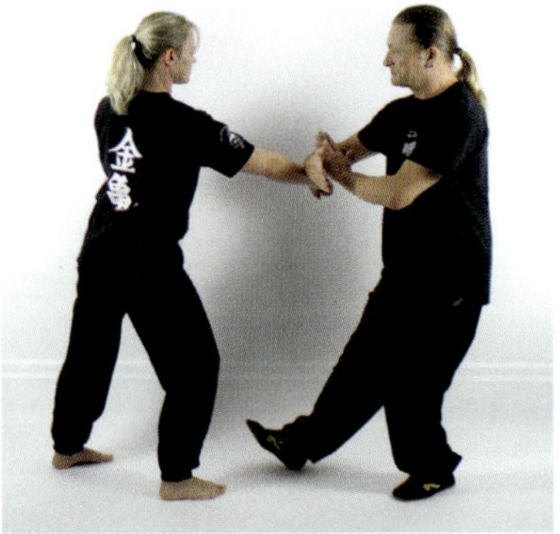

Abb. 5.265: Situation11_4

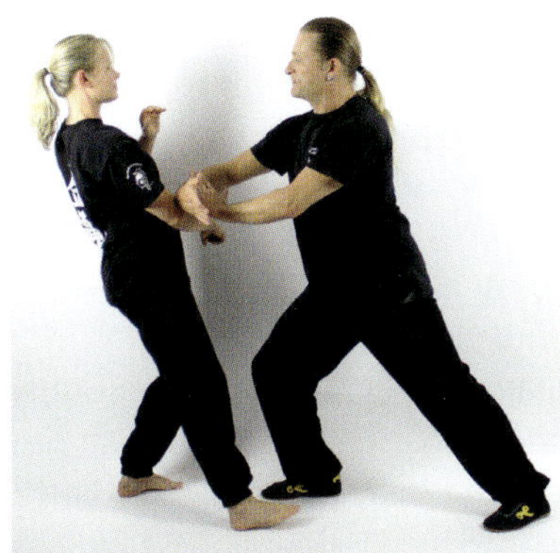

Abb. 5.266: Situation11_5

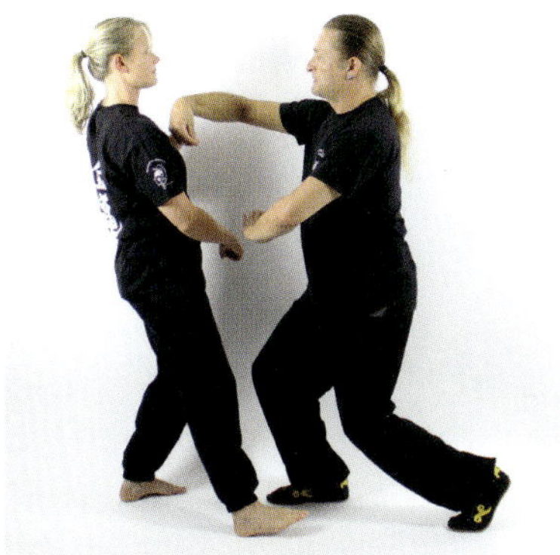

Abb. 5.267: Situation11_6

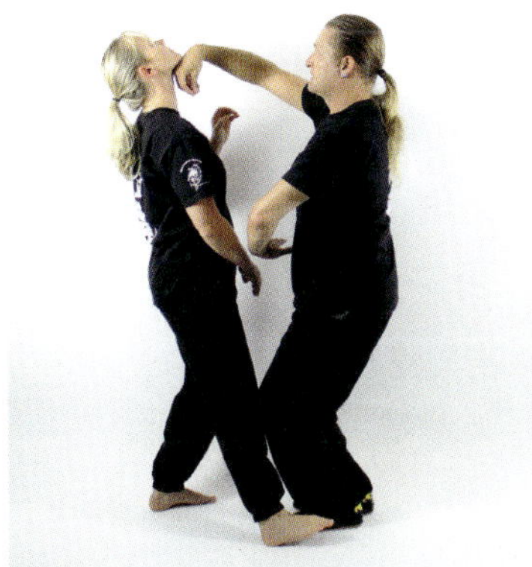

Abb. 5.268: Situation11_7

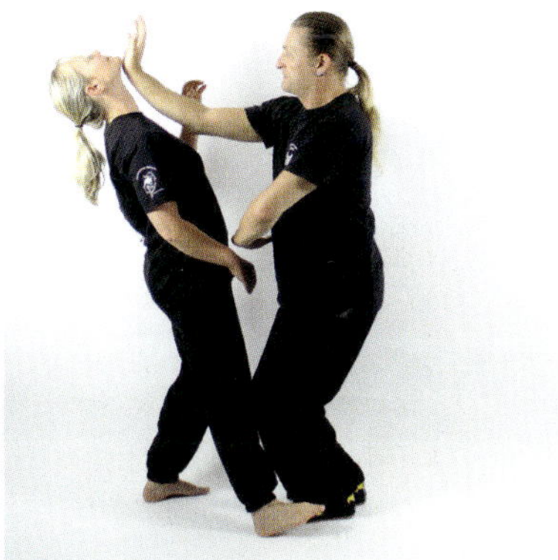

Abb. 5.269: Situation11_8

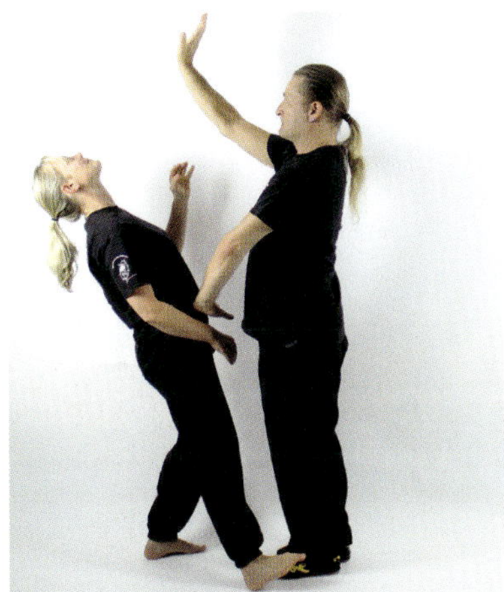

Abb. 5.270: Situation11_9

SITUATION FÜR FIGUR 12

In dieser Situation wird eine Wurftechnik vorgestellt, die wahrscheinlich über das mongolische Ringen ihren Eingang in die chinesischen Kampfkünste gefunden hat. Der Angreifer attackiert mit einem geraden Fauststoß. Der Verteidiger weicht zur Seite nach innen aus und begibt sich sofort in einen leeren Schritt. Der Angriff wird mit der Rückseite der Hand aufgenommen. Mit der anderen Hand wird gleichzeitig ein Fauststoß ausgeführt. Mit einem Gleitschritt nähert man sich dem Angreifer. Die Hand, die den Angriff aufgenommen hat, wird gedreht und fasst den Arm des Angreifers am Handgelenk. Die andere Hand taucht zwischen die Beine des Angreifers, dabei wird der Körperschwerpunkt stark abgesenkt. Mit Zug am Arm wird der Angreifer auf die Schultern aufgeladen, mit Streckung der Beine wird er schließlich geworfen.

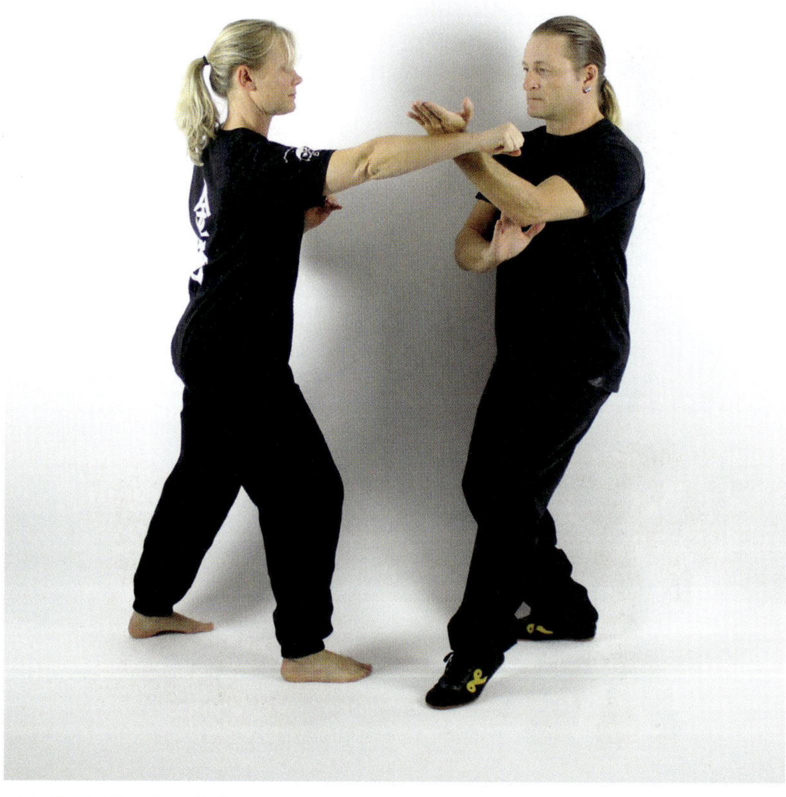

Abb. 5.271: Situation 12_1

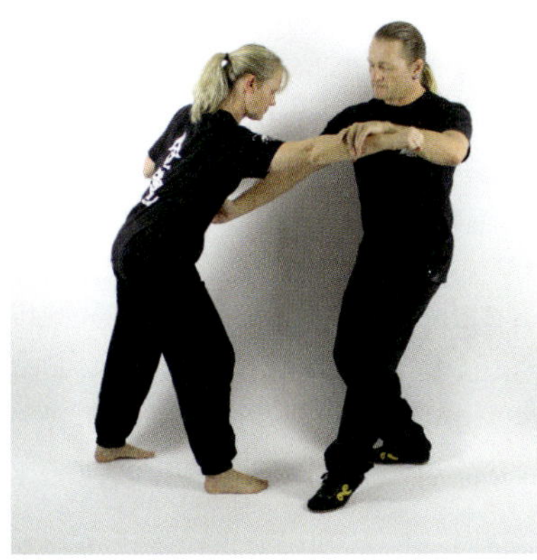

Abb. 5.272: Situation 12_2

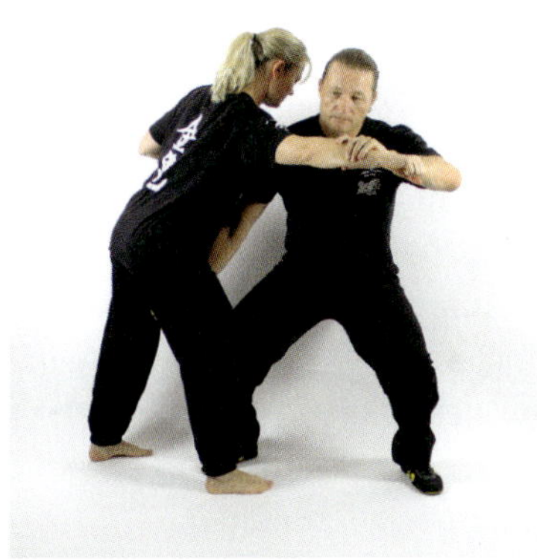

Abb. 5.273: Situation 12_3

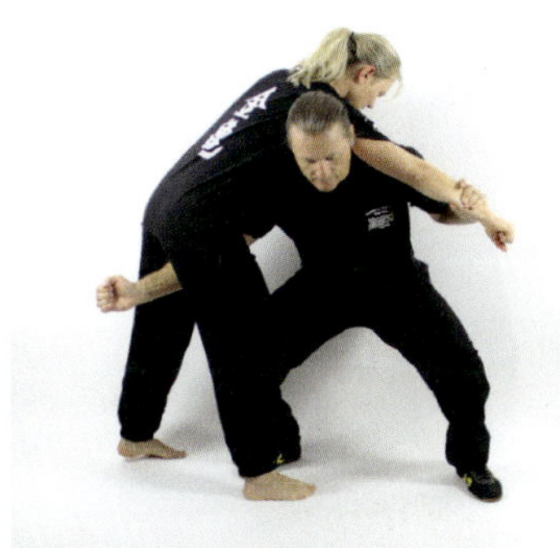

Abb. 5.274: Situation 12_4

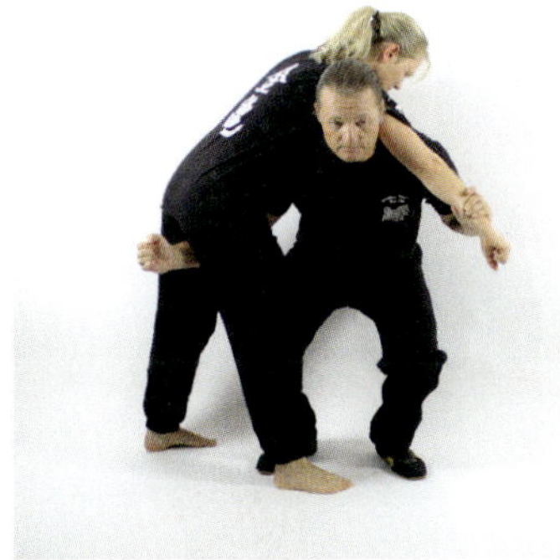

Abb. 5.275: Situation 12_5

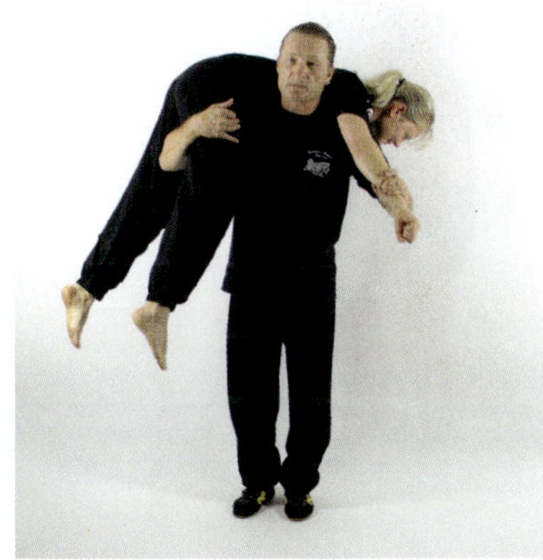

Abb. 5.276: Situation 12_6

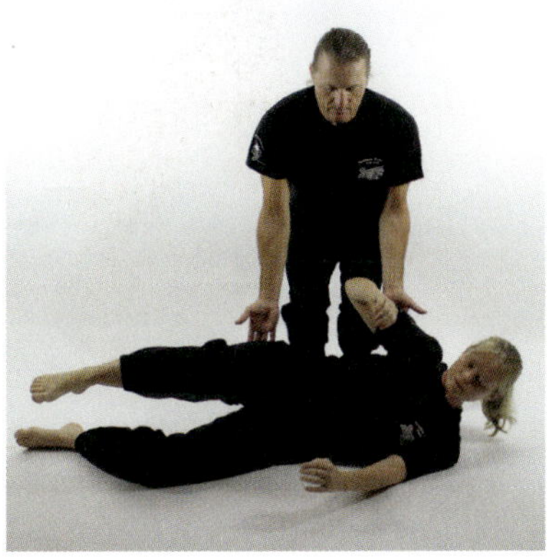

Abb. 5.277: Situation 12_7

SITUATION FÜR FIGUR 13

Mit Situation 13 wird eine weitere Wurftechnik vorgestellt, die allerdings auf völlig anderen Prinzipien basiert, als die zuvor vorgestellte. Die Abwehraktion ist ähnlich wie in Technikkombination 12: Der Verteidiger weicht zur Seite nach außen aus und begibt sich sofort in einen leeren Schritt. Der Angriff wird mit der Rückseite der Hand aufgenommen. Nach der Aufnahme des Angriffs werden sofort die Hände gewechselt. Gleichzeitig wird die Distanz zum Angreifer durch Herangleiten verkürzt. Das Bein des Angreifers wird mit der freien Hand gefasst. Durch Aufrichten des Oberkörpers und Zug am Knie mit der anderen Hand kann der Angreifer geworfen werden.

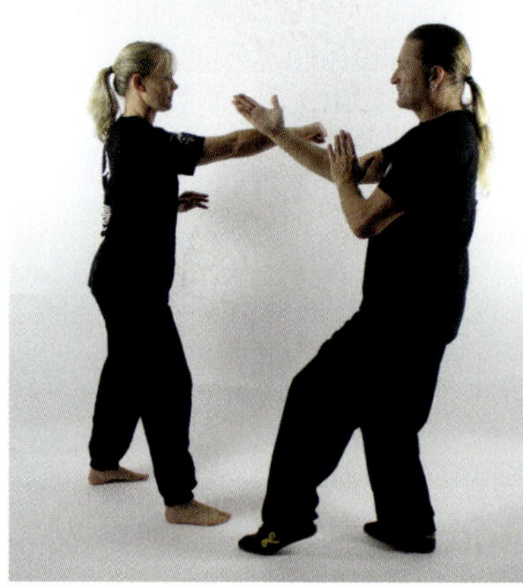

Abb. 5.278: Situation 13_1

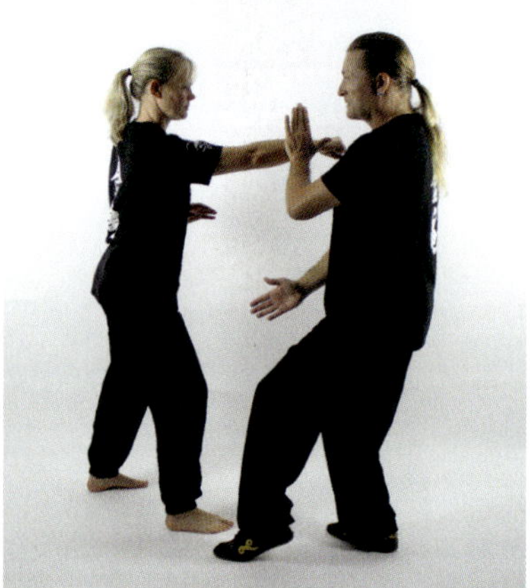

Abb. 5.279: Situation 13_2

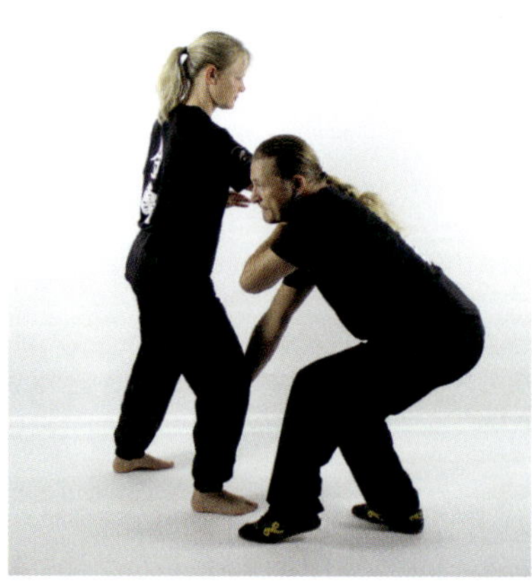

Abb. 5.280: Situation 13_3

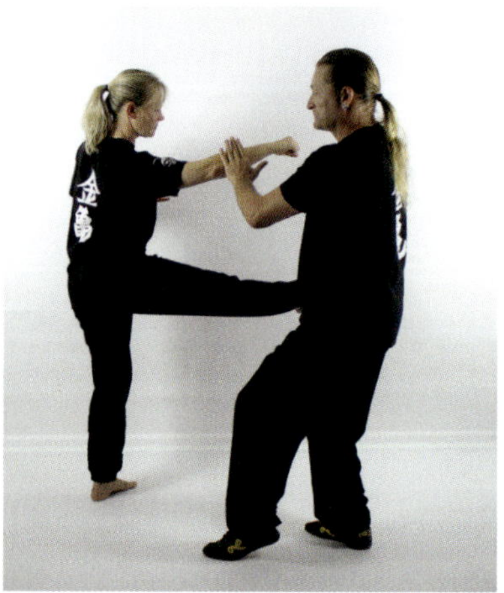

Abb. 5.281: Situation 13_4

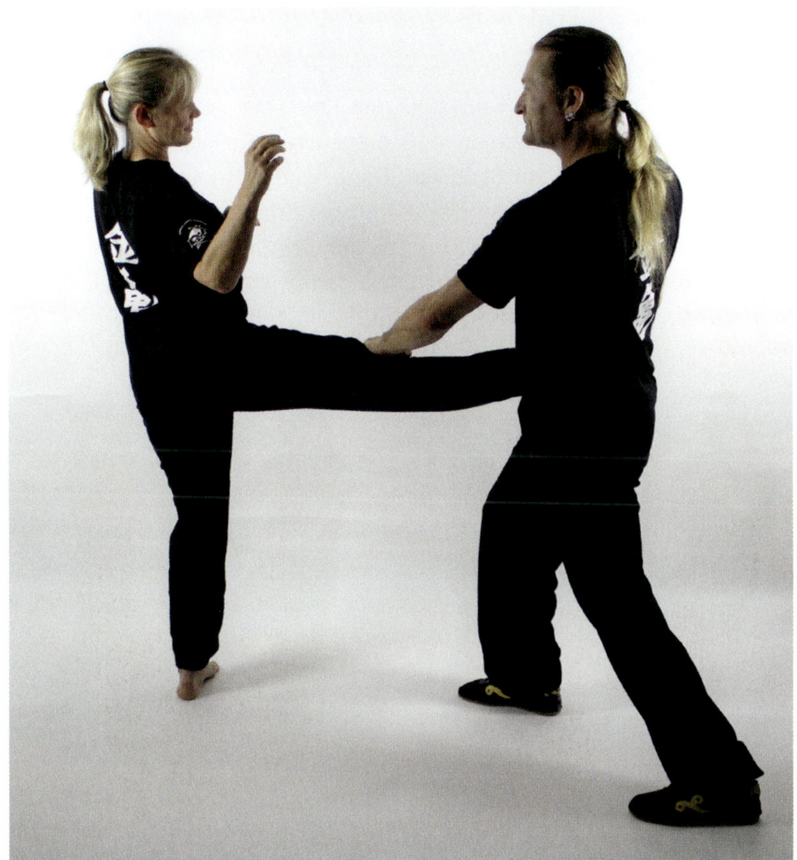

Abb. 5.282: Situation 13_5

SITUATION FÜR FIGUR 14

Der Verteidiger steht in einem leeren Schritt bereit. Der Angreifer attackiert mit einem geraden Fauststoß zum Kopf. Der Angriff wird mit der vorderen Hand aufgenommen und umgeleitet. Gleichzeitig leitet dies eine Schrittbewegung zur Seite ein. Diese wird fortgesetzt, indem man eine Reiterstellung einnimmt. Dabei wird der Arm des Angreifers gefasst. Mit dem Verwurzeln wird der Angreifer mit Zug aus dem Gleichgewicht gebracht und gleichzeitig mit einem Handballenstoß abgewehrt.

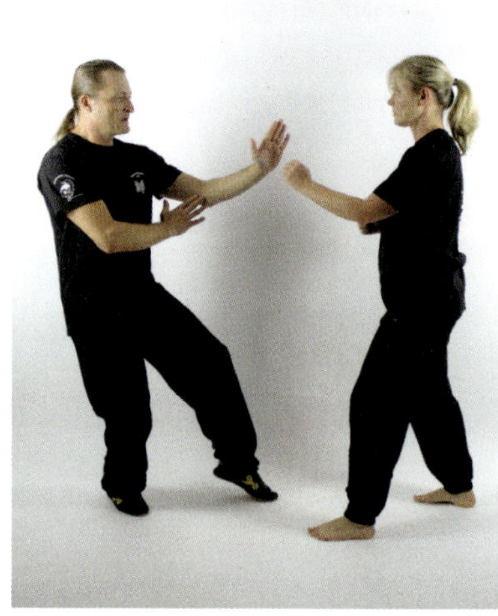

Abb. 5.283: Situation 14_1

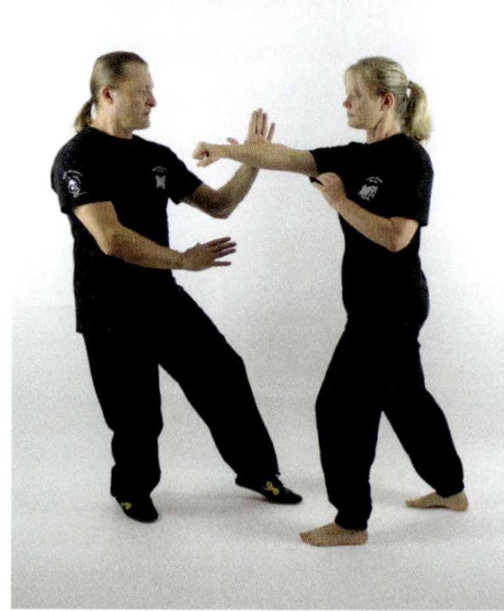

Abb. 5.284: Situation 14_2

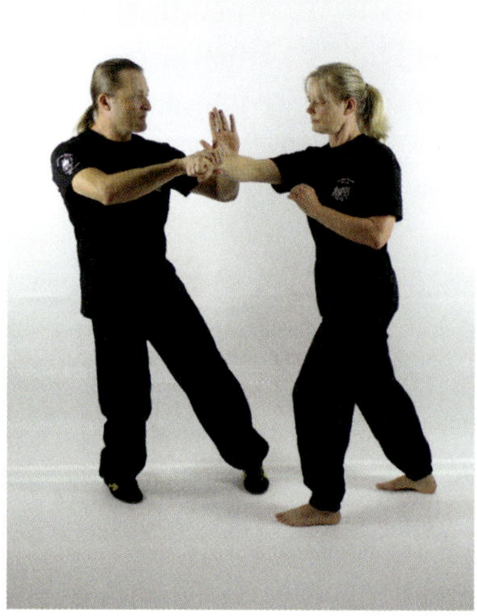

Abb. 5.285: Situation 14_3

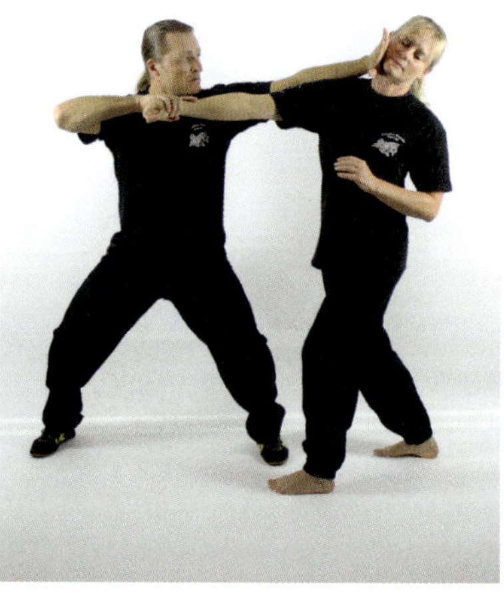

Abb. 5.286: Situation 14_4

SITUATION FÜR FIGUR 15

Auch in dieser Situation steht der Verteidiger in einem leeren Schritt bereit. Der Angreifer attackiert mit einem Aufwärtshaken. Der Verteidiger begibt sich mit einem Ausfallschritt in eine Schützestellung seitlich versetzt zum Angreifer. Der Angriff wird mit der vorderen Hand abgeleitet. Gleichzeitig wird die Angriffsaktion mit einem Handkantenschlag gestört. Die Hand, die den Angriff abgewehrt hat, greift nun den Arm des Angreifers und führt diesen nach oben. Mit Verlagerung des Körpergewichts auf das hintere Bein wird zum einen Distanz hergestellt, zum anderen wird das vordere Bein für die anschließende Tritttechnik entlastet. Die freie Hand wird unter der anderen gekreuzt. Durch Zug am Arm nach hinten und oben wird der Angreifer aus dem Gleichgewicht gebracht. Der Verteidiger kann nun seine Tritttechnik ausführen.

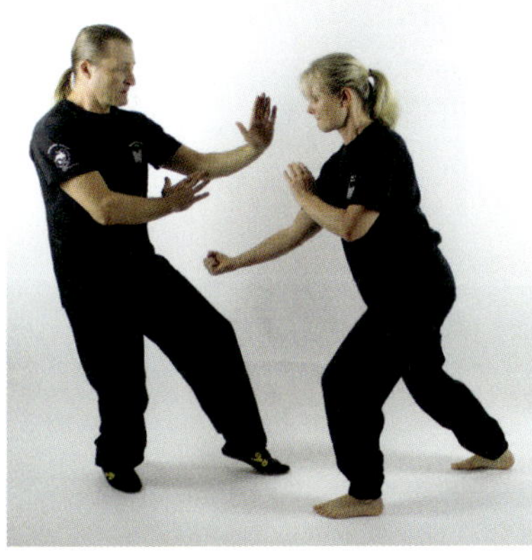

Abb. 5.287: Situation 15_1

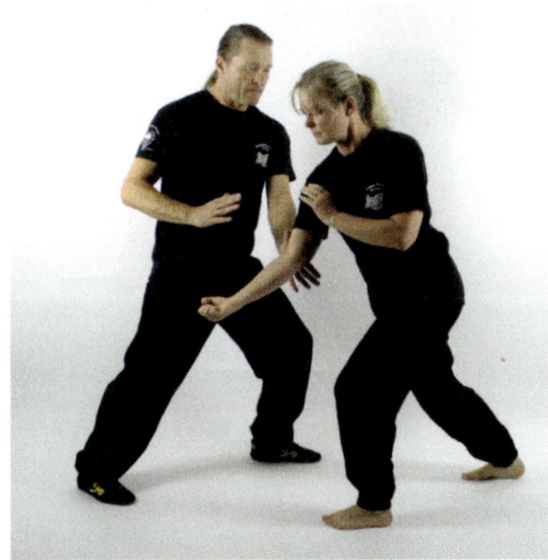

Abb. 5.288: Situation 15_2

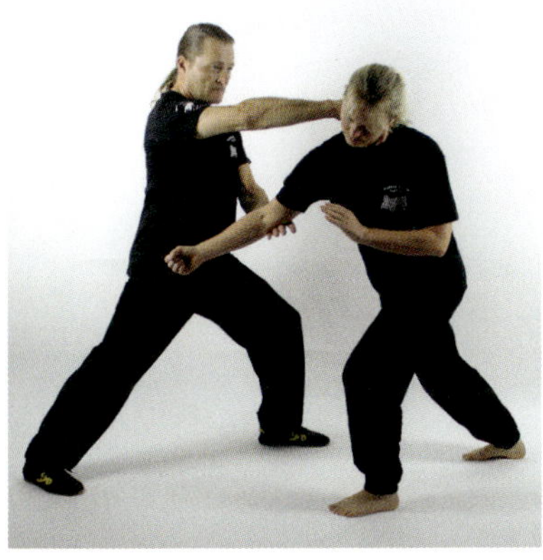

Abb. 5.289: Situation 15_3

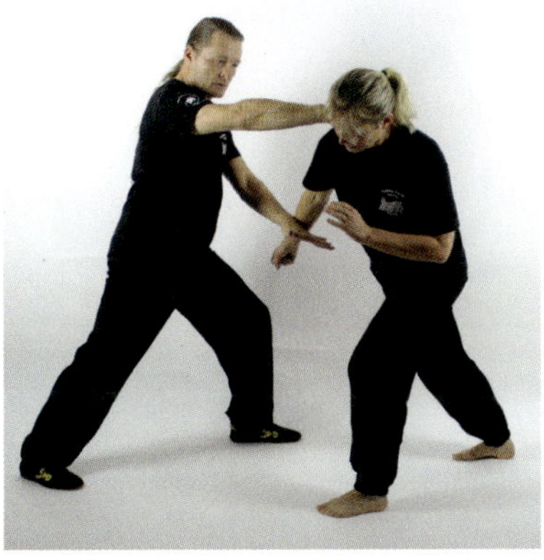

Abb. 5.290: Situation 15_4

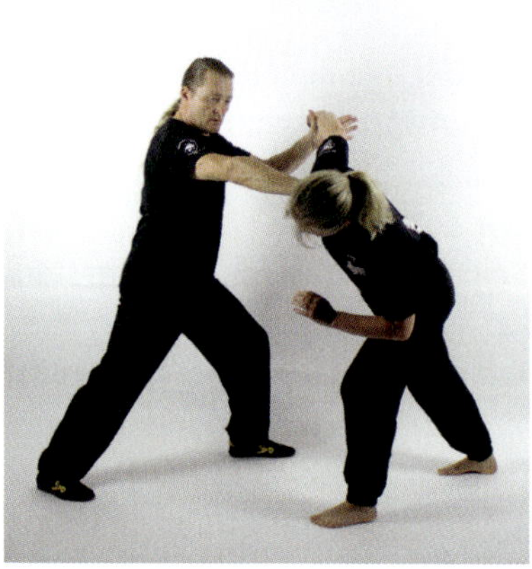

Abb. 5.291: Situation 15_5

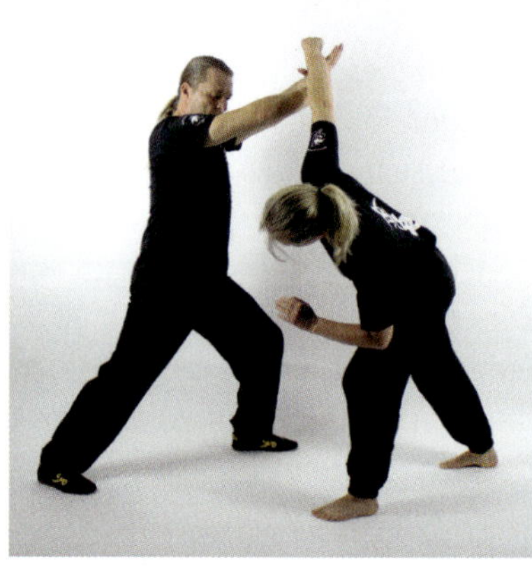

Abb. 5.292: Situation 15_6

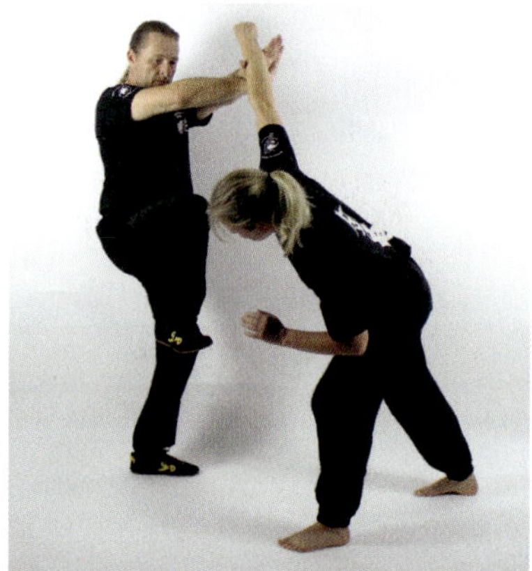

Abb. 5.293: Situation 15_7

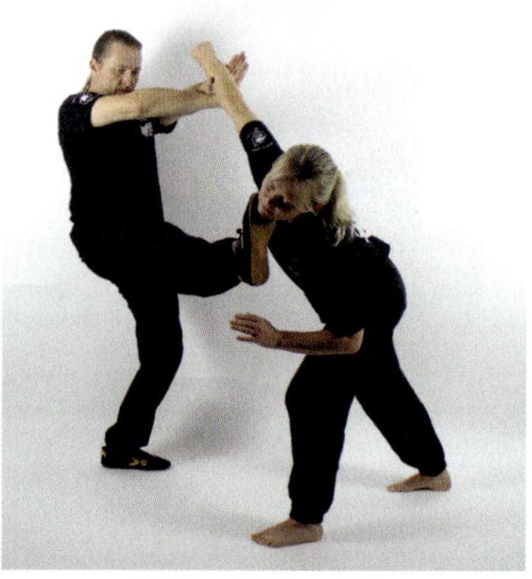

Abb. 5.294: Situation 15_8

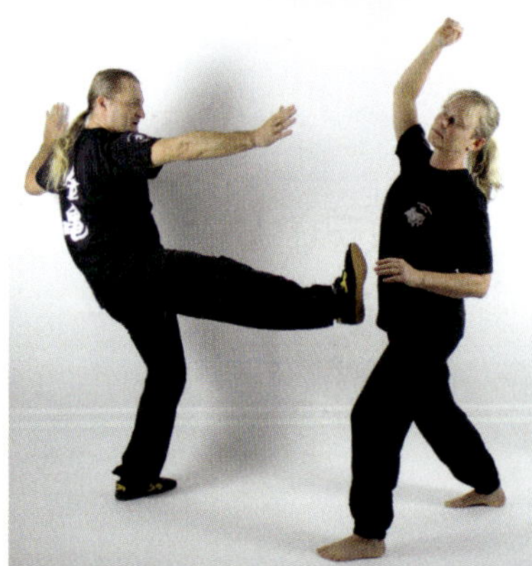

Abb. 5.295: Situation 15_9

SITUATION FÜR FIGUR 16

Die rechte Hand des Verteidigers wird von hinten gefasst. Der Verteidiger verlagert das Gewicht auf sein rechtes Bein. Mit einer Körperdrehung um 180° wird der Griff des Angreifers gelöst. Das linke Bein wird nun benutzt, um den Angreifer nach hinten zu schieben.

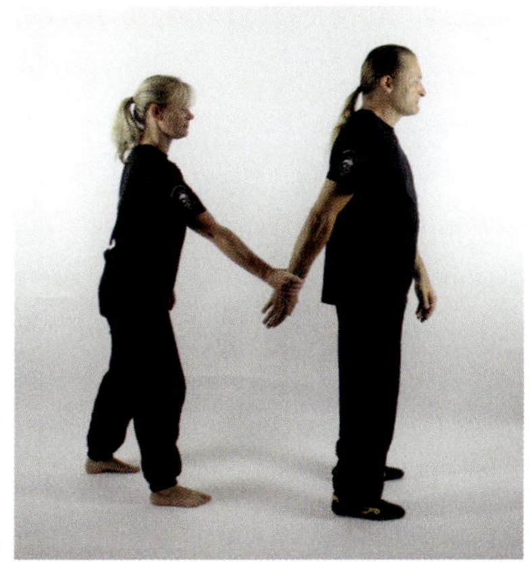

Abb. 5.296: Situation 16_1

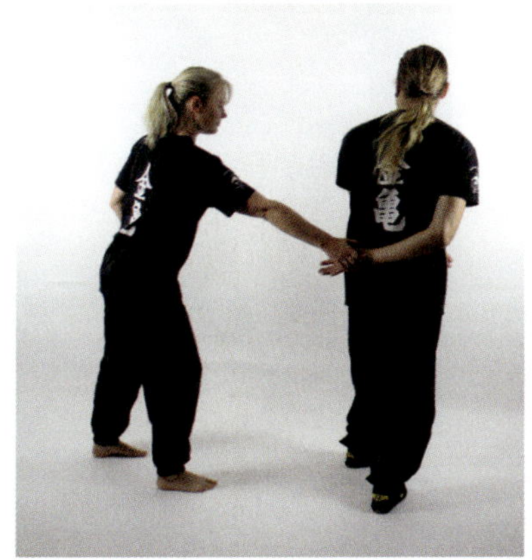

Abb. 5.297: Situation 16_2

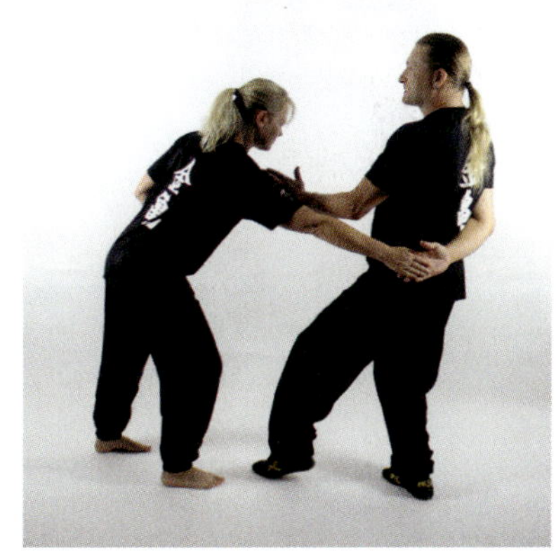

Abb. 5.298: Situation 16_3

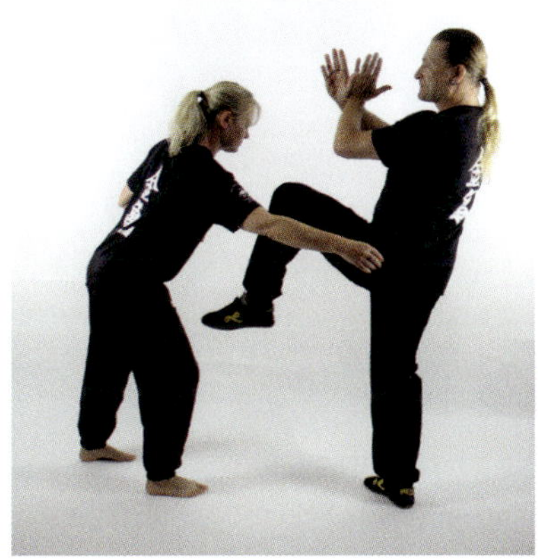

Abb. 5.299: Situation 16_4

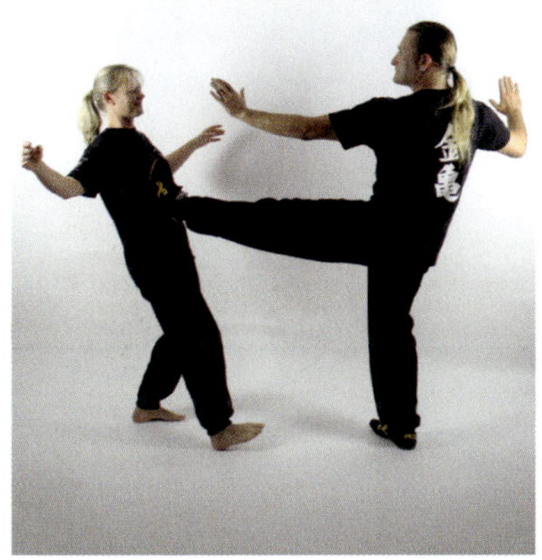

Abb. 5.300: Situation 16_5

SITUATION FÜR FIGUR 17

Die folgende Situation erfordert, neben einem ausgezeichneten Timing, auch taktile Fähigkeiten, um den Angriff nicht nur aufzunehmen, sondern auch zu sichern. Der Verteidiger steht in einem leeren Schritt bereit. Der Angreifer attackiert mit einem Fußstoß. Der Verteidiger weicht nach innen aus und nimmt den Angriff mit der vorderen Hand auf. Anschließend rollt er die Hand unter den Fuß des Angreifers und fängt so dessen Bein. Mit Zug wird der Angreifer aus dem Gleichgewicht gebracht. Gleichzeitig führt der Verteidiger einen Fauststoß auf das Knie des Angreifers aus.

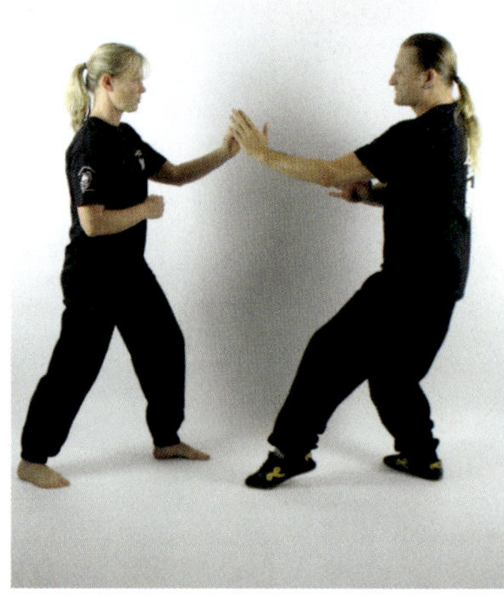

Abb. 5.301: Situation 17_1

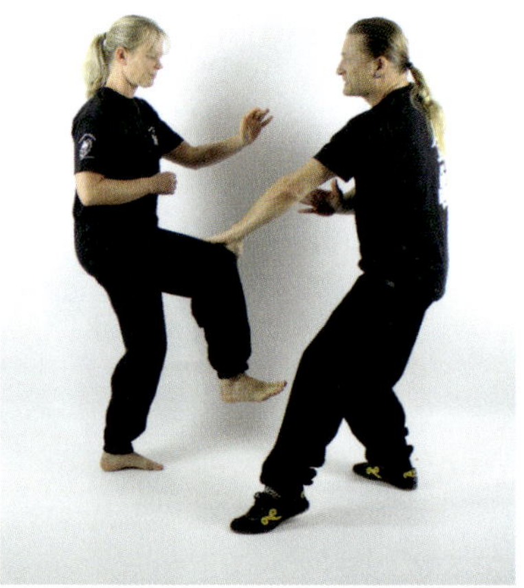

Abb. 5.302: Situation 17_2

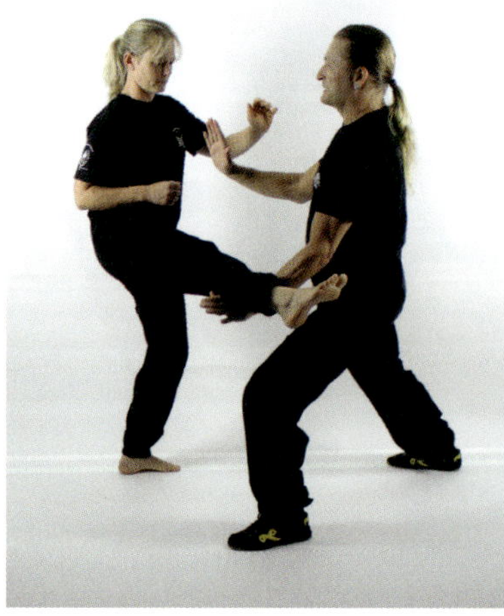

Abb. 5.303: Situation 17_3

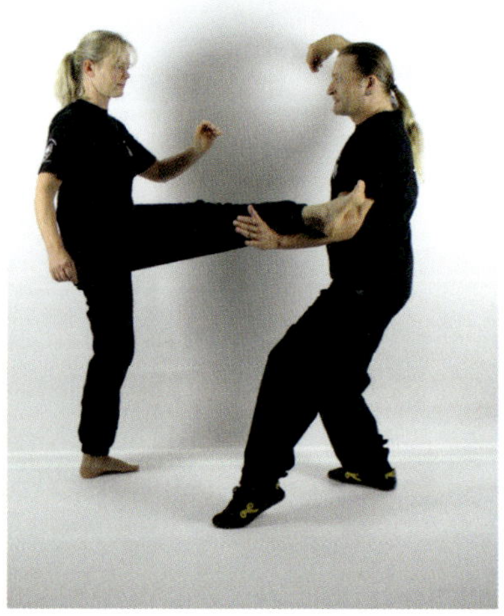

Abb. 5.304: Situation 17_4

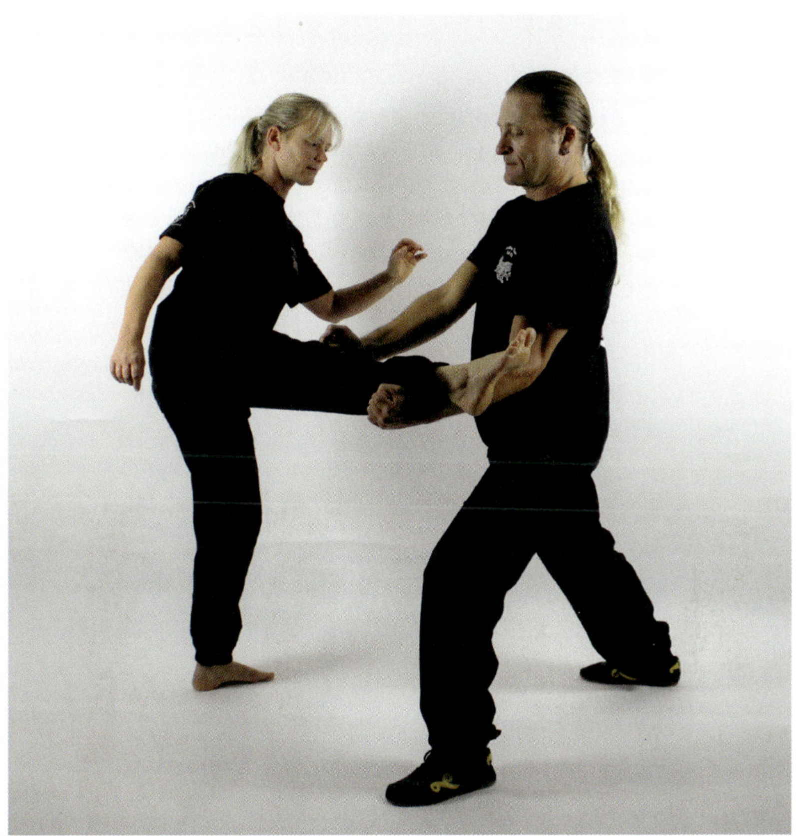

Abb. 5.305: Situation 17_5

SITUATION FÜR FIGUR 18

Der Angreifer fasst das diagonale Handgelenk des Verteidigers. Dieser begibt sich mit einem Schritt und der entsprechenden Gewichtsverlagerung in einen leeren Schritt. Dadurch wird das Gleichgewicht des Angreifers gestört. Ein Fingerstich zum Gesicht des Angreifers unterstützt dies. Anschließend fasst er mit dieser Hand den Daumenballen der Hand, die noch immer greift. Unter Ausnutzung des Schwungs einer 90°-Drehung nach innen löst der Verteidiger den Griff der gegnerischen Hand und unterstützt dies mit einem Ellbogenschlag. Das Handgelenk des Angreifers kann nun mit beiden Händen gefasst werden. Mit einem Auslagewechsel rückwärts wird der Angreifer gehebelt bzw. zu Boden gebracht.

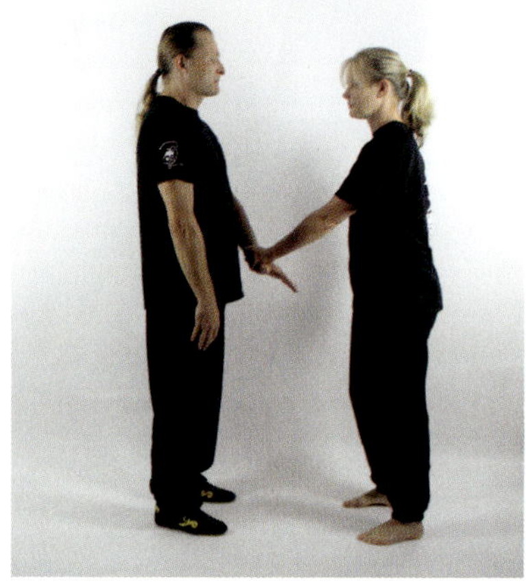

Abb. 5.306: Situation 18_1

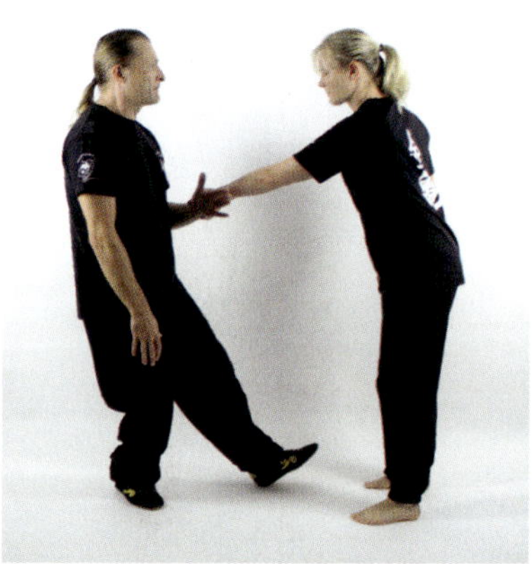

Abb. 5.307: Situation 18_2

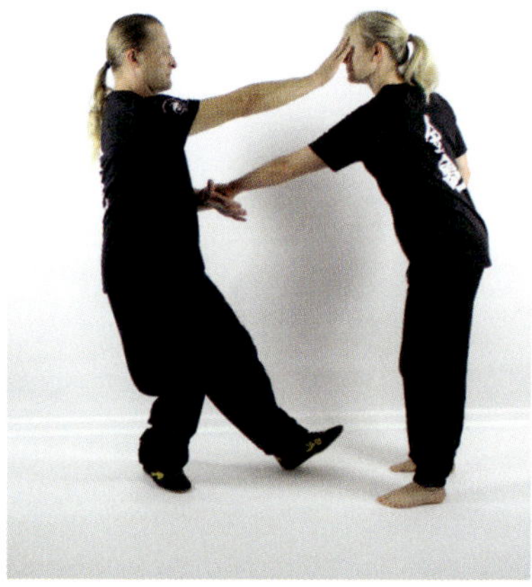

Abb. 5.308: Situation 18_3

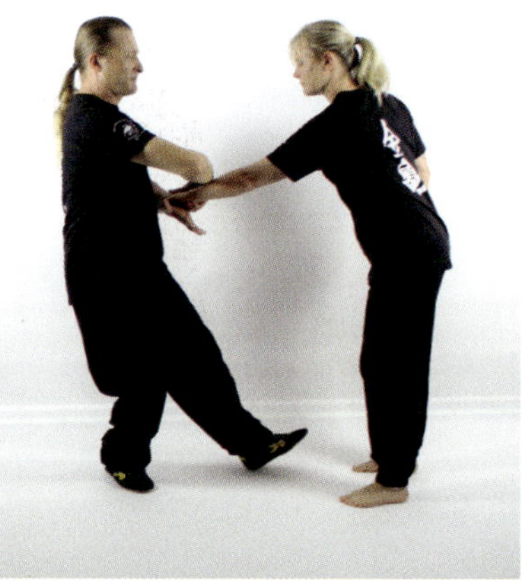

Abb. 5.309: Situation 18_4

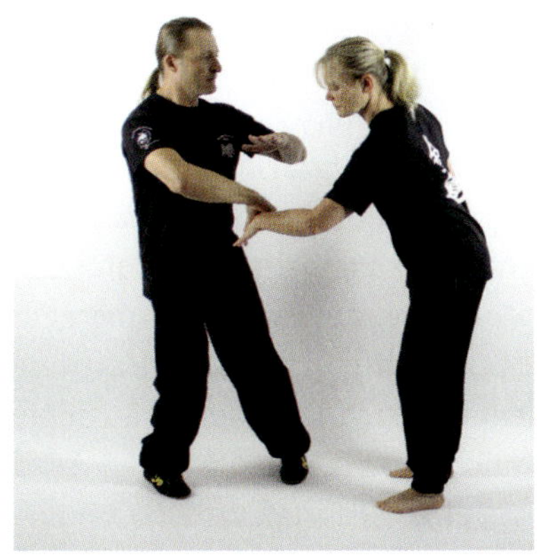
Abb. 5.310: Situation 18_5

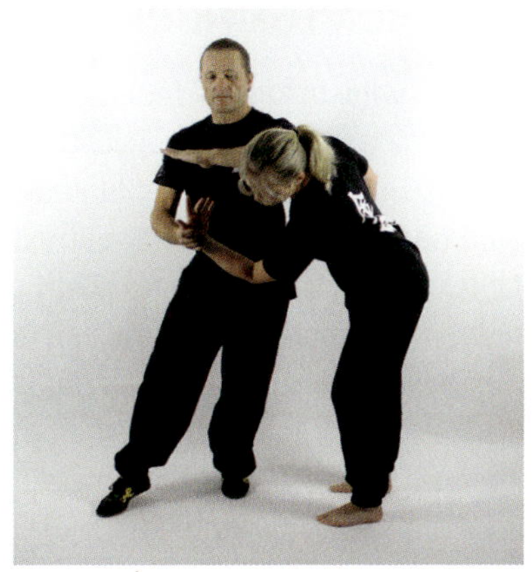
Abb. 5.311: Situation 18_6

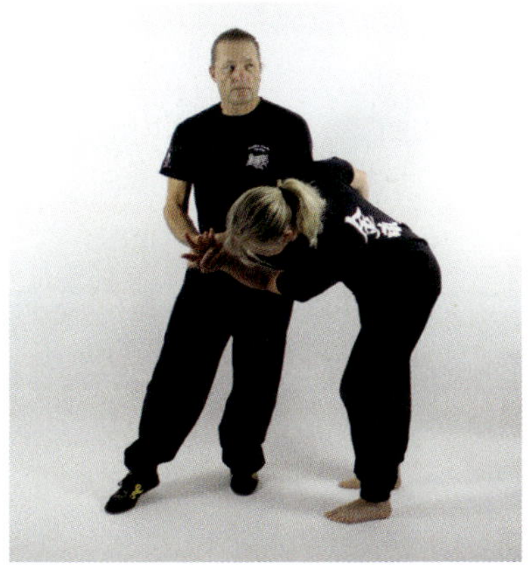
Abb. 5.312: Situation 18_7

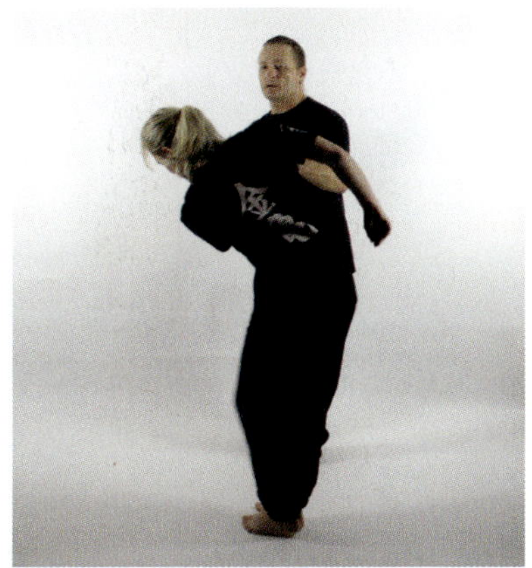
Abb. 5.313: Situation 18_8

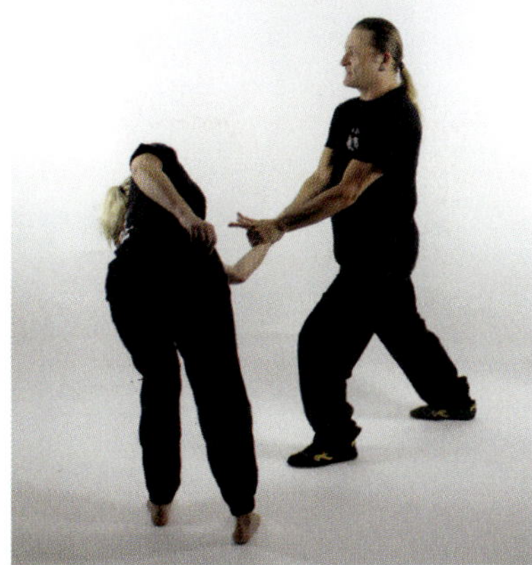
Abb. 5.314: Situation 18_9

SITUATION FÜR FIGUR 19

Wieder wird in dieser Situation das diagonale Handgelenk des Verteidigers gefasst. Um das Gleichgewicht des Angreifers zu stören, wird zunächst ein Tritt zum Schienbein desselben ausgeführt. Das tretende Bein wird nach hinten für eine Schützestellung abgesetzt. Gleichzeitig wird mit Unterstützung der eigenen Hand die Hand des Angreifers um den Daumenballen gegriffen und gelöst. Mit dem Verwurzeln wird der Angreifer durch eine Hebeltechnik aus dem Gleichgewicht gebracht. Der Daumenballen des Angreifers bleibt weiterhin mit einer Hand gefasst, die andere kreuzt den eigenen Arm von unten. Durch Anheben des eigenen Arms wird die Seite des Angreifers geöffnet. Mit einem Fußstoß wird der Angreifer nach hinten gestoßen.

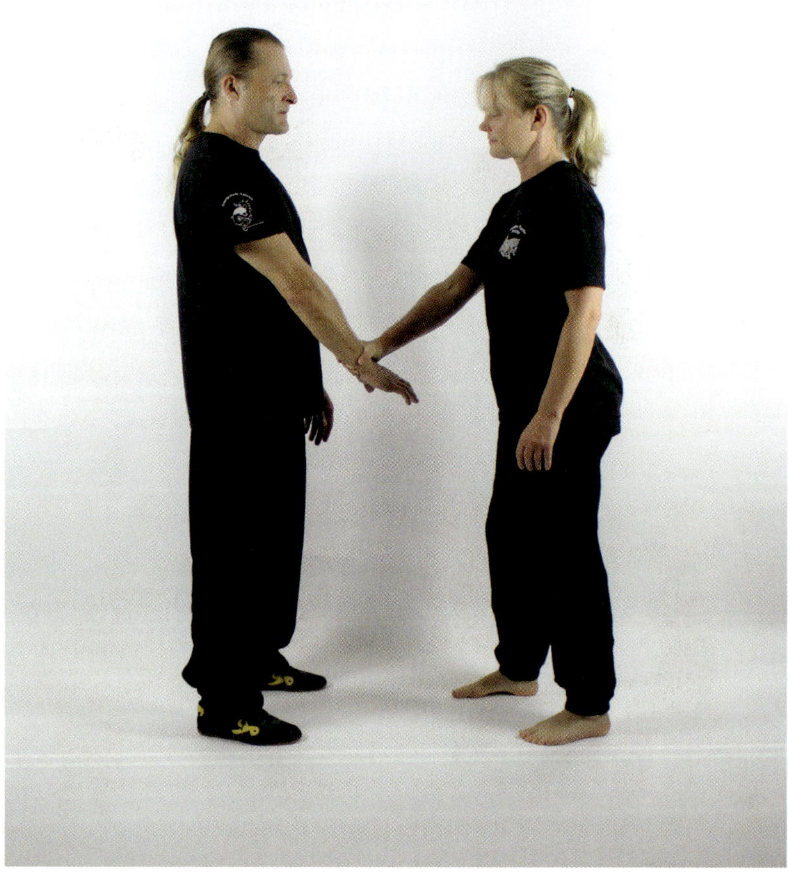

Abb. 5.315: Situation 19_1

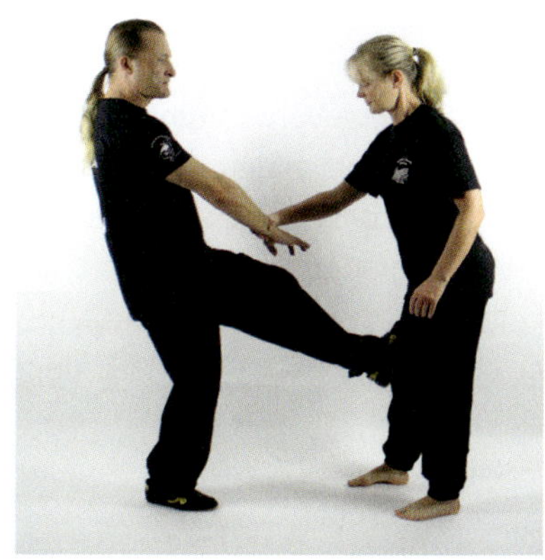

Abb. 5.316: Situation 19_2

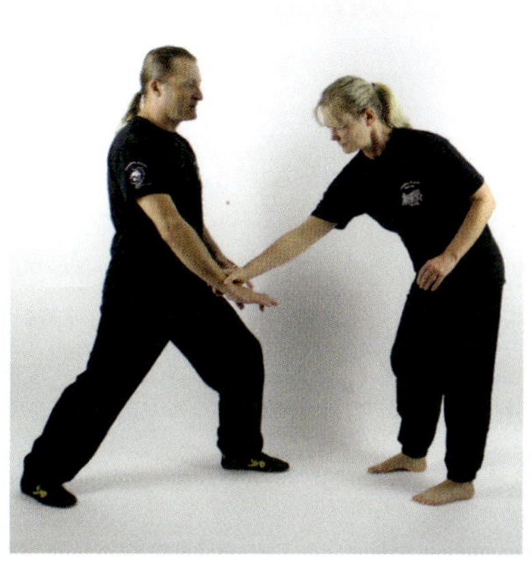

Abb. 5.317: Situation 19_3

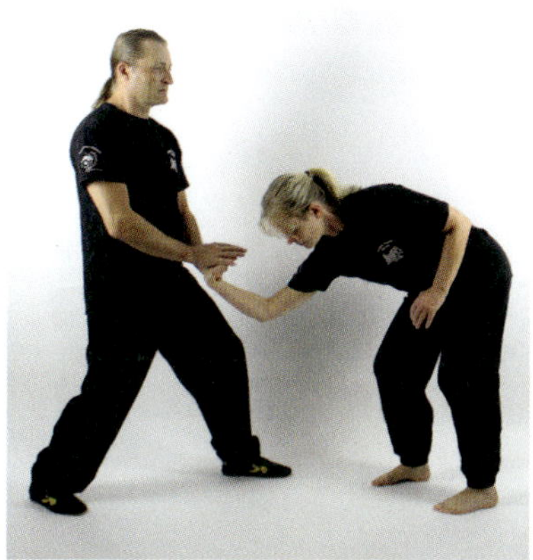

Abb. 5.318: Situation 19_4

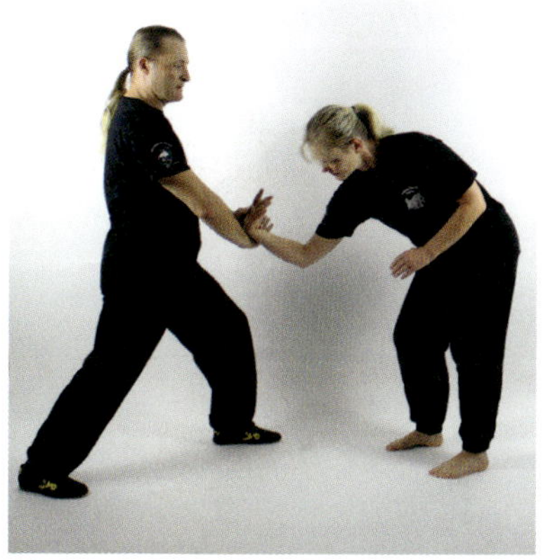

Abb. 5.319: Situation 19_5

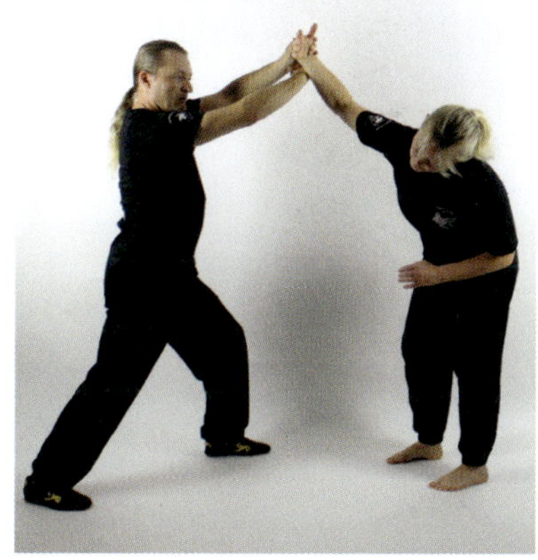

Abb. 5.320: Situation 19_6

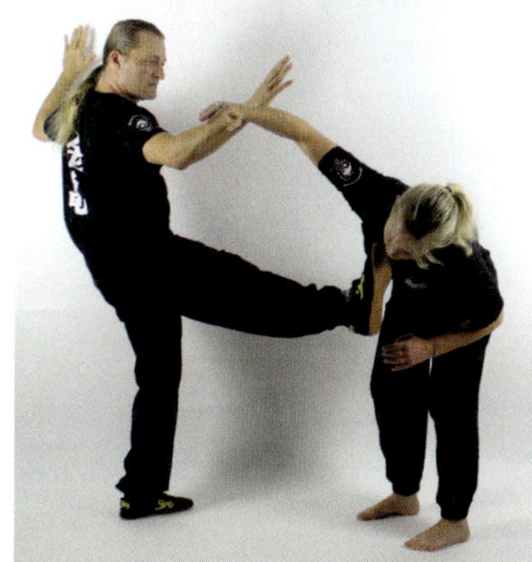

Abb. 5.321: Situation 19_7

SITUATION FÜR FIGUR 20

Der Angreifer attackiert mit einem geraden Fauststoß. Der Verteidiger stellt ein Bein zurück in Schützestellung. Mit dem Verwurzeln wehrt er den Angriff mit dem diagonalen Unterarm ab. Die andere Hand greift am Handgelenk desselben Arms. Es wird ein Schritt zurück in eine Reiterstellung ausgeführt, die diagonal vom Angreifer weg orientiert ist. Gleichzeitig greift die freie Hand am Ellbogen des angreifenden Arms. Mit dem Verwurzeln wird der Angreifer durch einen Armhebel aus dem Gleichgewicht gezogen.

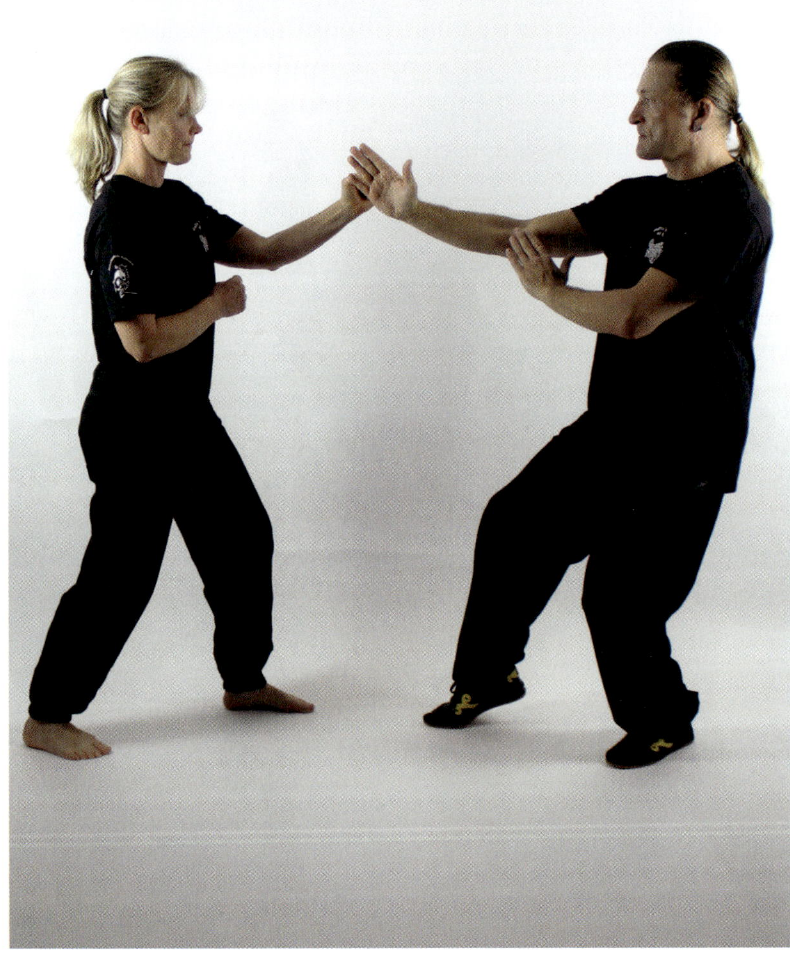

Abb. 5.322: Figur 20_1

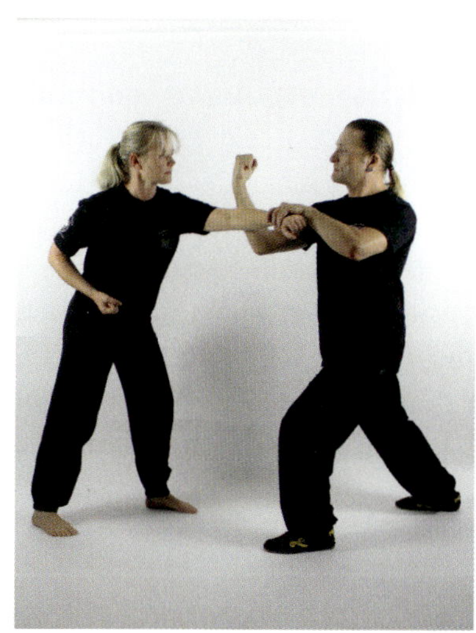

Abb. 5.323: Figur 20_2

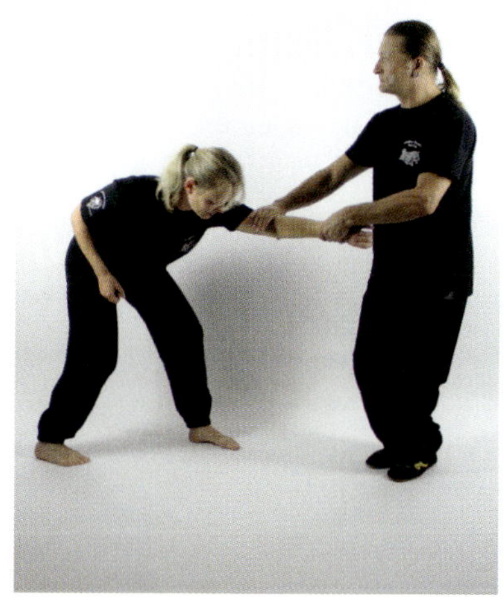

Abb. 5.324: Figur 20_3

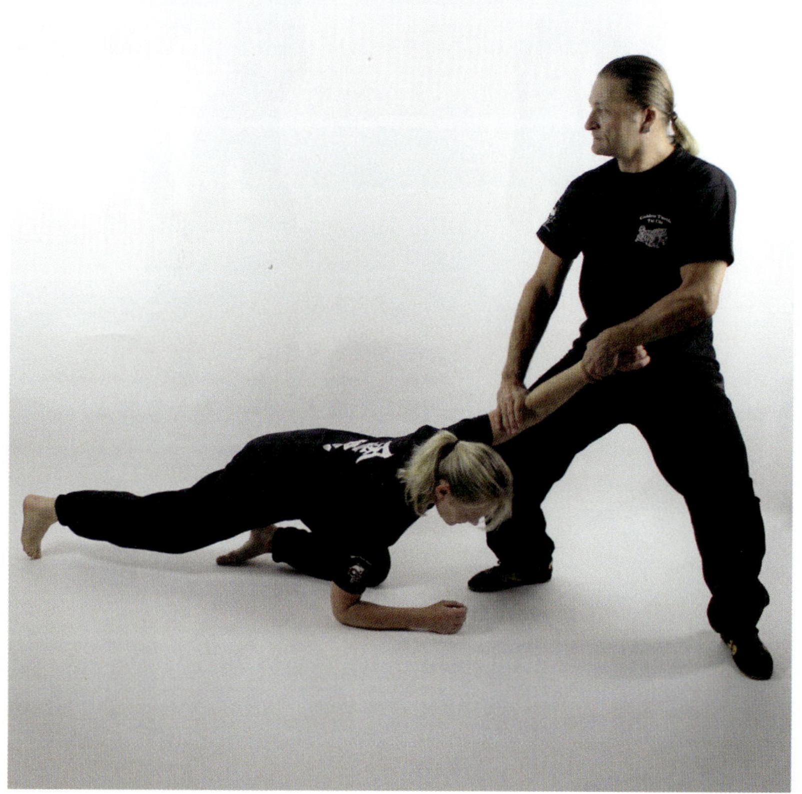

Abb. 5.325: Figur 20_4

SITUATION FÜR FIGUR 21

Der Angreifer umklammert den Verteidiger über den Armen von vorne. Der Verteidiger setzt ein Bein zurück und verlagert sein Körpergewicht nach hinten für einen leeren Schritt. Gleichzeitig schiebt er beide Handflächen in die Hüfte des Angreifers. Dies Aktion stört das Gleichgewicht des Angreifers und schafft Raum für weitere Verteidigungshandlungen. Das vordere Bein wird für eine Schützestellung nach vorne ausgesetzt. Mit dem Verwurzeln schiebt der Verteidiger die Hände zuerst nach vorne, dann werden die Hände an die Hüfte zurückgezogen. Während der Angreifer versucht, sein Gleichgewicht zurückzugewinnen, schlägt ihm der Verteidiger beide Fäuste auf die Ohren.

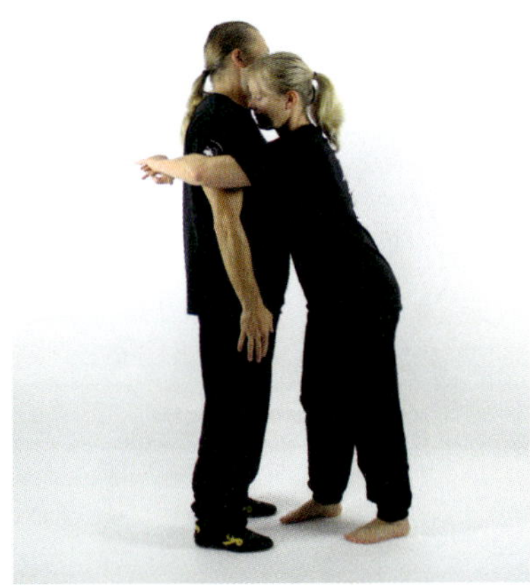

Abb. 5.326: Situation 21_1

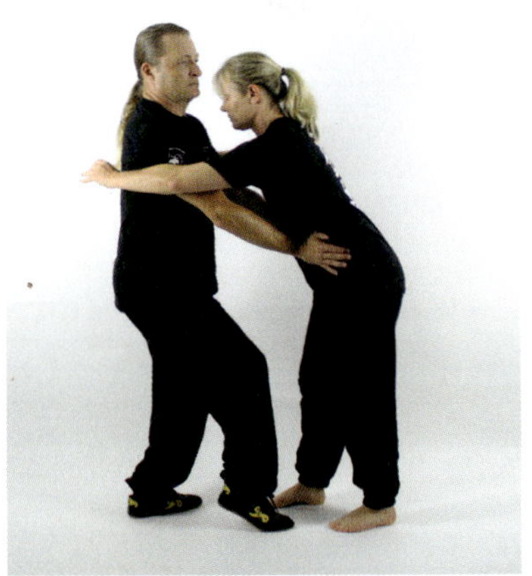

Abb. 5.327: Situation 21_2

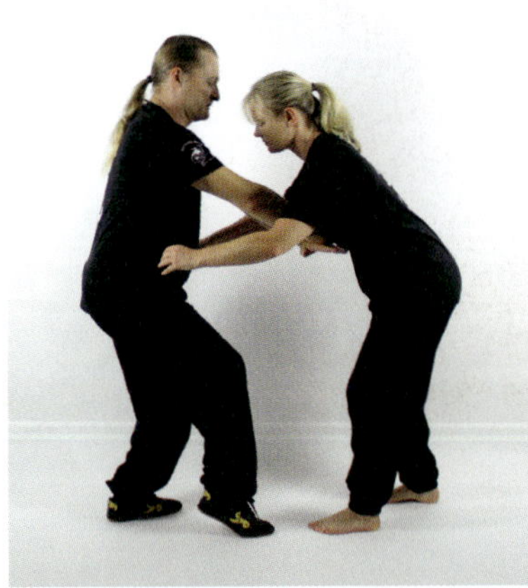

Abb. 5.328: Situation 21_3

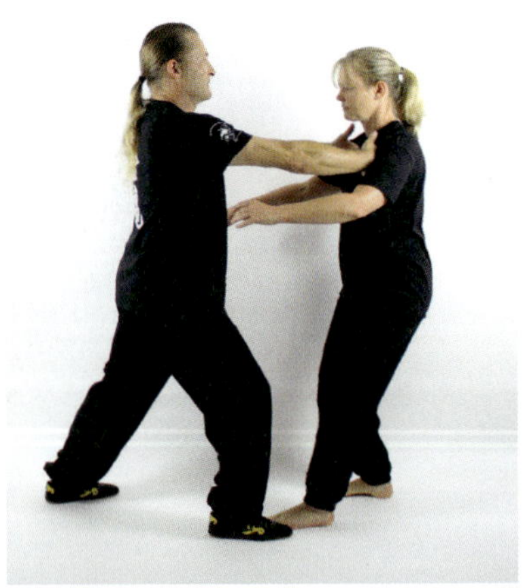

Abb. 5.329: Situation 21_4

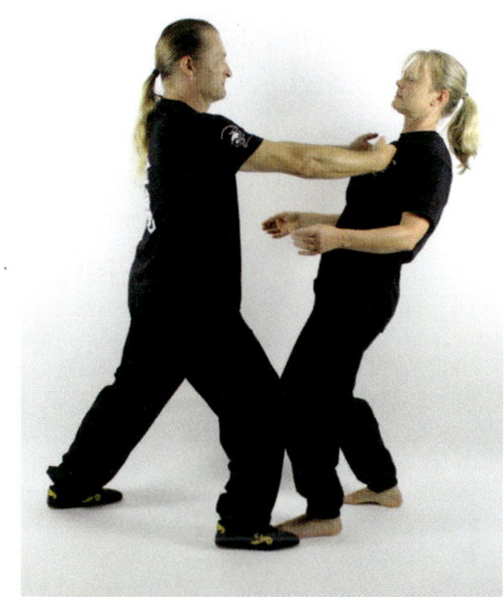

Abb. 5.330: Situation 21_5

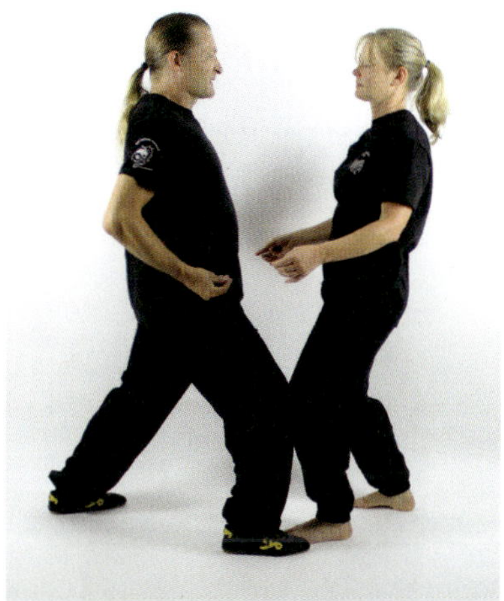

Abb. 5.331: Situation 21_6

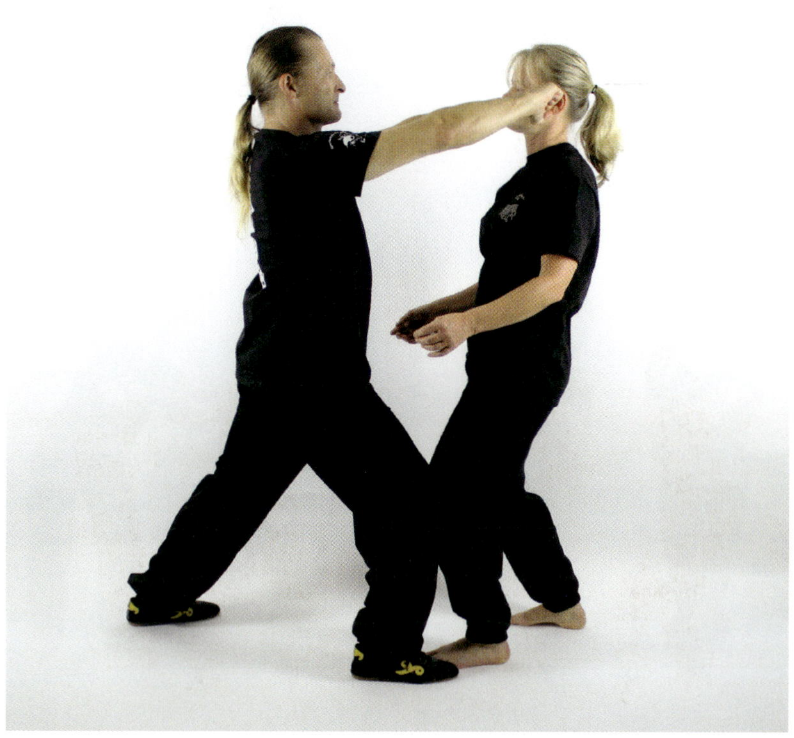

Abb. 5.332: Situation 21_7

SITUATION FÜR FIGUR 22

In dieser Situation werden beide Hände des Verteidigers von vorne gefasst. Durch Zurücksetzen eines Beins und Eindrehen der Hüfte wird der Angreifer aus dem Gleichgewicht gebracht. Der Verteidiger kreuzt gleichzeitig seine Arme vor der Brust und löst so den Griff des Angreifers. Mit einem seitlichen Fußstoß wird der Angreifer nach hinten geschoben.

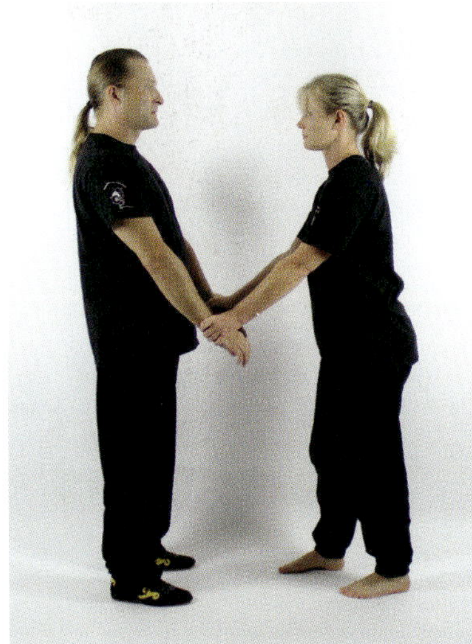

Abb. 5.333: Situation 22_1

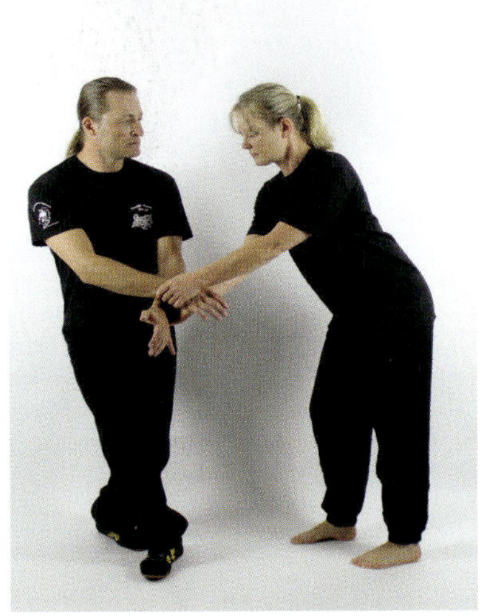

Abb. 5.334: Situation 22_2

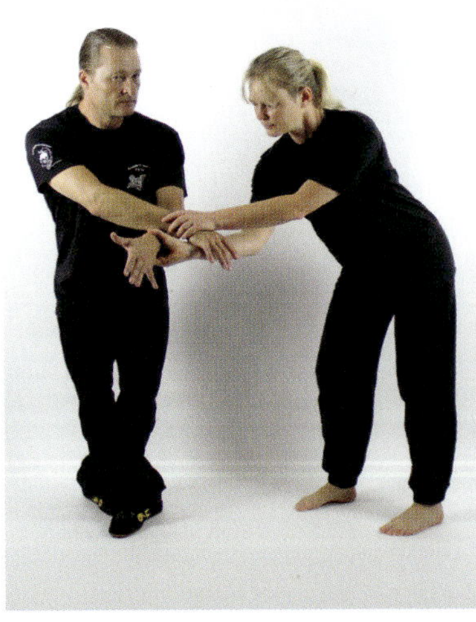

Abb. 5.335: Situation 22_3

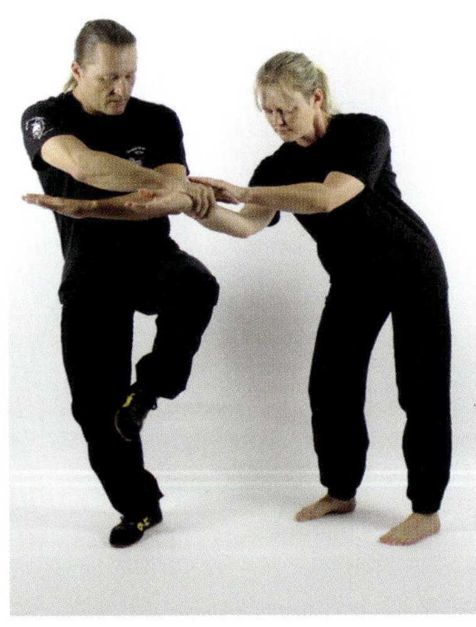

Abb. 5.336: Situation 22_4

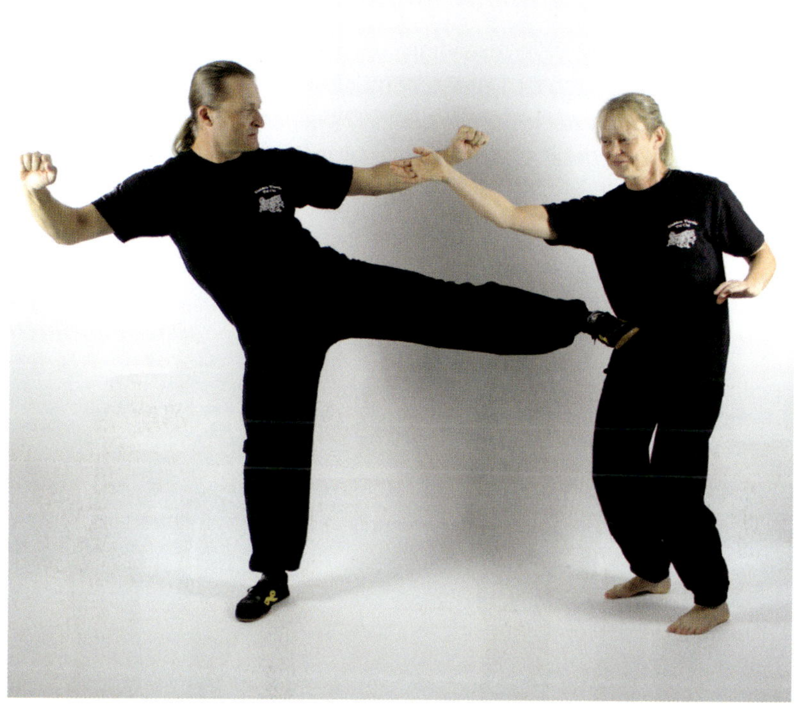

Abb. 5.337: Situation 22_5

SITUATION FÜR FIGUR 23

Der Angreifer würgt den Verteidiger mit beiden Händen von der Seite. Der Verteidiger schützt sich zunächst durch Hochziehen der Schulter und indem er das Kinn nach unten presst. Mit einem Fingerstich zum Hals wird der Angreifer gestört. Durch Zurücksetzen eines Beins in einen Kreuzschritt wird das Gleichgewicht des Angreifers gebrochen. Der Verteidiger duckt sich ab und dreht den Körper um 180°. Der dadurch gewonnene Raum kann nun genutzt werden, um den Angreifer mit einem Fußstoß nach hinten zu schieben.

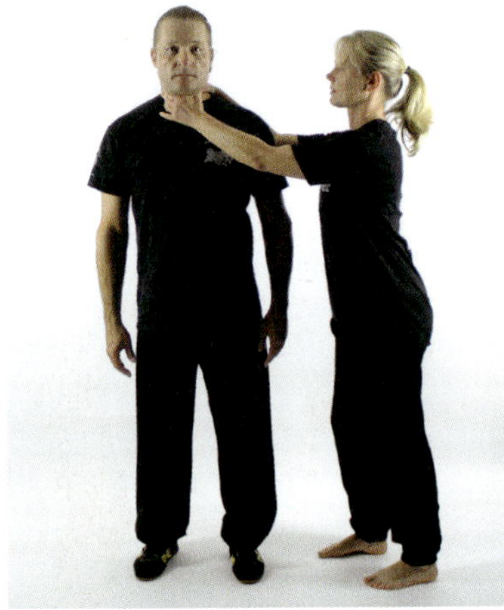

Abb. 5.338: Situation 23_1

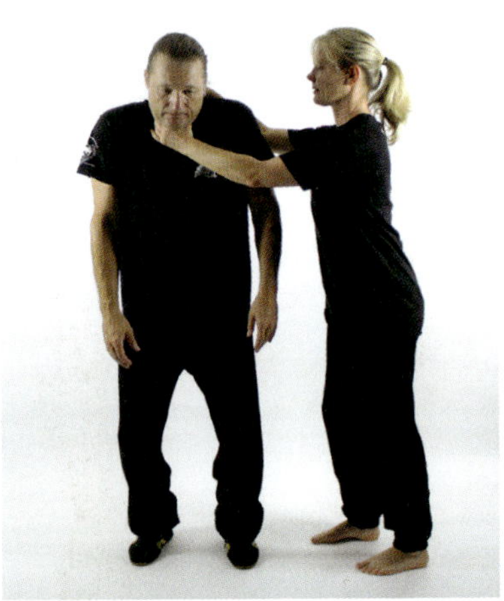

Abb. 5.339: Situation 23_2

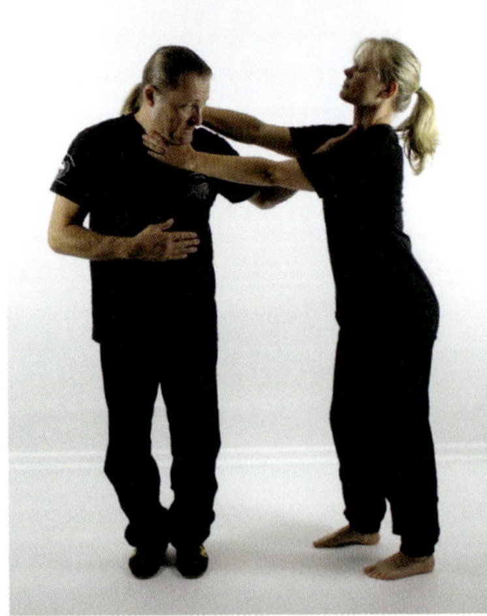

Abb. 5.340: Situation 23_3

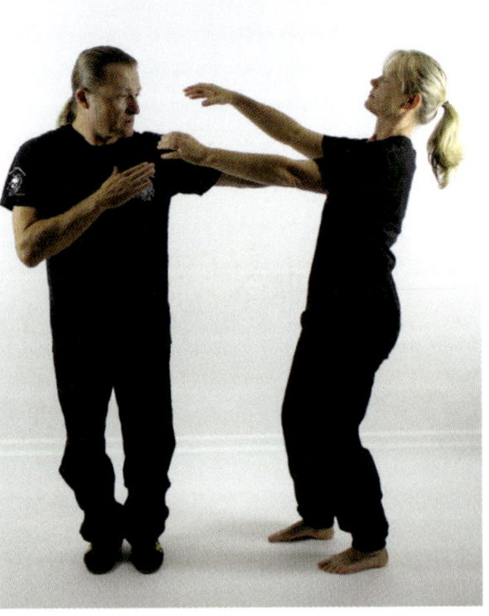

Abb. 5.341: Situation 23_4

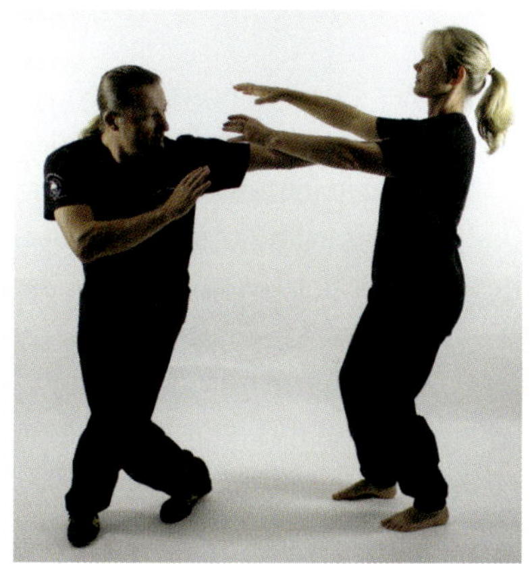

Abb. 5.342: Situation 23_5

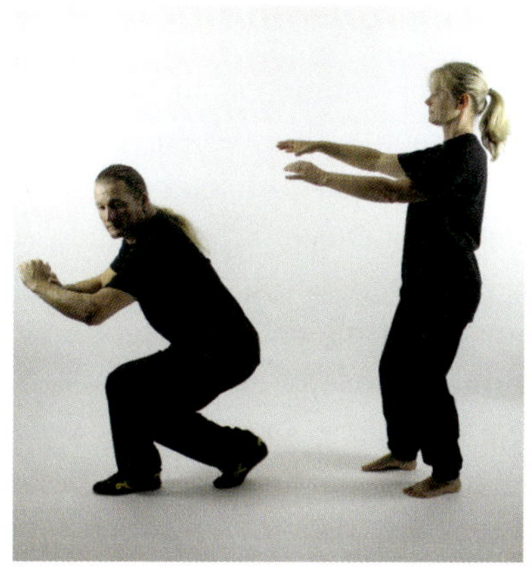

Abb. 5.343: Situation 23_6

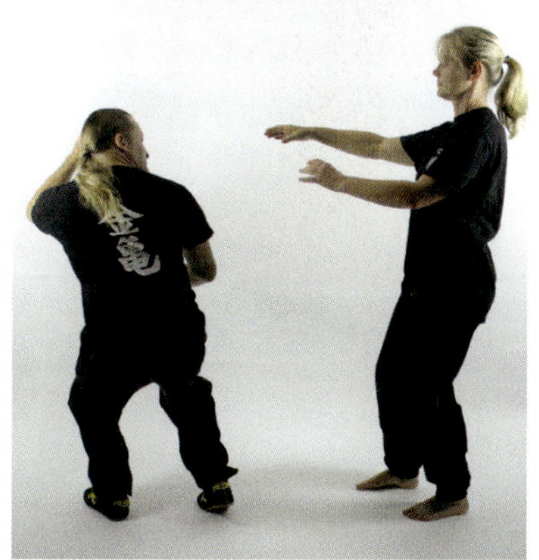

Abb. 5.344: Situation 23_7

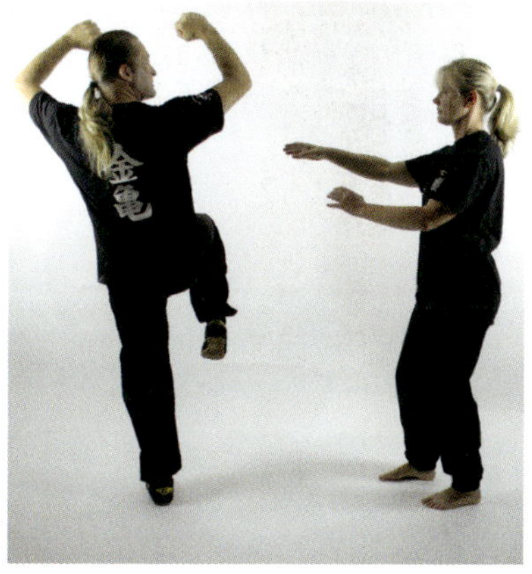

Abb. 5.345: Situation 23_8

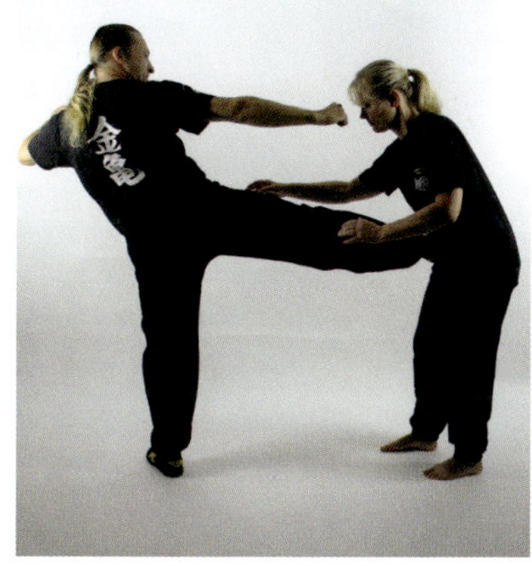

Abb. 5.346: Situation 23_9

SITUATION FÜR FIGUR 24

In dieser Situation steht der Verteidiger in einer stabilen Position, bereit, den Angriff abzuwehren. Der Angreifer attackiert mit einem geraden Fauststoß. Der Verteidiger verlagert sein Körpergewicht nach hinten und nimmt eine leere Schrittstellung ein. Dadurch wird die Distanz zum Angreifer verlängert und dessen Angriff gestört. Mit der Einnahme des leeren Schritts nimmt die hintere Hand von unten Kontakt zum angreifenden Arm auf und kontrolliert diesen. Mit dem anderen Arm wird gleichzeitig ein Ellbogenschlag zur Hand des Angreifers ausgeführt. Der Verteidiger verlagert seinen Körperschwerpunkt nach vorne und nimmt eine Schützestellung ein. Mit dem Verwurzeln führt man einen Handballenstoß zum Kopf des Angreifers aus.

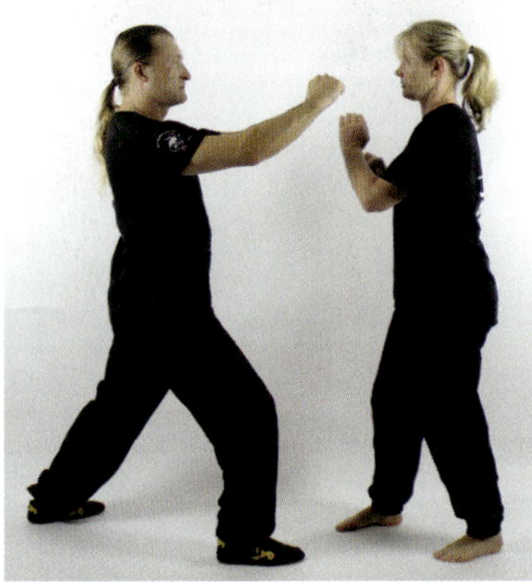

Abb. 5.347: Situation 24_1

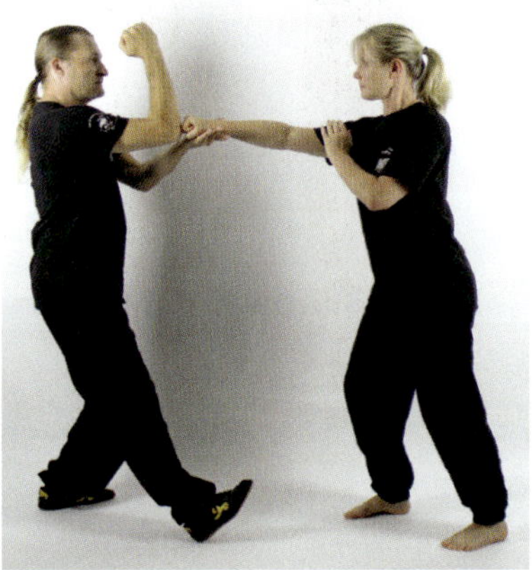

Abb. 5.348: Situation 24_2

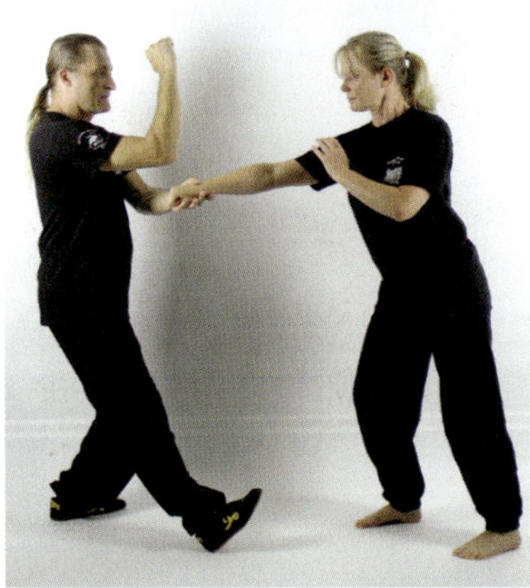

Abb. 5.349: Situation 24_3

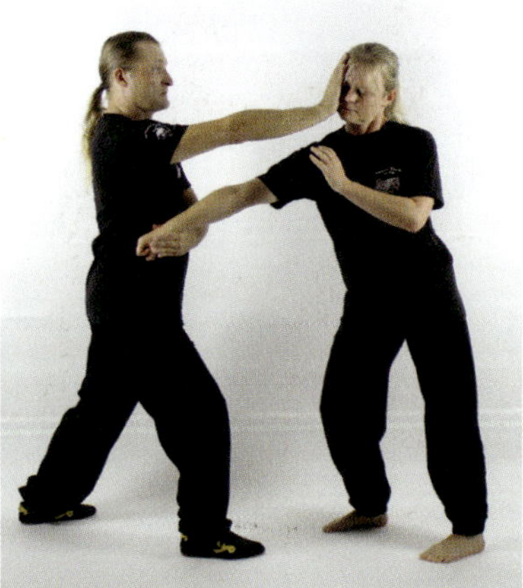

Abb. 5.350: Situation 24_4

SITUATION FÜR FIGUR 25

Der Angreifer fasst die Schulter des Verteidigers, mit der Absicht, diesen nach hinten zu ziehen und zu drehen. Der Verteidiger sinkt auf das Bein der Seite ab, die angegriffen wird. Durch eine kontrollierte 180°-Drehung bleibt das Gleichgewicht trotz des Angriffs erhalten. Die Hand des Angreifers wird zunächst diagonal fixiert, dann mit der anderen Hand übernommen und nach unten geführt. In Drehrichtung wird nun ein Lotus-Fußtritt ausgeführt, d. h., das ganze Bein wird von innen nach außen geschwungen.

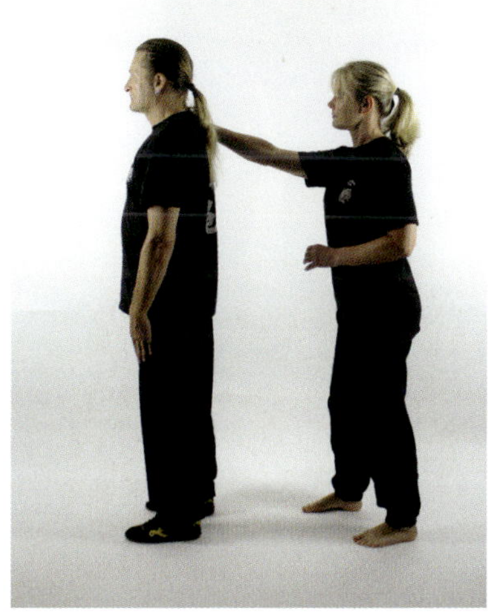

Abb. 5.351: Situation 25_1

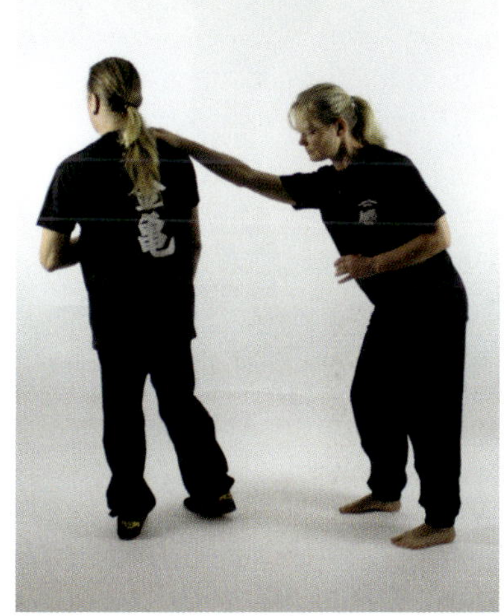

Abb. 5.352: Situation 25_2

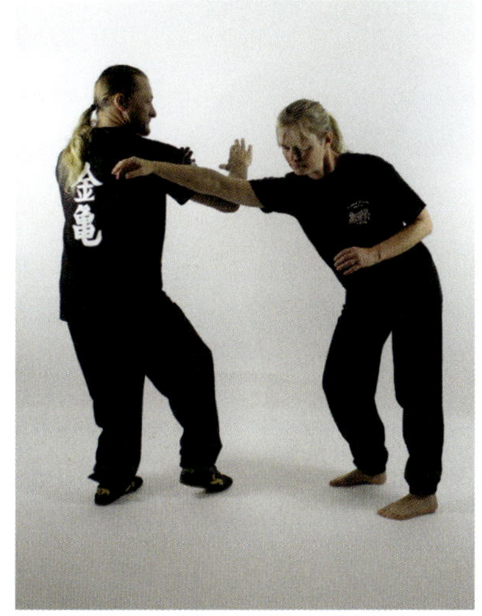

Abb. 5.353: Situation 25_3

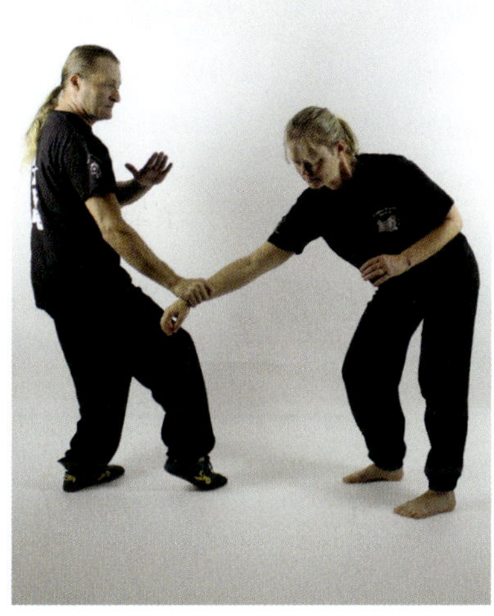

Abb. 5.354: Situation 25_4

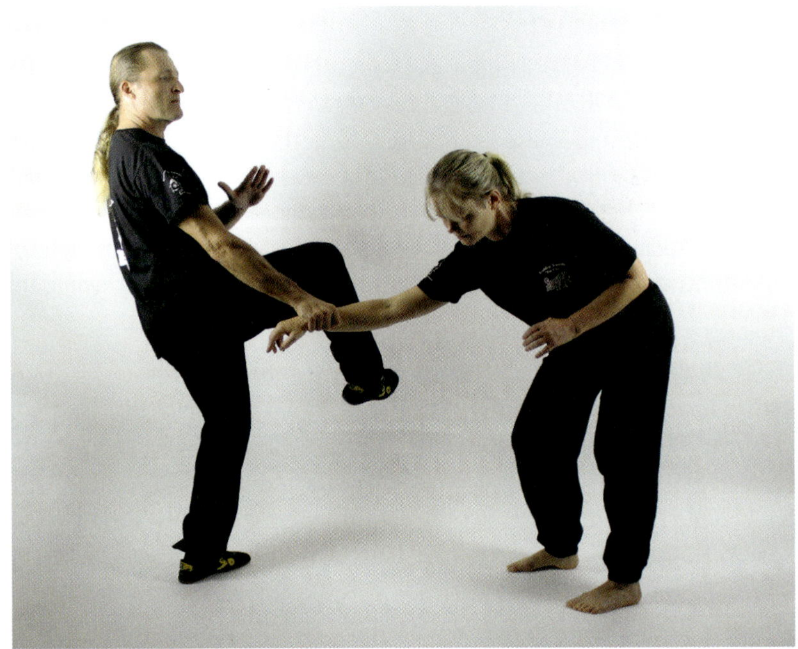

Abb. 5.355: Situation 25_5

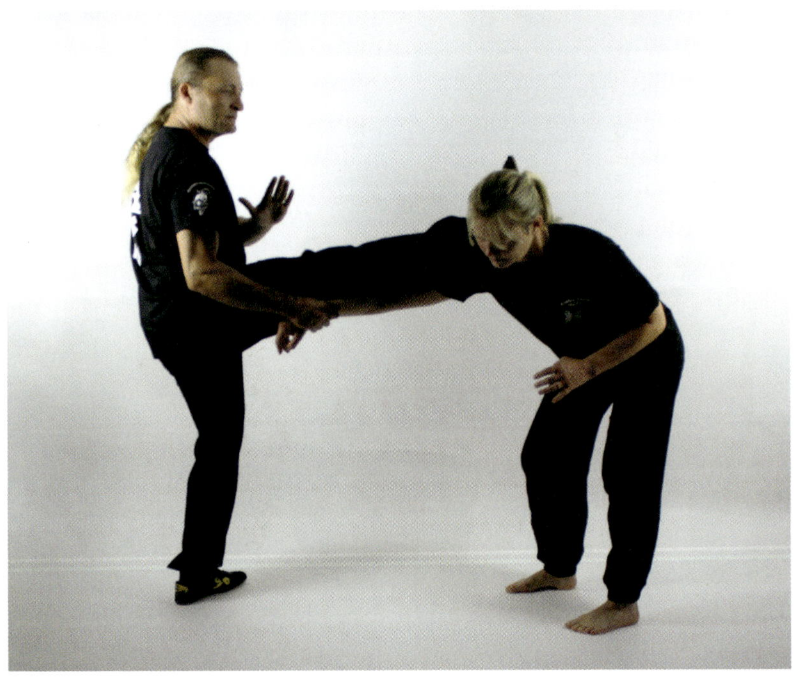

Abb. 5.356: Situation 25_6

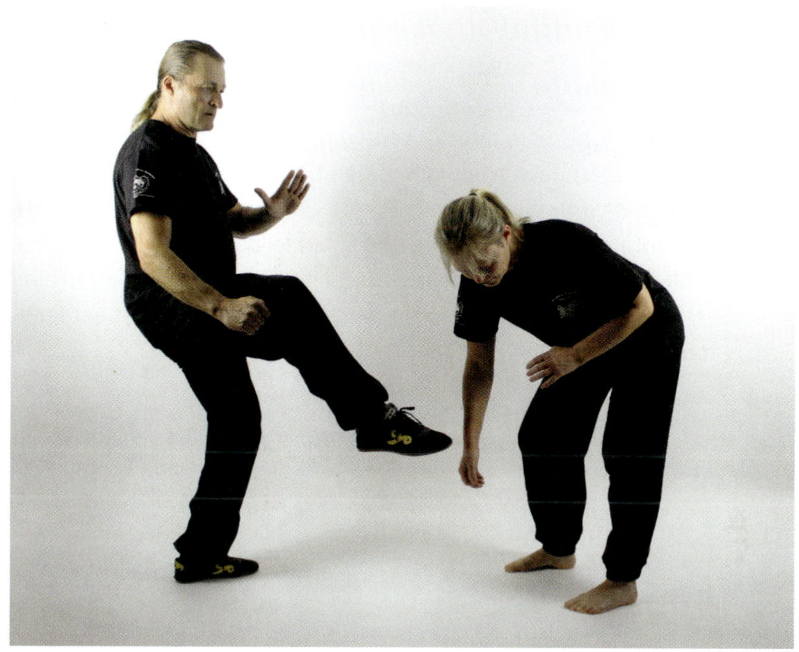

Abb. 5.357: Situation 25_7

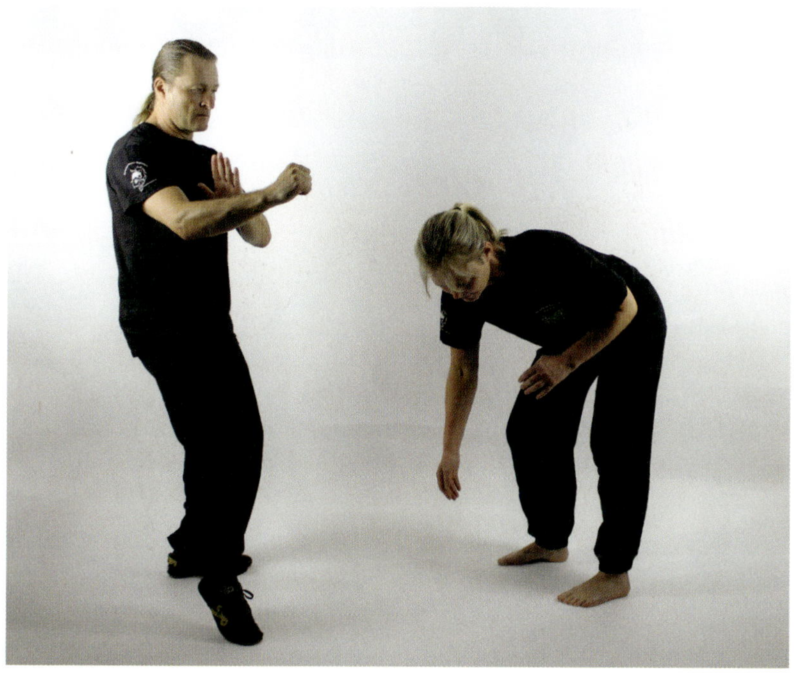

Abb. 5.358: Situation 25_8

SITUATION FÜR FIGUR 26

Der Verteidiger steht in dieser Situation in einer stabilen Position bereit, um den Angriff abzuwehren. Der Angreifer attackiert mit einem geraden Fauststoß. Der Angriff wird mit der vorderen Hand weich aufgenommen. Gleichzeitig verlagert der Verteidiger seinen Körperschwerpunkt nach hinten und begibt sich in einen leeren Schritt. Die andere Hand wird währenddessen zu einer Faust geformt und halbkreisförmig zurückgezogen. Der Verteidiger verlagert nun sein Gewicht wieder nach vorne für eine Schützestellung. Mit dem Verwurzeln wird die Faust unter der vorderen Hand hindurchgeschlagen.

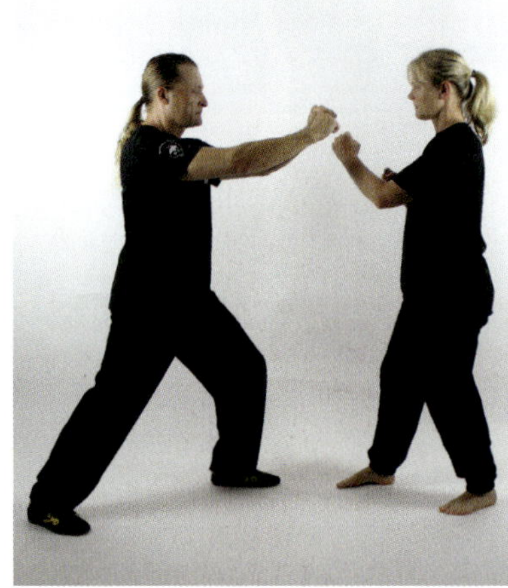

Abb. 5.359: Situation 26_1

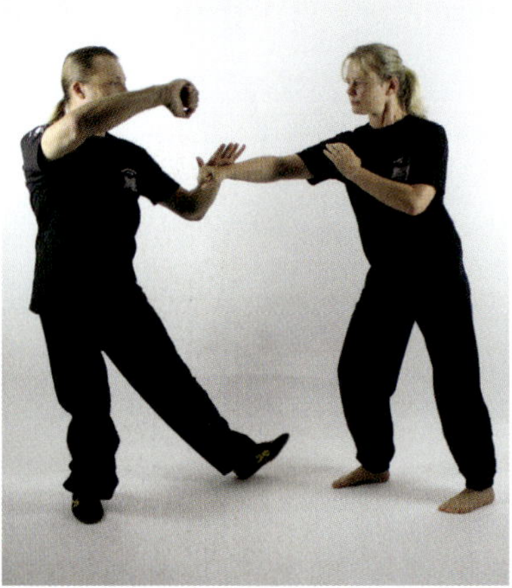

Abb. 5.360: Situation 26_2

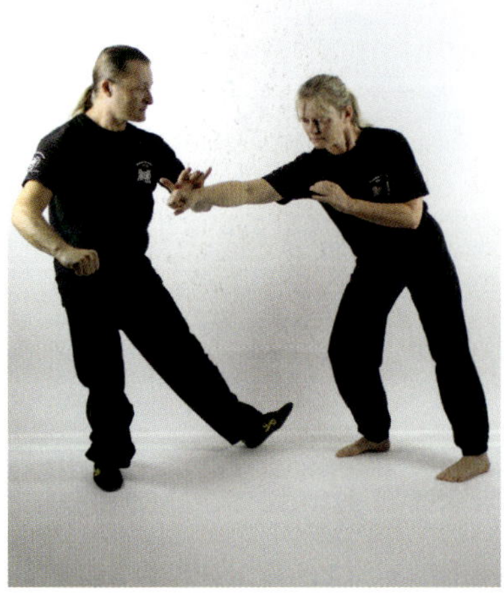

Abb. 5.361: Situation 26_3

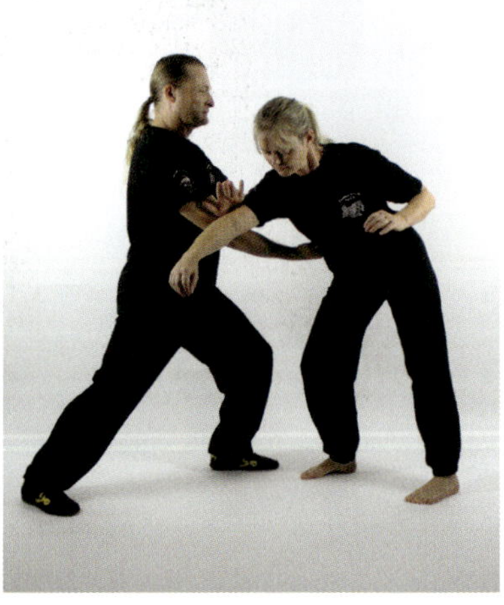

Abb. 5.362: Situation 26_4

SITUATION FÜR FIGUR 27

Der Verteidiger steht in stabiler Stellung und wird einhändig von vorne am Hals gewürgt. Er entzieht sich dem Angriff, indem er das Körpergewicht auf das hintere Bein verlagert. Die angreifende Hand wird diagonal gefasst. Der Verteidiger begibt sich mit einem Schritt in eine Reiterstellung neben dem Angreifer. Durch Zug an der Hand wird dieser aus dem Gleichgewicht gebracht. Mit der freien Hand wird der Angreifer zunächst am Kopf geschockt, dann gefasst. Der Kopf des Angreifers kann nun unter seinen Arm gedreht werden. Der Angreifer wird so geworfen bzw. gehebelt.

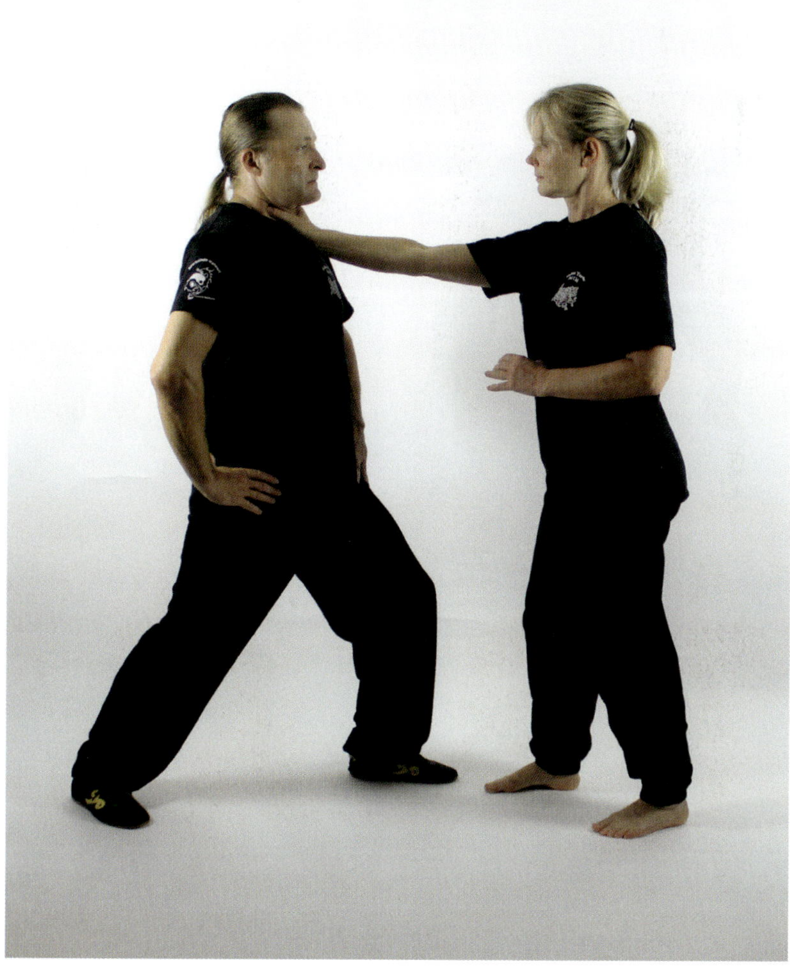

Abb. 5.363: Situation 27_1

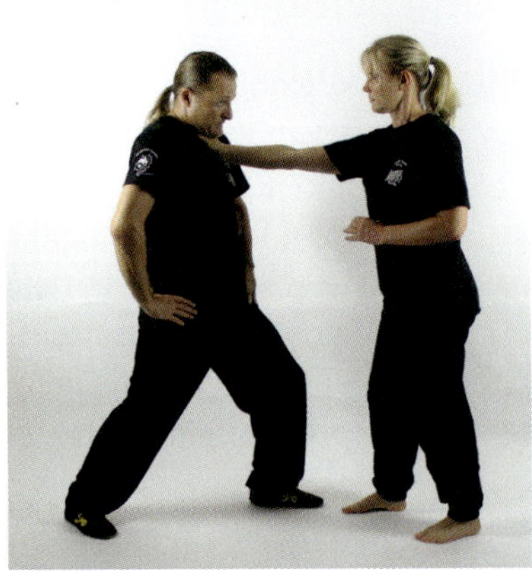

Abb. 5.364: Situation 27_2

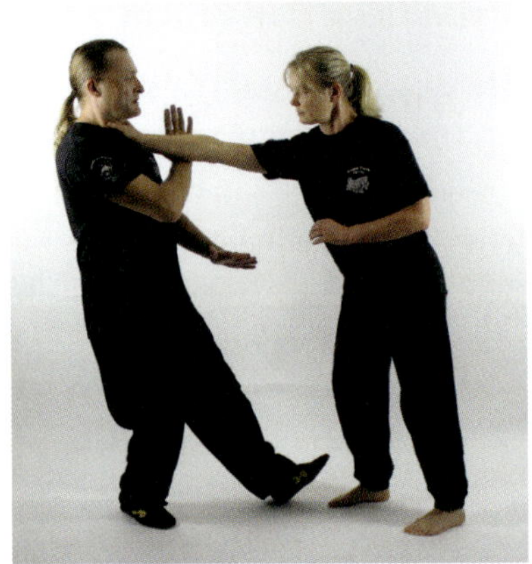

Abb. 5.365: Situation 27_3

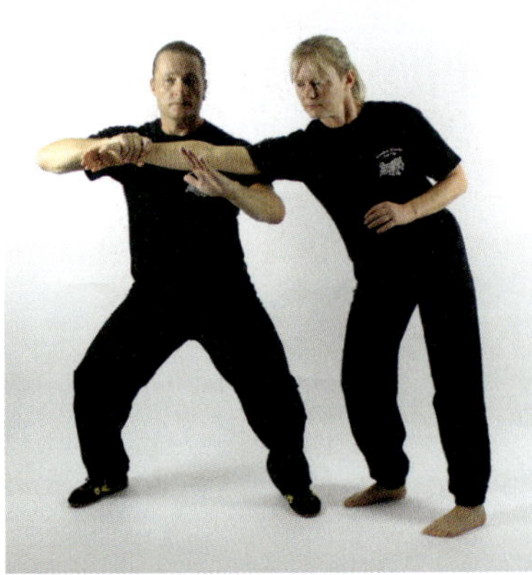

Abb. 5.366: Situation 27_4

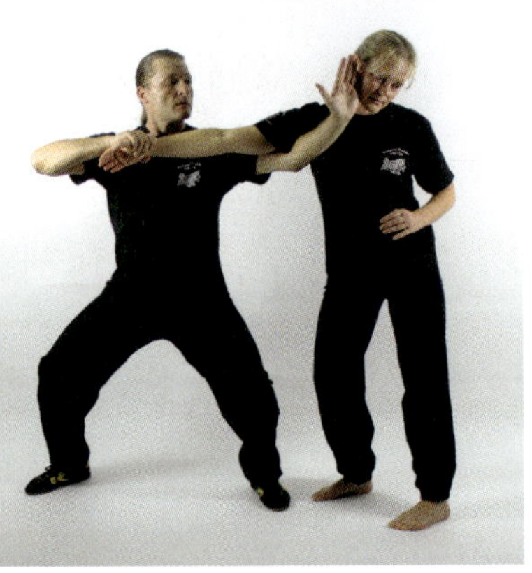

Abb. 5.367: Situation 27_5

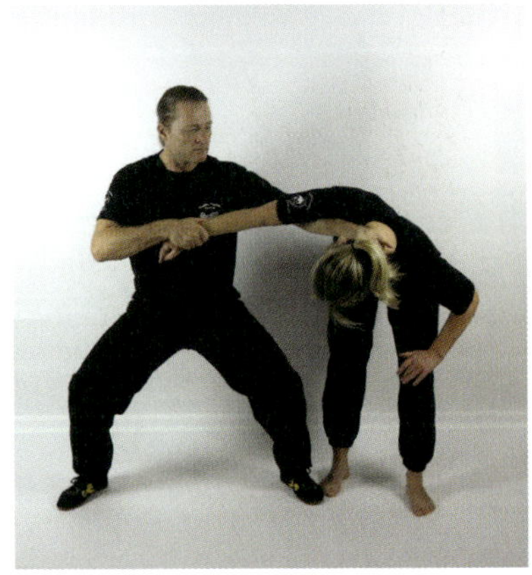

Abb. 5.368: Situation 27_6

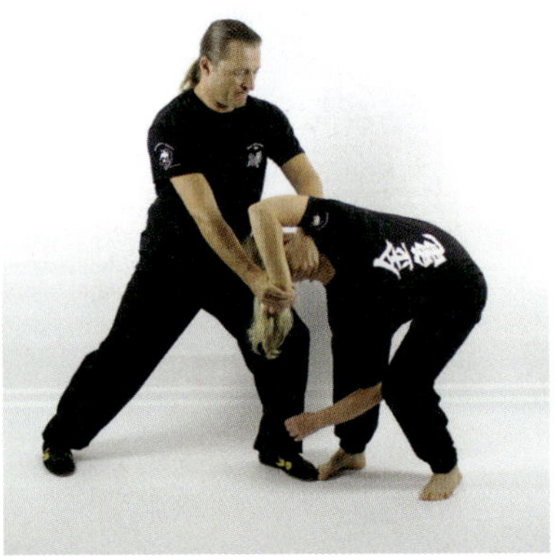

Abb. 5.369: Situation 27_7

SITUATION FÜR FIGUR 28

Der Angreifer nimmt den Verteidiger in einen Schwitzkasten von der Seite. Der Verteidiger führt eine halbkreisförmige Bewegung mit dem Oberkörper aus und befreit sich dadurch aus dem Griff. Die Bewegung wird nun durch die Unterarme im Sinne der Wolkenhände fortgeführt. Die nahe Hand löst zunächst den Arm des Angreifers vom eigenen Körper und greift dann am Handgelenk. Der andere Arm kreist dann weiter in den gefassten Arm des Angreifers. Dieser wird nun durch einen Armhebel aus dem Gleichgewicht gezogen.

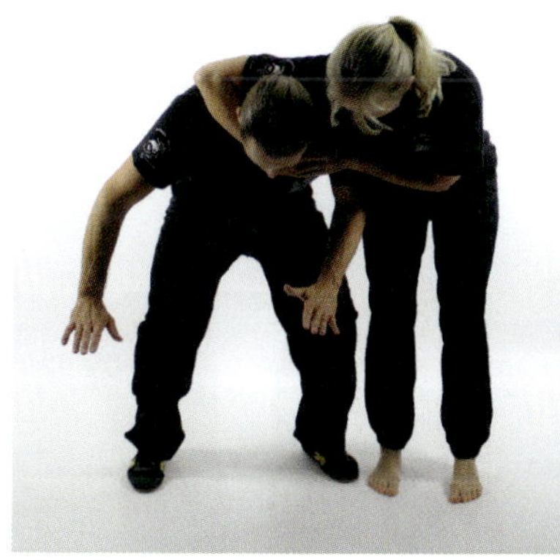

Abb. 5.370: Situation 28_1

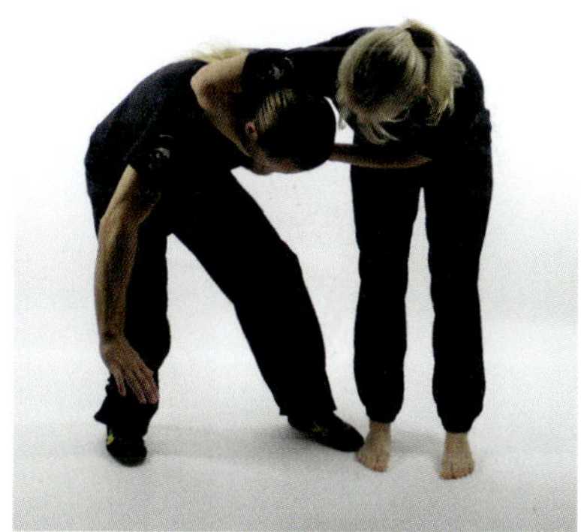

Abb. 5.371: Situation 28_2

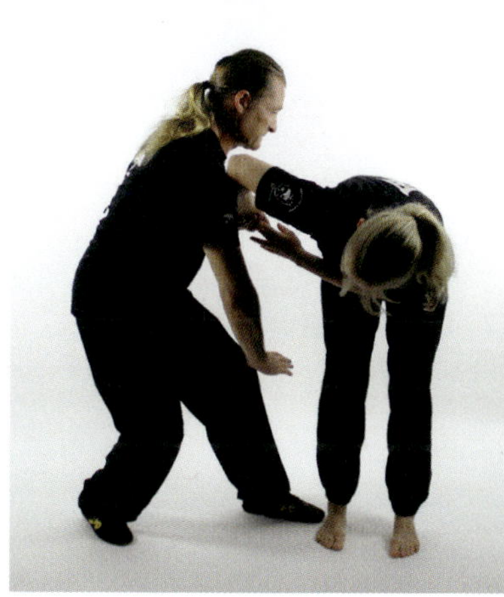

Abb. 5.372: Situation 28_3

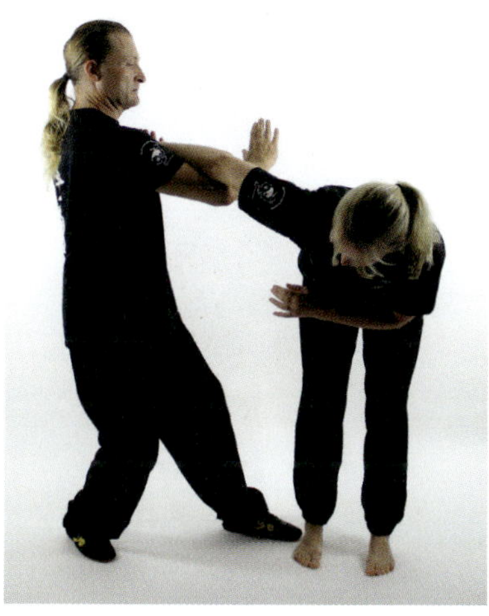

Abb. 5.373: Situation 28_4

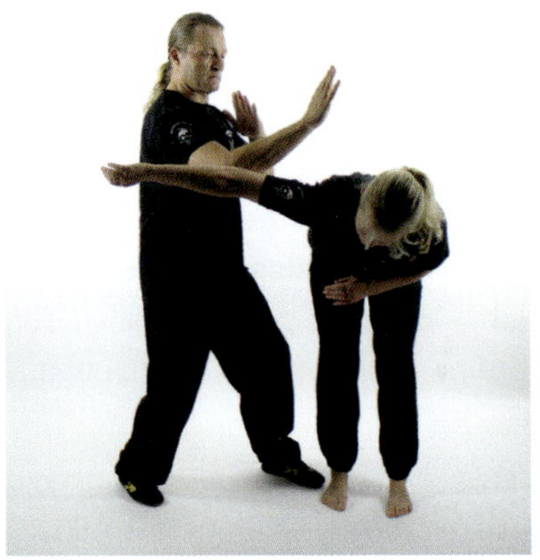
Abb. 5.374: Situation 28_5

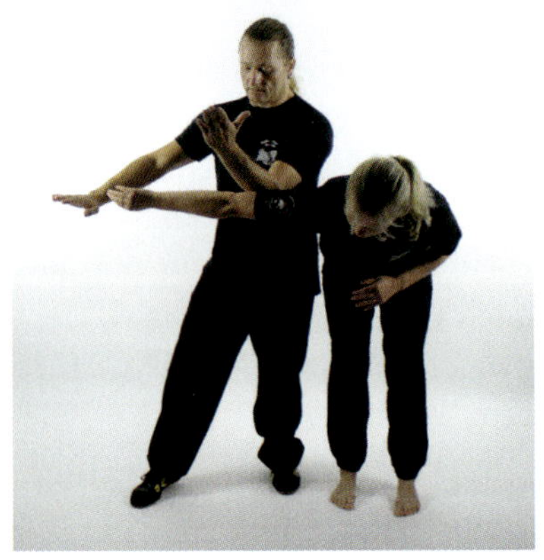
Abb. 5.375: Situation 28_6

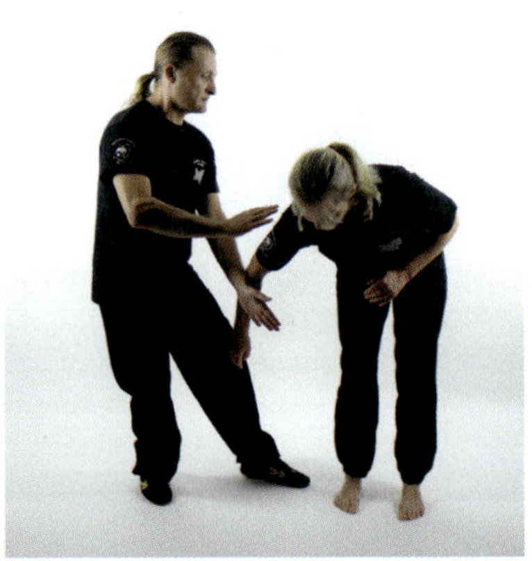
Abb. 5.376: Situation 28_7

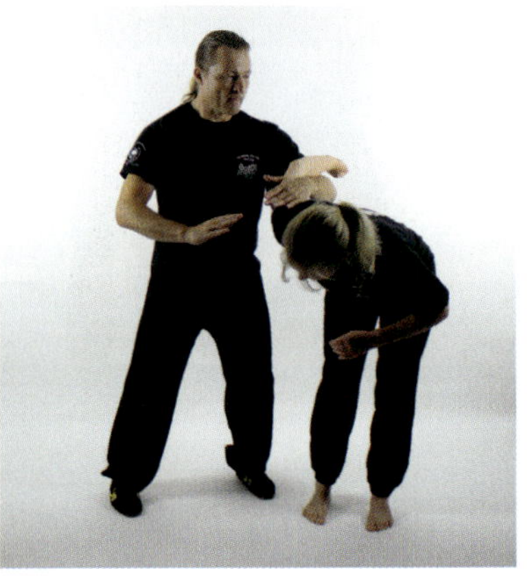
Abb. 5.377: Situation 28_8

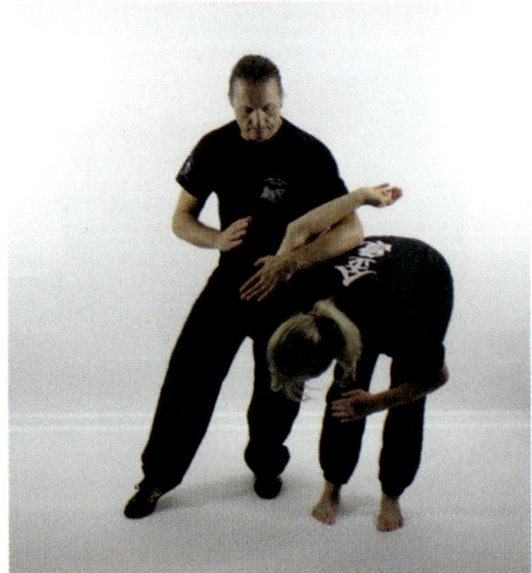
Abb. 5.378: Situation 28_9

SITUATION FÜR FIGUR 29

Der Verteidiger wird durch beidhändiges Schieben auf das hintere Bein gezwungen. Er weicht der Bewegung nach unten in einen tiefen Stand, d. h., in eine geduckte Stellung aus. Gleichzeitig kontrolliert er mit beiden Händen den nahen Arm des Angreifers. Mit dem Aufrichten löst sich eine Hand für einen tiefen Handballenstoß. Wichtig ist in dieser Situation, dass die Bewegung leicht und flüssig ohne Pause ausgeführt wird.

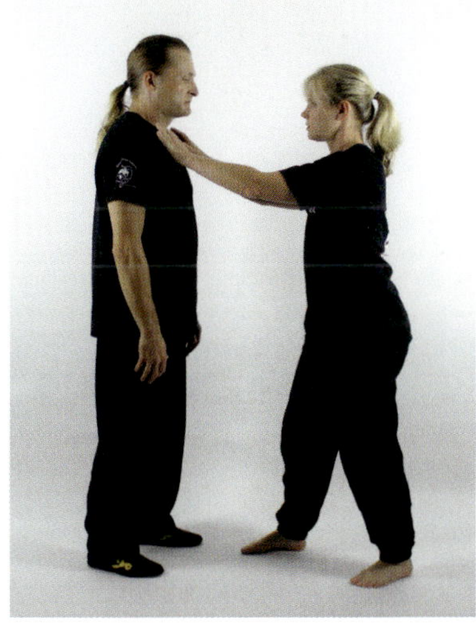

Abb. 5.379: Situation 29_1

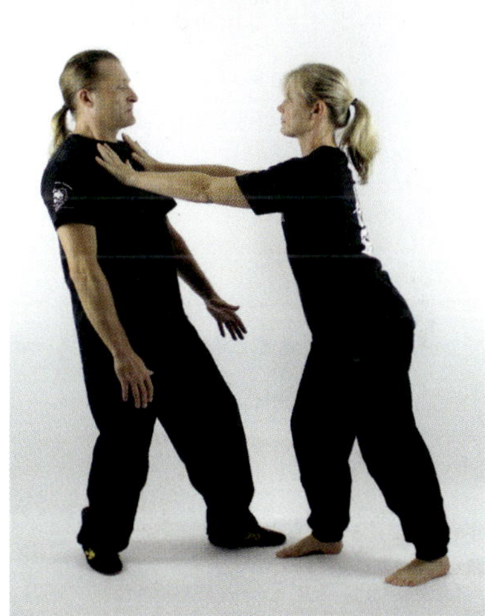

Abb. 5.380: Situation 29_2

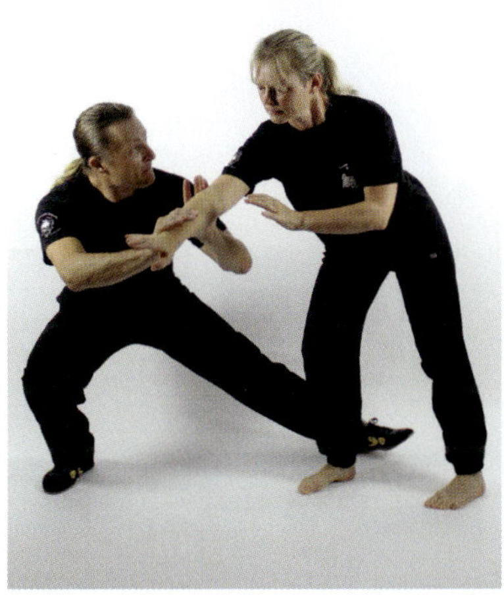

Abb. 5.381: Situation 29_3

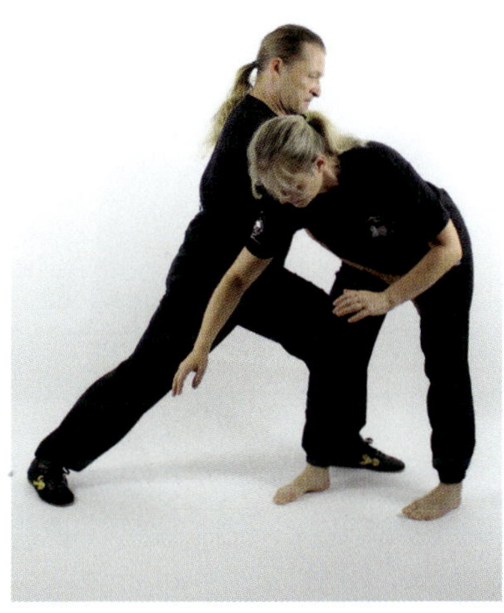

Abb. 5.382: Situation 29_4

SITUATION FÜR FIGUR 30

Der Verteidiger steht in stabiler Stellung und wird mit einem Schlag von oben angegriffen. Er verlagert das Körpergewicht zurück in einen leeren Schritt. Dadurch verliert der Angreifer seine optimale Distanz und wird aus dem Gleichgewicht gezwungen. Der Verteidiger nimmt den Angriff mit gekreuzten Armen auf. Der Arm des Angreifers wird dann diagonal gefasst. Mit einem Schritt nach hinten kann der Angreifer nun durch eine Hebeltechnik aus dem Gleichgewicht gezogen werden.

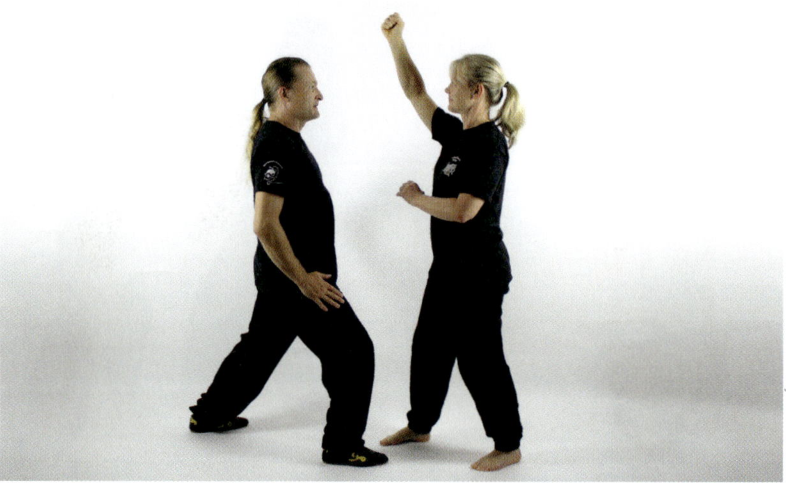

Abb. 5.383: Situation 30_1

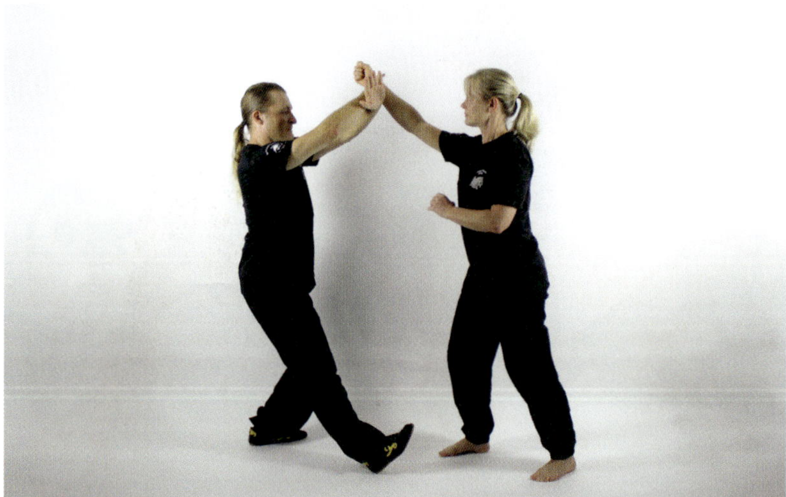

Abb. 5.384: Situation 30_2

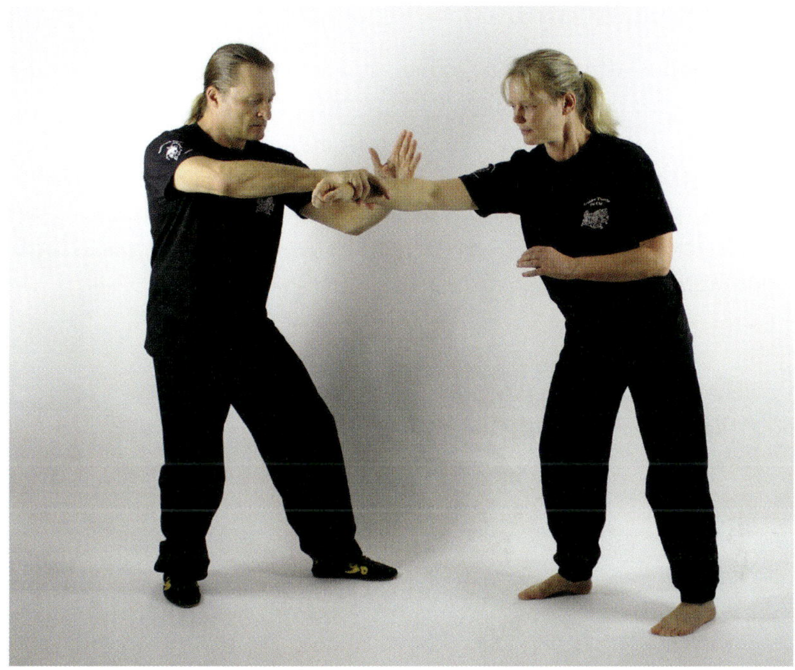

Abb. 5.385: Situation 30_3

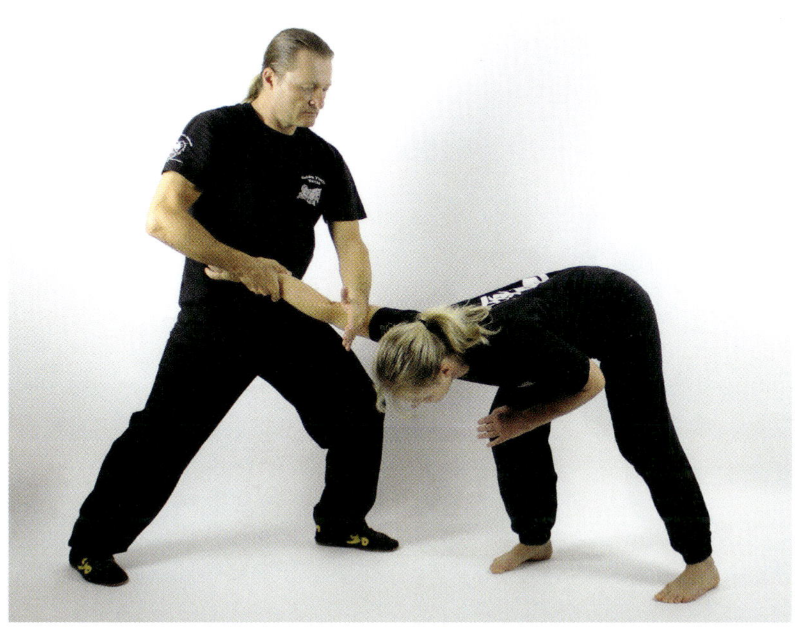

Abb. 5.386: Situation 30_4

SITUATION FÜR FIGUR 31

Der Angreifer attackiert mit einem geraden Fußstoß. Der Verteidiger weicht aus und nimmt von unten Kontakt mit dem angreifenden Bein auf und fixiert es durch Umschlingen. Gleichzeitig wird der Angreifer mit einem Fingerstich zum Gesicht aus dem Gleichgewicht gebracht. Nun kann der Arm des Angreifers mit der anderen Hand gefasst werden und der Verteidiger kann mit der „Tiger reiten"-Bewegung den Angreifer dynamisch werfen.

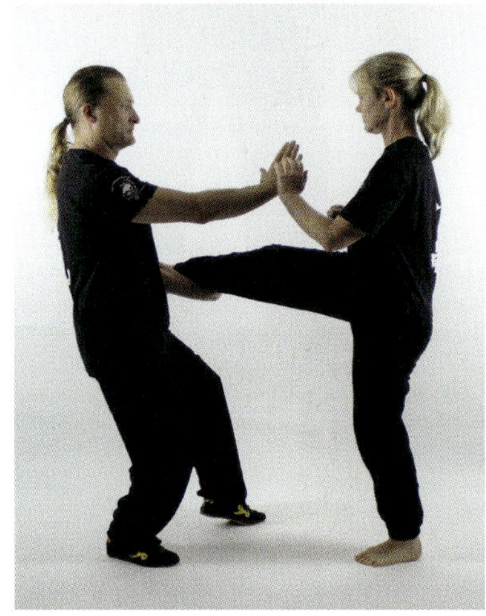

Abb. 5.387: Situation 31_1

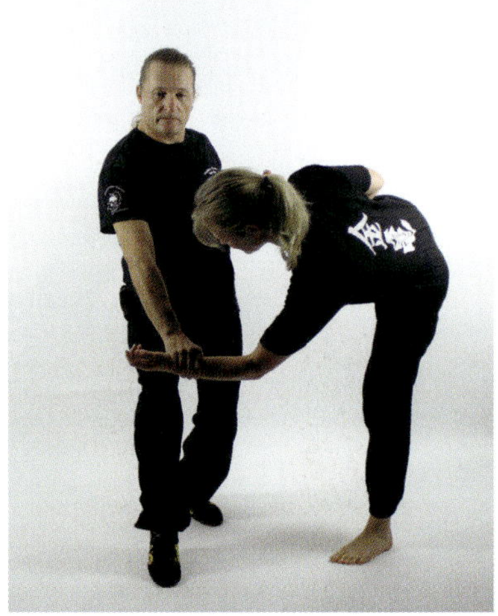

Abb. 5.388: Situation 31_2

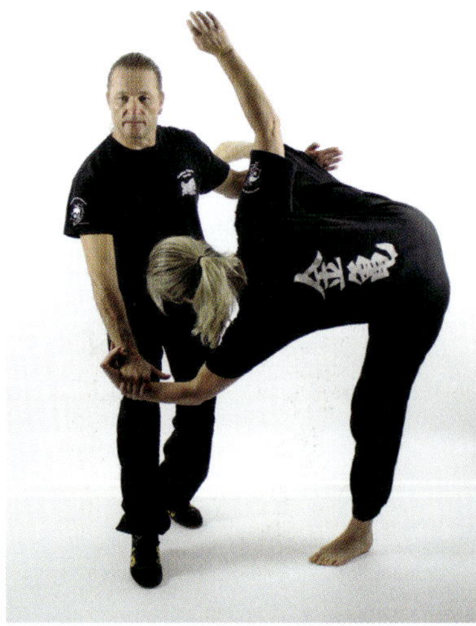

Abb. 5.389: Situation 31_3

SITUATION FÜR FIGUR 32

Der Angreifer fasst das diagonale Handgelenk des Verteidigers. Dieser macht einen Schritt auf die Außenseite des Angreifers und beugt dabei seinen eigenen Arm. Mit Drehen der gefassten Hand und einem Schlag mit dem Unterarm wird der Griff des Angreifers gelöst. Dessen Arm kann nun gefasst werden und mit Schritt nach hinten unter Verwendung eines Armhebels aus dem Gleichgewicht gebracht werden.

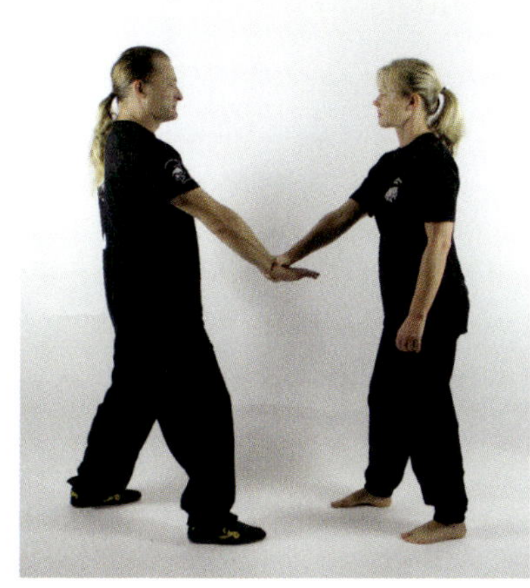

Abb. 5.390: Situation 32_1

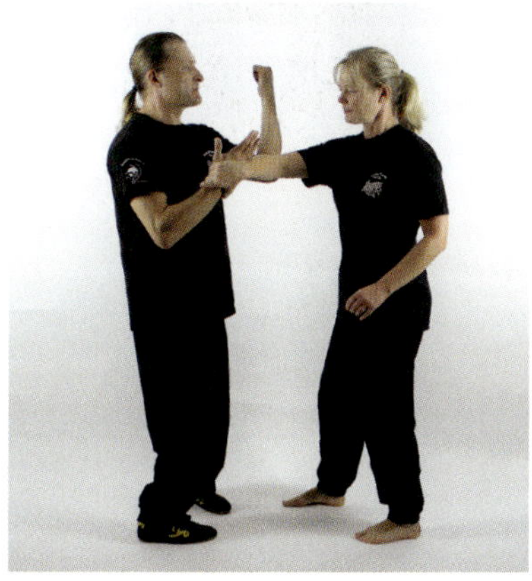

Abb. 5.391: Situation 32_2

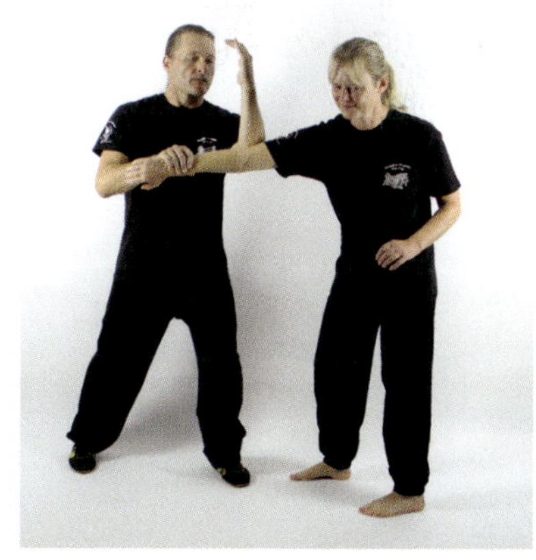

Abb. 5.392: Situation 32_3

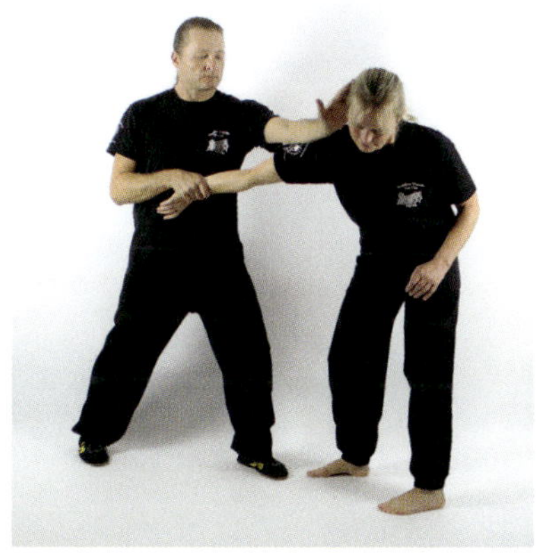

Abb. 5.393: Situation 32_4

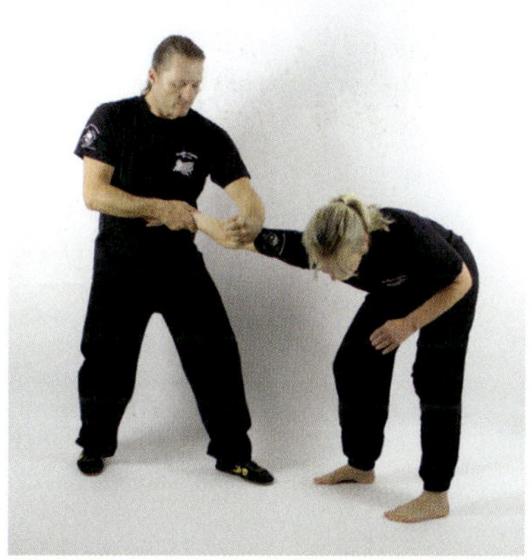

Abb. 5.394: Situation 32_5

SITUATION FÜR FIGUR 33

Der Verteidiger wird mit beiden Händen von hinten gewürgt. Um den Angreifer aus dem Gleichgewicht zu ziehen, setzt der Verteidiger ein Bein nach vorne und belastet dieses, indem er sich gleichzeitig dreht und den Körperschwerpunkt absenkt. Die Drehung endet in einem leeren Schritt mit Blick zum Angreifer. Die Arme des Verteidigers, unterstützt durch die Drehung, lösen vollends die Hände des Angreifers. Ein Arm des Angreifers kann nun gefasst und ein Lotus-Fußtritt ausgeführt werden.

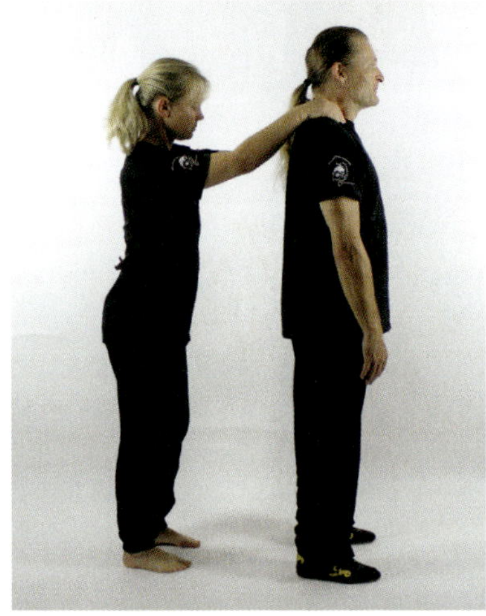

Abb. 5.395: Situation 33_1

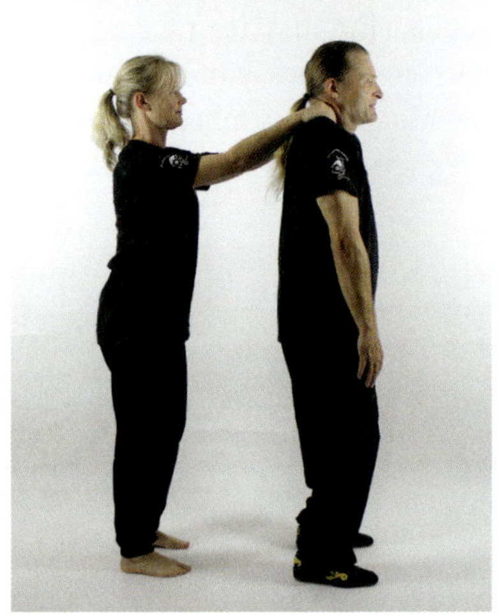

Abb. 5.396: Situation 33_2

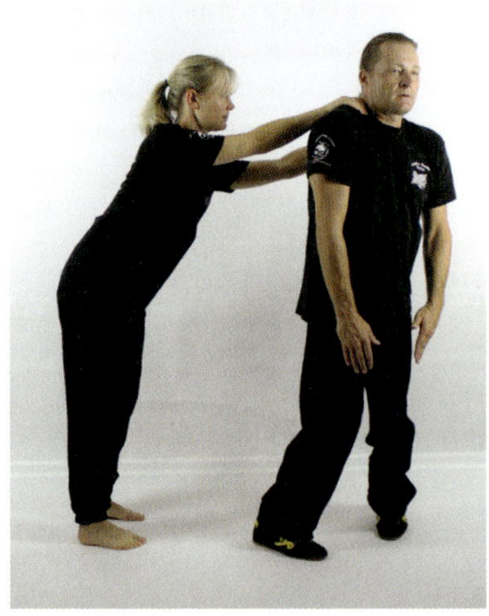

Abb. 5.397: Situation 33_3

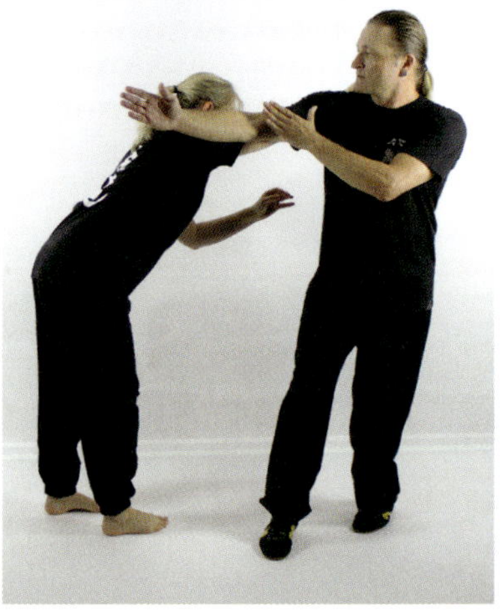

Abb. 5.398: Situation 33_4

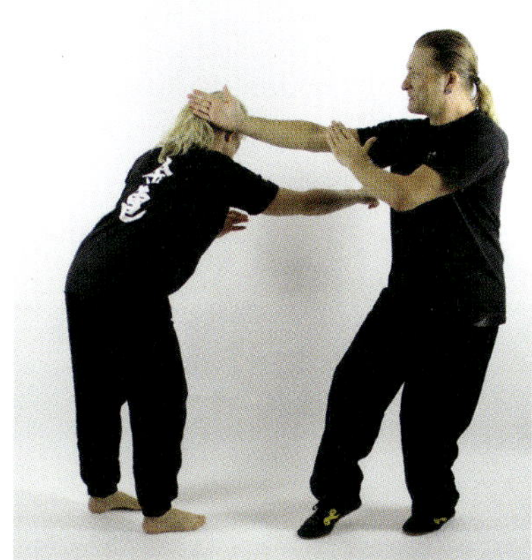

Abb. 5.399: Situation 33_5

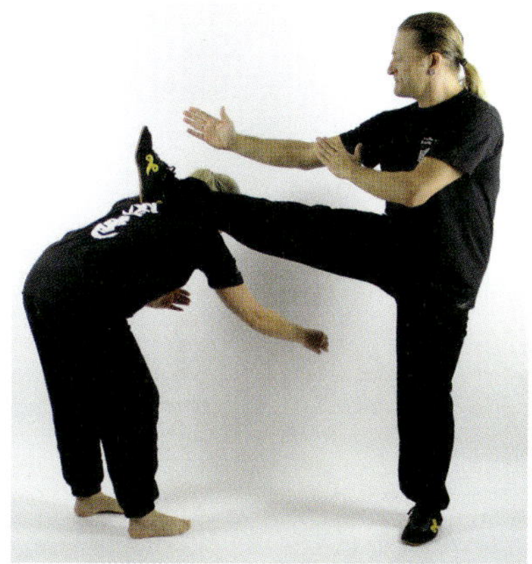

Abb. 5.400: Situation 33_6

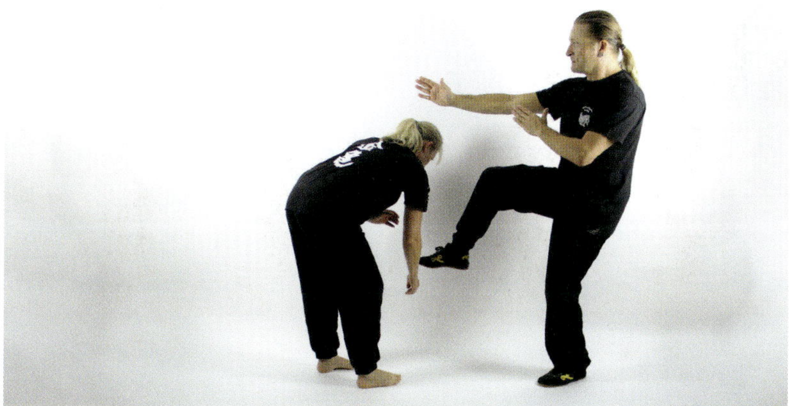

Abb. 5.401: Situation 33_7

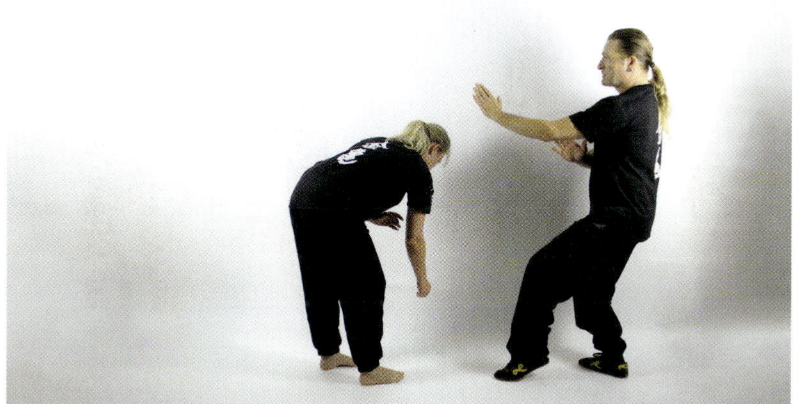

Abb. 5.402: Situation 33_8

SITUATION FÜR FIGUR 34

Der Verteidiger wird von vorne gefasst und der Angreifer führt einen Kniestoß aus. Der Verteidiger weicht zur Seite aus und fegt den Angriff mit beiden Händen zur Seite weg. Anschließend begibt sich der Verteidiger in die Schützestellung und führt einen Doppelfauststoß aus; dabei ist eine Hand in Kopf-, die andere in Bauchhöhe.

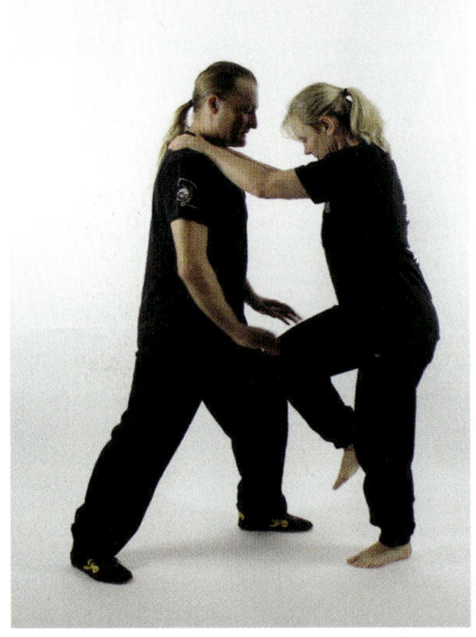

Abb. 5.403: Situation 34_1

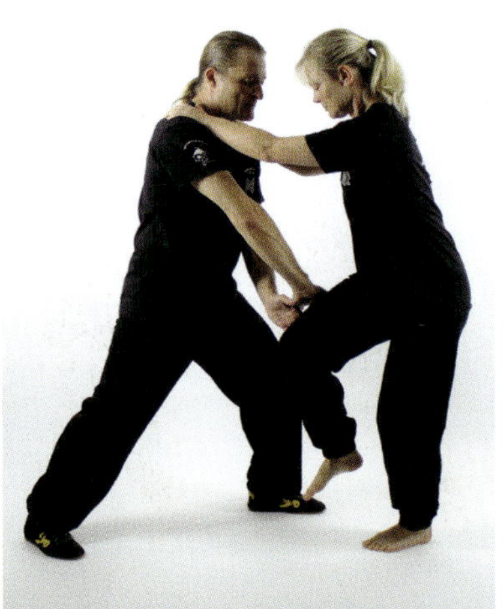

Abb. 5.404: Situation 34_2

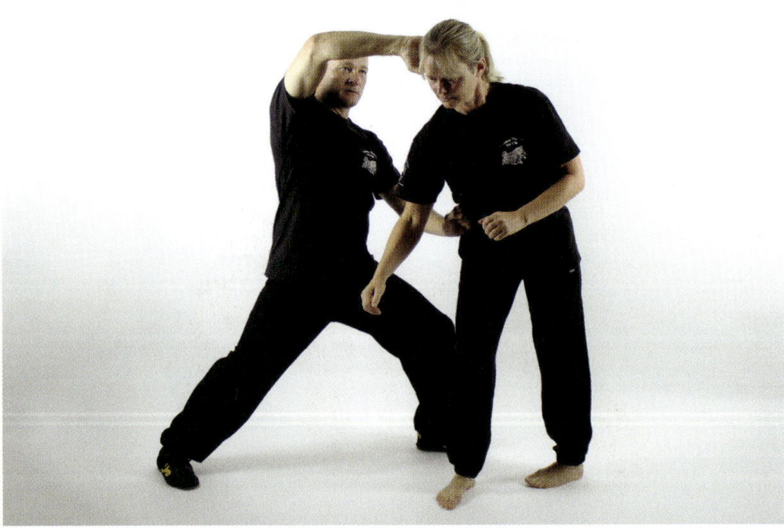

Abb. 5.405: Situation 34_3

SITUATION FÜR FIGUR 35

In diesem Szenario attackiert der Angreifer mit einem gleichseitigen Fauststoß. Der Verteidiger verlagert sein Gewicht aus der Bereitschaftsstellung zurück auf das hintere Bein und nimmt kurzzeitig einen leeren Schritt ein. Der Angriff wird mit der vorderen Hand aufgenommen. Der Verteidiger verlagert nun sein Gewicht nach vorne und nimmt eine Schützestellung ein. Dabei wird ein Fauststoß als Kontertechnik ausgeführt.

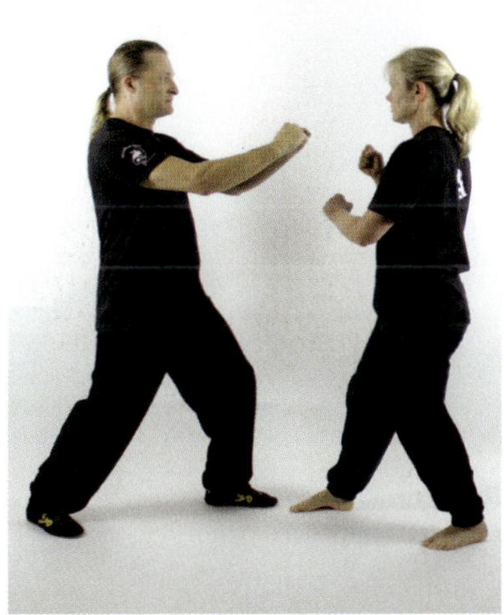

Abb. 5.406: Situation 35_1

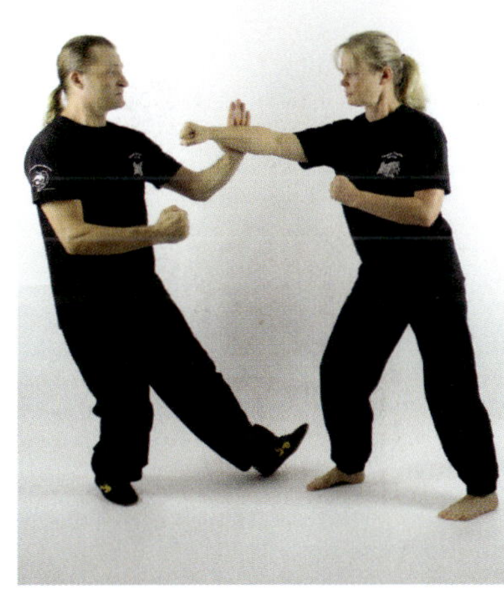

Abb. 5.407: Situation 35_2

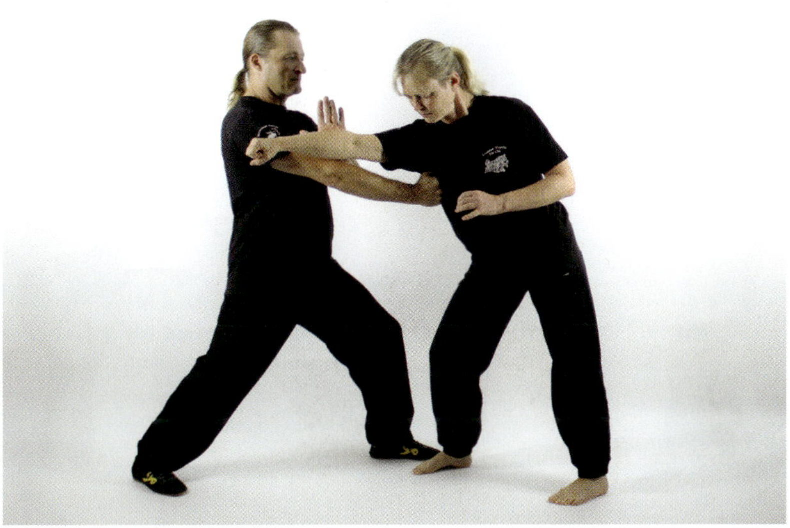

Abb. 5.408: Situation 35_3

SITUATION FÜR FIGUR 36

Der Verteidiger wird gleichseitig am Handgelenk gefasst. Das Körpergewicht wird nach hinten verlagert, um den Angreifer aus dem Gleichgewicht zu bringen. Der Verteidiger bewegt nun seine andere Hand von unten am Arm entlang und fasst die Hand des Angreifers am Daumenballen. Mit einer Drehung des Arms befreit sich der Verteidiger. Durch Druck auf das Handgelenk und eine Schrittbewegung kann der Angreifer zu Boden gebracht werden.

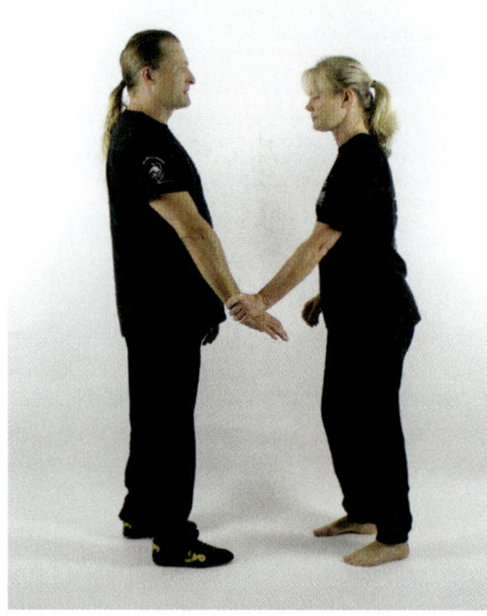

Abb. 5.409: Situation 36_1

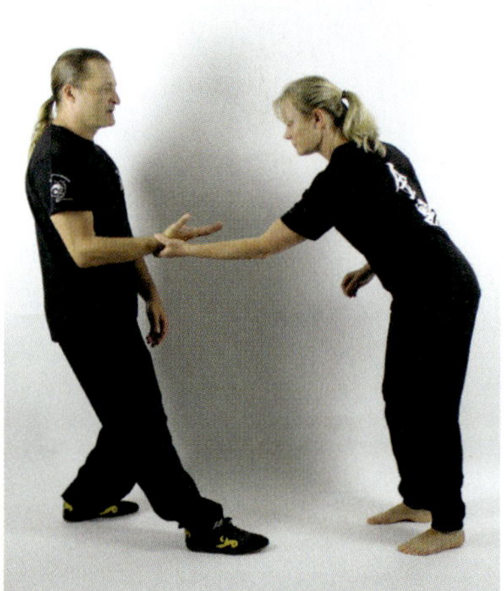

Abb. 5.410: Situation 36_2

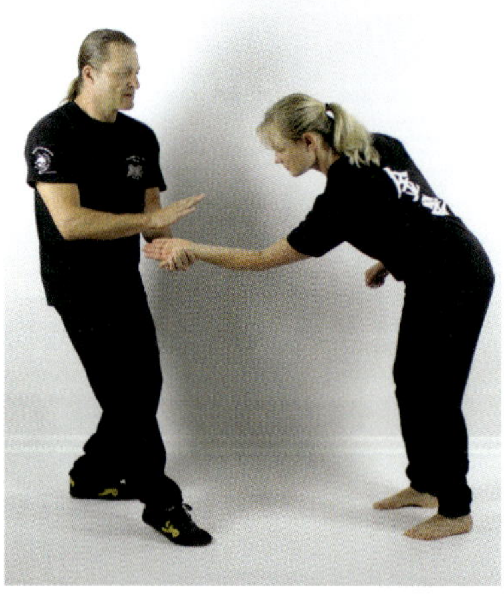

Abb. 5.411: Situation 36_3

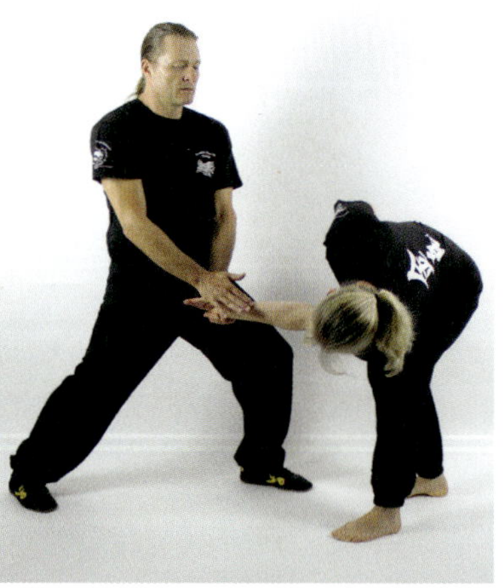

Abb. 5.412: Situation 36_4

SITUATION FÜR FIGUR 37

Der Angreifer umklammert den Verteidiger über den Armen von hinten. Durch ein Absenken des Körperschwerpunkts rutscht der Griff des Angreifers nach oben und lockert sich. Die Arme des Angreifers werden nun durch ein Überkreuzen der eigenen Unterarme kontrolliert. Mit Heben des Körperschwerpunkts und Öffnen der Arme wird der Griff des Angreifers nun vollends gebrochen und dieser aus dem Gleichgewicht gebracht.

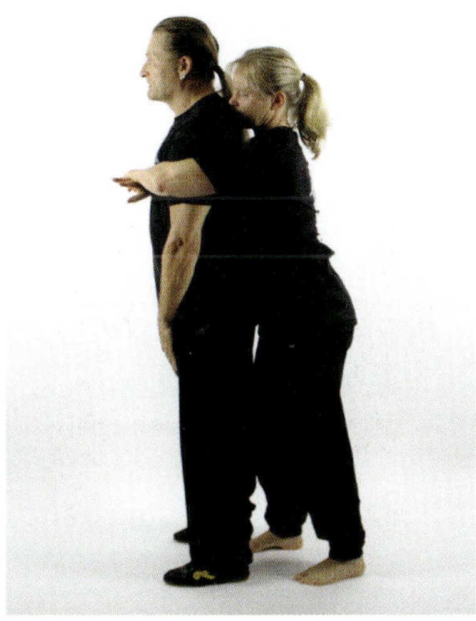

Abb. 5.413: Situation 37_1

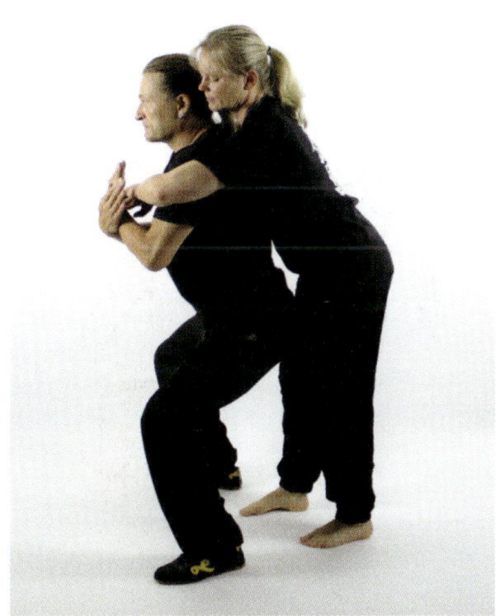

Abb. 5.414: Situation 37_2

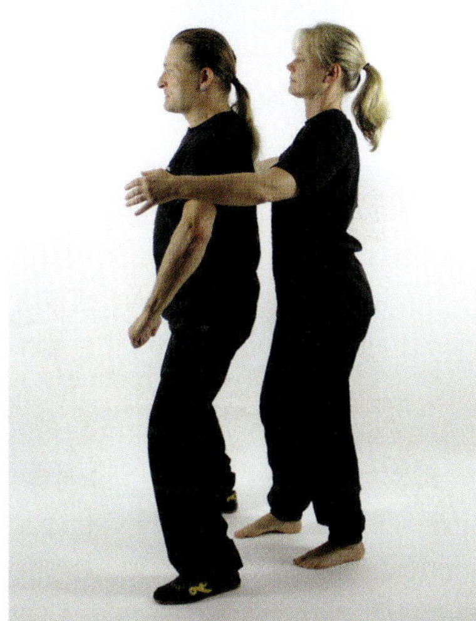

Abb. 5.415: Situation 37_3

太極拳

SCHLUSS

„WER NOCH NIE EINEN FEHLER GEMACHT HAT, HAT SICH NOCH NIE AN ETWAS NEUEM VERSUCHT."

Albert Einstein

Am Ende des Buchs angekommen, ist es Zeit, noch einige Schlussbemerkungen zu diesem Band hinzuzufügen. Ich habe versucht, in diesem Band stärker auf die inneren Aspekte des Tai Chi einzugehen, ohne andere wichtige Aspekte zu kurz kommen zu lassen. Manch einem routinierten Tai-Chi-Treibenden wird dies wahrscheinlich trotzdem nicht weit genug gehen. Hierzu gebe ich jedoch zu bedenken, dass es relativ schwer ist, bei einem Stil und Organisationen übergreifenden Ansatz allgemeingültige Aussagen zu treffen. Außerdem hat der Fortgeschrittene ja in der Regel schon sein inneres Konzept für sich gefunden. Die Vorschläge, die ich im entsprechenden Kapitel gemacht habe, sollen den Interessierten motivieren und ihm Anregungen geben, wo und wie man seinen persönlichen Weg weiter gestalten kann.

Natürlich gibt es im Tai Chi, wie auch in allen anderen Kampfkünsten, einen gewissen Trend zur Dogmatik. Einerseits ist das auch gut so, da es den Weg, besonders für den Anfänger, einfacher macht, indem es ihm eine klares Falsch- oder Richtigschema an die Hand gibt. Dem langjährigen Kampfkünstler bzw. Tai-Chi-Treibenden möchte ich jedoch ermuntern, den Blick über den Tellerrand zu heben und sich auch kritisch mit schon Gelerntem auseinanderzusetzen und unter Umständen umzulernen oder gar an manchen Stellen neu zu beginnen. Ohne Zweifel fällt es gerade den erfahrenen Tai-Chi-Treibenden besonders schwer, dies in die Tat umzusetzen; ich denke aber, man kann auch außerhalb der Kampfkunst sagen: Das geht uns allen so, in den meisten Bereichen des Lebens. Wem es aber erfolgreich gelingt, sich vom Dogma zu lösen, dem eröffnet sich eine interessante Welt voll neuer und aufregender Möglichkeiten.

Um auf das Tai Chi zurückzukommen: Auch hier empfehle ich allen Übenden, anderen die Freiheit zu lassen, ihren eigenen Weg, der zu ihnen passt, zu finden. Besonders in einem so offenen Bereich wie Tai Chi ist es einfach, zu kritisieren, auch wenn die Kritik meist nur am eigenen Glaubenssystem orientiert ist und deshalb oft völlig unpassend ist. Natürlich orientiert sich jeder an seinen Maßstäben, aber allzu oft wird ignoriert, dass diese nicht automatisch mit denen anderer übereinstimmen. Ursprünglich, als Tai Chi noch ein pures Kampfsystem war, war es einfach, zu bestimmen, was gut und was schlecht war: Gut war alles, was im Kampf Erfolg brachte, schlecht war das, was in diesem versagte. Heutzutage, wo Tai Chi mit unterschiedlicher Motivation und mit verschiedenen Zielen, wie Gesundheit, Entspannung, Körpererfahrung, Meditation oder inneres Wachstum, betrieben wird, können diese Grenzen eben nicht mehr so gezogen werden.

Ich habe in diesem Band versucht, für Einsteiger als auch für Experten interessantes und abwechslungsreiches Material zur Verfügung zu stellen und hoffe, dass mir dies auch im Rahmen, den ein Lehrbuch setzt, gelungen ist. Stark motiviert haben mich all die vielen positiven Rückmeldungen, die ich erhalten habe. Die kritischen Stimmen, die nachvollziehbar sind, habe ich versucht, zu berücksichtigen und diesen Band entsprechend zu gestalten.

Ich wünsche allen Lesern eine langjährige und erfüllende Tai-Chi-Lebenserfahrung: Es erfrischt das Leben sehr, regelmäßig aus dieser alten Quelle zu trinken!

太極拳

ANHANG

1 LINKS UND LITERATUR

LINKS:

http://en.olympic.cn/

http://www.akademie-kalweit.de/tai-chi

http://www.taichielite.com

http://www.csc.edu.cn/

LITERATUR ZUM THEMA

Csikszentmihalyi, M. (1990). *Flow – The psychology of optimal experience*. New York/USA: Harper & Row.

Du, X. & Li, T. (1991). *A guide to chinese martial arts*. Peking/China: Foreign Languages Press.

Feng, Z. Q. (2005). *Die Enzyklopädie des Tai Chi Chuan*. Peking/China: Xuyuan Verlag.

Goleman, D. & Dabidson, R. (2017). *The science of meditation*. London/UK: Penguin Random House.

Griffith, S. (Übers.) (1963). *Sun Tzu – the art of war*. Oxford/UK: Oxford University Press.

Hempen, C.-H. (2013). *DTV-Atlas Akupunktur*. München: Deutscher Taschenbuch Verlag.

Kalweit, K. (2017). *Tai Chi. Das komplette Trainingsbuch*. Aachen: Meyer & Meyer Verlag.

Lu, S. (2006). *Combat techniques of Taiji, Xingyi and Bagua*. Berkley/ USA: Blue Snake Books.

Mao, J. (Hrsg.). (2007). *Breathing method of 42 Form Taiji Quan*. Zhengzhou/China: Petrel Publishing House.

Wang, P. & Zeng W. (1983). *Wu Style Taiqiquan*. Beijing/China: Morning Glory Publishers.

Wilhelm, R. (Übers.). (1990). *I Ging – Text und Materialien*. München: Eugen Dietrichs Verlag.

Wilhelm, R. (Übers.). (2006). *Laotse – Tao Te King*. Köln: Anaconda Verlag.

Yang, J.-M. (1999). *Taijiquan, classical Yang style*. Boston/USA: YMAA Publication Center.

Zhao, D. Y. (1993). *Practical Chin Na*. Burbank/USA: Unique Publications.

2 BILDNACHWEIS

Covergestaltung:
Sannah Inderelst

Innenlayout:
Sannah Inderelst

Satz:
Guido Maetzing, www.mmedia-agentur.de

Lektorat:
Dr. Irmgard Jaeger, Katrin Thiele

Fotos Innenteil:
Karsten Kalweit: S. 19+20; S. 22-29; S. 114
Marion Detzner: S. 30-113; S. 117-189
Felix Kalweit: S. 1-17; S.21; S.190-251